高等职业教育"十四五"药品类专业系列教材

# 药品质量检测技术

祝丽娣　潘　莹　主编

化学工业出版社

·北京·

# 内容简介

本教材根据制药企业药物检验岗位（群）的任职要求，结合化学实验技术技能大赛、1＋X药物制剂生产职业技能等级证书，注重结合药品检验工作岗位对职业素质的要求，将药品质量全面控制观念、环保意识、法律意识、责任意识等职业素养融入课程，确定药品检验人员的知识、能力及素质要求。以工作过程为导向进行课程内容的选取与整合，项目内容选取来源于企业实际工作，根据药品企业对药检人员需求确定7个药品检测项目，内容涵盖药品检验员岗前培训、药物的物理常数测定、药物的鉴别、药物的杂质检查、药物制剂的常规检查、药物的含量测定及药品全检，每个任务均是药品检验员实际工作流程呈现，突出药品检验操作的规范化。每个项目介绍后有知识导图归纳，总结任务的主要内容和知识点，有助于学生把握重点，加深对知识的理解和记忆。每个任务后面的练习思考能帮助学生课后巩固所学知识。

本书既可供高职高专药品与医疗器械类、药学类相关专业作为教材使用，也可供相关行业技术人员参考。

**图书在版编目（CIP）数据**

药品质量检测技术/祝丽娣，潘莹主编 . 一北京：化学工业出版社，2024. 2

高等职业教育"十四五"药品类专业系列教材

ISBN 978-7-122-44635-0

Ⅰ . ①药… Ⅱ . ①祝… ②潘… Ⅲ . ①药物-质量检验-高等职业教育-教材 Ⅳ . ①R927. 11

中国国家版本馆 CIP 数据核字（2024）第 000109 号

责任编辑：蔡洪伟　王　芳　　　　文字编辑：丁　宁　药欣荣
责任校对：李露洁　　　　　　　　　装帧设计：关　飞

出版发行：化学工业出版社
　　　　　（北京市东城区青年湖南街 13 号　邮政编码 100011）
印　　装：河北延风印务有限公司
787mm×1092mm　1/16　印张 15¾　字数 446 千字
2024 年 8 月北京第 1 版第 1 次印刷

购书咨询：010-64518888
售后服务：010-64518899
网　　址：http://www.cip.com.cn

凡购买本书，如有缺损质量问题，本社销售中心负责调换。

定　　价：45. 00 元

　　为了更好地贯彻《国家职业教育改革实施方案》，落实教育部《"十四五"职业教育规划教材建设实施方案》（教职成厅〔2021〕3 号），做好职业教育药品类、药学类专业教材建设，化学工业出版社组织召开了职业教育药品类、药学类专业"十四五"教材建设工作会议，共有来自全国各地 120 所高职院校的 380 余名一线专业教师参加，围绕职业教育的教学改革需求、加强药品和药学类专业"三教"改革、建设高质量精品教材开展深入研讨，形成系列教材建设工作方案。在此基础上，成立了由全国药品行业职业教育教学指导委员会副主任委员姚文兵教授担任专家顾问，全国石油和化工职业教育教学指导委员会副主任委员张炳烛教授担任主任的教材建设委员会。教材建设委员会的成员由来自河北化工医药职业技术学院、江苏食品药品职业技术学院、广东食品药品职业学院、山东药品食品职业学院、常州工程职业技术学院、湖南化工职业技术学院、江苏卫生健康职业学院、苏州卫生职业技术学院等全国 30 多所职业院校的专家教授组成。教材建设委员会对药品与药学类系列教材的组织建设、编者遴选、内容审核和质量评价等全过程进行指导和管理。

　　本系列教材立足全面贯彻党的教育方针，落实立德树人根本任务，主动适应职业教育药品类、药学类专业对技术技能型人才的培养需求，建立起学校骨干教师、行业专家、企业专家共同参与的教材开发模式，形成深度对接行业标准、企业标准、专业标准、课程标准的教材编写机制。为了培育精品，出版符合新时期职业教育改革发展要求、反映专业建设和教学创新成果的优质教材，教材建设委员会对本系列教材的编写提出了以下指导原则。

　　**(1) 校企合作开发。** 本系列教材需以真实的生产项目和典型的工作任务为载体组织教学单元，吸收企业人员深度参与教材开发，保障教材内容与企业生产实际相结合，实现教学与工作岗位无缝衔接。

　　**(2) 配套丰富的信息化资源。** 以化学工业出版社自有版权的数字资源为基础，结合编者团队开发的数字化资源，在书中以二维码链接的形式或与在线课程、在线题库等教学平台关联建设，配套微课、视频、动画、PPT、习题等信息化资源，形成可听、可视、可练、可互动、线上线下一体化的纸数融合新形态教材。

　　**(3) 创新教材的呈现形式。** 内容组成丰富多彩，包括基本理论、实验实训、来自生产实践和服务一线的案例素材、延伸阅读材料等；表现形式活泼多样，图文并茂，适应学生的接受心理，可激发学习兴趣。实践性强的教材开发成活页式、工作手册式教材，把工作任务单、学习评价表、实践练习等以活页的形式加以呈现，方便师生互动。

　　**(4) 发挥课程思政育人功能。** 教材结合专业领域、结合教材具体内容有机融入课程思政元素，深入推进习近平新时代中国特色社会主义思想进教材、进课堂、进学生头脑。在学生学习专业知识的同时，润物无声，涵养道德情操，培养爱国情怀。

　　**(5) 落实教材"凡编必审"工作要求。** 每本教材均聘请高水平专家对图书内容的思想性、科学性、先进性进行审核把关，保证教材的内容导向和质量。

　　本系列教材在体系设计上，涉及职业教育药品与药学类的药品生产技术、生物制药技术、药物制剂技术、化学制药技术、药品质量与安全、制药设备应用技术、药品经营与管理、食品药品监督管理、药学、制药工程技术、药品质量管理、药事服务与管理等专业；在课程类型上，包括专业基础课程、专业核心课程和专业拓展课程；在教育层次上，覆盖高等职业教育专科和高等职业教育本科。

　　本系列教材由化学工业出版社组织出版。化学工业出版社从 2003 年起就开始进行职业教育药品类、药学类专业教材的体系化建设工作，出版的多部教材入选国家级规划教材，在药品类、药学类等专业教材出版领域积累了丰富的经验，具有良好的工作基础。本系列教材的建设和出版，既是对化学工业出版社已有的药品和药学类教材在体系结构上的完善和品种数量上的补充，更是在体现新时代职业教育发展理念、"三教"改革成效及教育数字化建设成果方面的一次全面升级，将更好地适应不同类型、不同层次的药品与药学类专业职业教育的多元化需求。

　　本系列教材在编写、审核和使用过程中，希望得到更多专业院校、一线教师、行业企业专家的关注和支持，在大家的共同努力下，反复锤炼，持续改进，培育出一批高质量的优秀教材，为职业教育的发展做出贡献。

本系列教材建设委员会

# 编写人员名单

主　　编　祝丽娣　潘　莹

副 主 编　白玲玲　谭晓丽　徐瑞东　侯春玲

编写人员　（按姓氏拼音排序）

白玲玲（黑龙江农业经济职业学院）

侯春玲（黑龙江农垦职业学院）

刘深勇（黑龙江农垦职业学院）

孟　璐（黑龙江农垦职业学院）

潘　莹（滨州职业学院）

谭晓丽（重庆化工职业学院）

徐瑞东（黑龙江农垦职业学院）

祝丽娣（黑龙江农垦职业学院）

# 前言

党的二十大报告指出，高质量发展是全面建设社会主义现代化国家的首要任务。为提升药品质量，保障用药安全有效，国家制定了以《中华人民共和国药典》为核心的药品标准体系。本书以《中华人民共和国药典》（2020年版）为依据进行编写和组织内容。此外，为推进职业教育"三教"改革，完善"岗课赛证"综合育人，我们按照药品生产的实践岗位需求设计开发课程，开展以药品检验员工作过程为主线的《药品质量检测技术》教材研发，贴近药品检验员工作实际，规范药品检验操作，以提高学生实际工作能力。本教材具有如下特点。

1. 教材设计从"岗课赛证"综合育人理念出发，融药品检验岗位、化学实验技术技能大赛、1+X药物制剂生产职业技能等级证书于药品质量检测技术课程中，认真研读《中华人民共和国药典》（2020年版）及《中国药品检验标准操作规范》，以工作过程为导向进行课程内容的选取与整合，项目内容选取来源于企业实际工作，以制药企业药品检测工作内容（药品检验员岗前培训、药物的物理常数测定、药物的鉴别、药物的杂质检查、药物制剂的常规检查、药物的含量测定及药品全检）为切入点，以药品常见剂型为载体，按照检测技术由简单到复杂、由单项技术到药品全检序化教学内容。

2. 课程采用"任务驱动教学模式"，工作流程为任务导入、任务准备、任务实施、任务评价四个步骤进行内容设计，每个任务在实施时都是严格按照药厂检验员化验流程进行，步骤为查阅标准、解读标准、任务准备、任务实施、记录结果、结果判定六个环节，最终实现学生职业能力与制药企业岗位能力的顺利对接。

3. 教材在对课程的整体设计、对课程知识点所蕴含的思政元素进行梳理的基础上，凝练出了"有药德、守药规、精药技"三个层面的课程思政培养目标，成为课程思政主线，培养学生的爱国主义情怀，增强学生的文化自信；建立爱岗敬业、精益求精、严谨务实的工匠精神；具备一定的团队意识、环保意识、成本意识、质量意识、规则意识、安全意识等工作素养；树立学生诚实、守信、友善、协作等健康的目标追求与正确的人生观、价值观，分层次、有计划、潜移默化地融入教学育人全过程，培养出深受用人单位欢迎的德智体美劳全面发展的中国特色社会主义合格的药品检验复合型技术技能人才。

本书由黑龙江农垦职业学院祝丽娣担任主编并统稿，编写项目7中任务1；滨州职业学院潘莹担任第二主编并编写项目5；黑龙江农业经济职业学院白玲玲担任副主编并编写项目4；重庆化工职业学院谭晓丽担任副主编并编写项目3；黑龙江农垦职业学院徐瑞东担任副主编并编写项目7中任务3；黑龙江农垦职业学院侯春玲担任副主编并编写项目7中任务2；黑龙江农垦职业学院孟璐编写项目1及项目2；黑龙江农垦职业学院刘深勇编写项目6；微课、课件由编写人员共同完成。

　　黑龙江乐泰药业有限公司总工程师赵岩枫全程参与了指导，提出了许多宝贵意见，谨致谢意！本教材汲取了其他优秀教材的精华，在此向所有同行表示谢意。

　　鉴于编者能力所限，书中疏漏和欠妥之处在所难免，恳请各位专家、老师和广大读者批评指正。

编　者

2024 年 3 月

# 目录

## 项目1 药品检验员岗前培训 / 001

【项目介绍】 / 001
【知识导图】 / 001

### 任务1 药品检验岗位职责认知 / 002

【学习目标】 / 002
【知识学习】 / 002
一、药品检验工作任务 / 002
二、药品检验岗位职责要求 / 002
（一）药品检验员基本要求 / 002
（二）药品检验员工作职责 / 002
【练习思考】 / 003

### 任务2 药品检验工作程序认知 / 005

【学习目标】 / 005
【知识学习】 / 005
一、药品检验工作的机构设置 / 005
（一）国家法定检验机构 / 005
（二）非法定检验机构 / 005
二、药品检验工作的基本程序 / 005
（一）取样 / 005
（二）性状 / 006
（三）鉴别 / 006
（四）检查 / 006
（五）含量测定 / 006
（六）检验报告的书写 / 006
【练习思考】 / 006

### 任务3 药品质量标准认知 / 008

【学习目标】 / 008
【知识学习】 / 008
一、药品质量标准的分类 / 008
（一）国家药品质量标准 / 008

（二）地方药品标准 / 008
（三）企业标准 / 008
二、制定药品质量标准原则 / 008
三、药品质量标准的主要内容 / 009
（一）名称 / 009
（二）性状 / 009
（三）鉴别 / 009
（四）检查 / 009
（五）含量测定 / 009
（六）类别 / 009
（七）贮藏 / 009
四、《中华人民共和国药典》基本结构及主要
内容 / 009
（一）《中华人民共和国药典》的基本结构 / 009
（二）《中华人民共和国药典》的主要
内容 / 010
【练习思考】 / 013

### 任务4 药品检验原始记录与检验
报告书写 / 015

【学习目标】 / 015
【知识学习】 / 015
一、检验原始记录书写规范要求 / 015
（一）检验原始记录的基本要求 / 015
（二）检验项目记录的要求 / 015
（三）药品原始记录格式 / 016
二、检验报告单书写规范要求 / 017
（一）表头栏目的填写 / 017
（二）检验项目填写 / 017
（三）结论 / 017
（四）药品检验报告单格式 / 018
【练习思考】 / 018

## 项目2 药物的物理常数测定 / 020

【项目介绍】 / 020

【知识导图】 / 020

## 任务1 相对密度测定 / 021

【任务目标】 / 021

【任务导入】 / 021

【知识学习】 / 021

一、查阅质量标准 / 021

二、解读质量标准 / 021

（一）相对密度概念 / 021

（二）相对密度测定的意义 / 022

（三）相对密度测定方法 / 022

【任务准备】 / 022

【任务实施】 / 022

【任务评价】 / 023

【练习思考】 / 025

## 任务2 馏程测定 / 027

【任务目标】 / 027

【任务导入】 / 027

【知识学习】 / 027

一、查阅质量标准 / 027

二、解读质量标准 / 027

（一）馏程概念 / 027

（二）馏程测定的意义 / 028

【任务准备】 / 028

【任务实施】 / 028

【任务评价】 / 029

【练习思考】 / 030

## 任务3 熔点测定 / 032

【任务目标】 / 032

【任务导入】 / 032

【知识学习】 / 032

一、查阅质量标准 / 032

二、解读质量标准 / 032

（一）熔点概念 / 032

（二）熔点测定的意义 / 033

（三）熔点测定方法 / 033

【任务准备】 / 035

【任务实施】 / 035

【任务评价】 / 036

【练习思考】 / 038

## 任务4 凝点测定 / 039

【任务目标】 / 039

【任务导入】 / 039

【知识学习】 / 039

一、查阅质量标准 / 039

二、解读质量标准 / 039

（一）凝点概念 / 039

（二）凝点测定的意义 / 039

【任务准备】 / 040

【任务实施】 / 040

【任务评价】 / 041

【练习思考】 / 041

## 任务5 旋光度测定 / 043

【任务目标】 / 043

【任务导入】 / 043

【知识学习】 / 043

一、查阅质量标准 / 043

二、解读质量标准 / 043

（一）旋光度与比旋度概念 / 043

（二）比旋度测定的意义 / 044

（三）影响旋光度测定的因素 / 044

【任务准备】 / 044

【任务实施】 / 044

【任务评价】 / 045

【练习思考】 / 046

## 任务6 折光率测定 / 048

【任务目标】 / 048

【任务导入】 / 048

【知识学习】 / 048

一、查阅质量标准 / 048

二、解读质量标准 / 048

（一）折光率概述 / 048

（二）折光率检查的意义 / 049

（三）影响折光率测定的因素 / 049

【任务准备】 / 049

【任务实施】 / 050

【任务评价】 / 051

【练习思考】 / 052

## 任务7 pH值测定 / 053

【任务目标】 / 053

【任务导入】 / 053

【知识学习】 / 053

一、查阅质量标准 / 053

二、解读质量标准 / 053

（一）pH值概述 / 053

（二）pH 值测定的意义 / 054
（三）校正用标准缓冲溶液 / 054
【任务准备】 / 054

【任务实施】 / 054
【任务评价】 / 055
【练习思考】 / 056

## 项目3 药物的鉴别 / 058

【项目介绍】 / 058
【知识导图】 / 058

### 任务1 化学法鉴别药物 / 059

【任务目标】 / 059
【任务导入】 / 059
【知识学习】 / 059
一、查阅质量标准 / 059
二、解读质量标准 / 059
（一）药物鉴别和化学鉴别法的概念 / 059
（二）药物鉴别的意义 / 060
（三）药物鉴别的分类 / 060
（四）药物鉴别的方法 / 060
【任务准备】 / 060
【任务实施】 / 060
【任务评价】 / 061
【练习思考】 / 062

### 任务2 光谱法鉴别药物 / 063

【任务目标】 / 063
【任务导入】 / 063
【知识学习】 / 063
一、查阅质量标准 / 063

二、解读质量标准 / 063
（一）光谱法、分光光度法的概念 / 063
（二）红外可见分光光度法鉴别原理 / 064
（三）红外光谱仪的结构 / 064
【任务准备】 / 064
【任务实施】 / 064
【任务评价】 / 066
【练习思考】 / 067

### 任务3 色谱法鉴别药物 / 069

【任务目标】 / 069
【任务导入】 / 069
【知识学习】 / 069
一、查阅质量标准 / 069
二、解读质量标准 / 070
（一）色谱鉴别法和薄层色谱法的概念 / 070
（二）薄层色谱分离原理 / 070
（三）比移值 / 070
【任务准备】 / 070
【任务实施】 / 070
【任务评价】 / 071
【练习思考】 / 073

## 项目4 药物的杂质检查 / 074

【项目介绍】 / 074
【知识导图】 / 074

### 任务1 药物杂质相关知识的学习 / 075

【任务目标】 / 075
【任务导入】 / 075
【知识学习】 / 075
一、杂质概念及检查意义 / 075
二、杂质的来源 / 075
（一）在药物生产过程中引入 / 075
（二）在药物贮藏过程中引入 / 076

三、杂质的分类 / 076
（一）按杂质的来源分类 / 076
（二）按杂质的毒性分类 / 076
（三）按杂质的结构分类 / 076
四、杂质的限量检查方法及杂质限量计算 / 077
（一）检查方法 / 077
（二）杂质限量计算 / 077
【练习思考】 / 077

### 任务2 药物中氯化物与硫酸盐的检查 / 079

【任务目标】 / 079

【任务导入】 / 079

【知识学习】 / 079

一、查阅质量标准 / 079

二、解读质量标准 / 080

（一）一般杂质的检查 / 080

（二）氯化物检查意义与原理 / 080

（三）硫酸盐检查意义与原理 / 080

【任务准备】 / 080

【任务实施】 / 080

【任务评价】 / 081

【练习思考】 / 083

**任务 3　药物中铁盐的检查　/ 084**

【任务目标】 / 084

【任务导入】 / 084

【知识学习】 / 084

一、查阅质量标准 / 084

二、解读质量标准 / 084

（一）铁盐检查的意义 / 084

（二）铁盐检查原理 / 085

【任务准备】 / 085

【任务实施】 / 085

【任务评价】 / 086

【练习思考】 / 087

**任务 4　药物的炽灼残渣检查　/ 088**

【任务目标】 / 088

【任务导入】 / 088

【知识学习】 / 088

一、查阅质量标准 / 088

二、解读质量标准 / 088

（一）炽灼残渣的概念 / 088

（二）炽灼残渣检查的意义 / 088

【任务准备】 / 089

【任务实施】 / 089

【任务评价】 / 090

【练习思考】 / 091

**任务 5　药物中重金属的检查　/ 092**

【任务目标】 / 092

【任务导入】 / 092

【知识学习】 / 092

一、查阅质量标准 / 092

二、解读质量标准 / 092

（一）重金属的概念 / 092

（二）重金属检查的意义 / 093

（三）重金属检查方法（第一法）硫代乙酰胺法
　　　检查原理 / 093

【任务准备】 / 093

【任务实施】 / 093

【任务评价】 / 094

【练习思考】 / 095

**任务 6　药物中砷盐的检查　/ 097**

【任务目标】 / 097

【任务导入】 / 097

【知识学习】 / 097

一、查阅质量标准 / 097

二、解读质量标准 / 097

（一）砷盐检查的意义 / 097

（二）砷盐检查第一法（古蔡氏法）检查
　　　原理 / 098

【任务准备】 / 098

【任务实施】 / 098

【任务评价】 / 099

【练习思考】 / 101

**任务 7　药物的干燥失重检查　/ 103**

【任务目标】 / 103

【任务导入】 / 103

【知识学习】 / 103

一、查阅质量标准 / 103

二、解读质量标准 / 103

（一）干燥失重的概念 / 103

（二）干燥失重检查方法 / 103

【任务准备】 / 104

【任务实施】 / 104

【任务评价】 / 105

【练习思考】 / 106

**任务 8　药物中水分测定　/ 107**

【任务目标】 / 107

【任务导入】 / 107

【知识学习】 / 107

一、查阅质量标准 / 107

二、解读质量标准 / 107

（一）水分测定法的概念 / 107

（二）水分测定的意义 / 107

（三）费休氏法——容量滴定法原理 / 108

【任务准备】 / 108

【任务实施】 / 108

【任务评价】 / 109

【练习思考】/ 110

## 任务9　药物中易炭化物检查　/ 112

【任务目标】/ 112
【任务导入】/ 112
【知识学习】/ 112
一、查阅质量标准　/ 112
二、解读质量标准　/ 112
（一）易炭化物的概念　/ 112
（二）易炭化物检查的原理　/ 112
【任务准备】/ 113
【任务实施】/ 113
【任务评价】/ 114
【练习思考】/ 114

## 任务10　药物中残留溶剂测定　/ 116

【任务目标】/ 116
【任务导入】/ 116
【知识学习】/ 116
一、查阅质量标准　/ 116

二、解读质量标准　/ 116
（一）残留溶剂的概念　/ 116
（二）残留溶剂测定方法　/ 117
【任务准备】/ 117
【任务实施】/ 117
【任务评价】/ 118
【练习思考】/ 119

## 任务11　药物中特殊杂质检查　/ 121

【任务目标】/ 121
【任务导入】/ 121
【知识学习】/ 121
一、查阅质量标准　/ 121
二、解读质量标准　/ 121
（一）特殊杂质检查的概述　/ 121
（二）特殊杂质的检查方法　/ 122
【任务准备】/ 122
【任务实施】/ 122
【任务评价】/ 123
【练习思考】/ 124

# 项目5　药物制剂的常规检查　/ 125

【项目介绍】/ 125
【知识导图】/ 125
【1＋X证书考点】/ 126

## 任务1　重量差异检查　/ 127

【任务目标】/ 127
【任务导入】/ 127
【知识学习】/ 127
一、查阅质量标准　/ 127
二、解读质量标准　/ 128
（一）重量差异的概念　/ 128
（二）重量差异检查的意义　/ 128
【任务准备】/ 128
【任务实施】/ 128
【任务评价】/ 129
【练习思考】/ 131

## 任务2　装量差异检查　/ 132

【任务目标】/ 132
【任务导入】/ 132
【知识学习】/ 132
一、查阅质量标准　/ 132
二、解读质量标准　/ 133

（一）装量差异的概念　/ 133
（二）装量差异检查的意义　/ 133
【任务准备】/ 133
【任务实施】/ 133
【任务评价】/ 134
【练习思考】/ 137

## 任务3　含量均匀度检查　/ 138

【任务目标】/ 138
【任务导入】/ 138
【知识学习】/ 138
一、查阅质量标准　/ 138
二、解读质量标准　/ 138
（一）含量均匀度的概念　/ 138
（二）含量均匀度检查的意义　/ 139
【任务准备】/ 139
【任务实施】/ 139
【任务评价】/ 141
【练习思考】/ 142

## 任务4　崩解时限检查　/ 144

【任务目标】/ 144
【任务导入】/ 144

【知识学习】 / 144
一、查阅质量标准 / 144
二、解读质量标准 / 144
　　（一）崩解和崩解时限的概念 / 144
　　（二）崩解时限检查的意义 / 145
　　（三）崩解时限仪的结构 / 145
【任务准备】 / 145
【任务实施】 / 145
【任务评价】 / 146
【练习思考】 / 149

## 任务 5　溶出度测定 / 150

【任务目标】 / 150
【任务导入】 / 150
【知识学习】 / 150
一、查阅质量标准 / 150
二、解读质量标准 / 150
　　（一）溶出度的概念 / 150
　　（二）溶出度测定意义 / 150
　　（三）溶出度的测定方法 / 151
　　（四）溶出度测定仪器装置 / 151
【任务准备】 / 154
【任务实施】 / 154
【任务评价】 / 156
【练习思考】 / 157

## 任务 6　可见异物检查 / 158

【任务目标】 / 158
【任务导入】 / 158
【知识学习】 / 158
一、查阅质量标准 / 158
二、解读质量标准 / 158
　　（一）可见异物检查的概念和意义 / 158
　　（二）可见异物检查的方法 / 158
　　（三）可见异物检查仪器装置 / 159

【任务准备】 / 160
【任务实施】 / 160
【任务评价】 / 161
【练习思考】 / 163

## 任务 7　无菌检查 / 164

【任务目标】 / 164
【任务导入】 / 164
【知识学习】 / 164
一、查阅质量标准 / 164
二、解读质量标准 / 164
　　（一）无菌检查的概念、原理和意义 / 164
　　（二）无菌检查的环境要求 / 164
　　（三）无菌检查的方法 / 165
【任务准备】 / 165
【任务实施】 / 165
【任务评价】 / 169
【练习思考】 / 171

## 任务 8　微生物限度检查 / 172

【任务目标】 / 172
【任务导入】 / 172
【知识学习】 / 172
一、查阅质量标准 / 172
二、解读质量标准 / 172
　　（一）微生物限度检查的概念和检查
　　　　内容 / 172
　　（二）微生物限度检查的意义 / 173
　　（三）微生物限度检查的环境要求 / 173
　　（四）微生物计数检查的方法 / 173
　　（五）微生物限度标准 / 174
【任务准备】 / 175
【任务实施】 / 175
【任务评价】 / 178
【练习思考】 / 180

## 项目 6　药物的含量测定 / 183

【项目介绍】 / 183
【知识导图】 / 183
【技能大赛考点】 / 183

## 任务 1　容量分析法测定药物含量 / 184

【任务目标】 / 184

【任务导入】 / 184
【知识学习】 / 184
一、查阅质量标准 / 184
二、解读质量标准 / 184
　　（一）容量分析法概念和特点 / 184
　　（二）容量测定方法分类 / 185
　　（三）滴定度 / 185

（四）校正因子 / 185

（五）含量计算公式 / 185

【任务准备】 / 186

【任务实施】 / 186

【任务评价】 / 187

【练习思考】 / 188

## 任务2 紫外-可见分光光度法测定 药物含量 / 189

【任务目标】 / 189

【任务导入】 / 189

【知识学习】 / 189

一、查阅质量标准 / 189

二、解读质量标准 / 189

（一）测定原理 / 189

（二）紫外-可见分光光度法含量测定 方法 / 190

（三）含量计算 / 190

【任务准备】 / 190

【任务实施】 / 191

【任务评价】 / 191

【练习思考】 / 192

## 任务3 高效液相色谱法测定药物 含量 / 194

【任务目标】 / 194

【任务导入】 / 194

【知识学习】 / 194

一、查阅质量标准 / 194

二、解读质量标准 / 194

（一）高效液相色谱法概念及特点 / 194

（二）高效液相色谱测定方法分类 / 195

（三）含量计算 / 195

【任务准备】 / 195

【任务实施】 / 195

【任务评价】 / 196

【练习思考】 / 198

# 项目7 药品全检 / 199

【项目介绍】 / 199

【知识导图】 / 199

## 任务1 原料药的质量检测 / 200

【任务目标】 / 200

【任务导入】 / 200

【知识学习】 / 200

一、查阅质量标准 / 200

二、解读质量标准 / 200

（一）化学结构 / 201

（二）主要理化性质 / 201

（三）原料药质量检测步骤 / 202

（四）原料药检验项目要求 / 202

【任务准备】 / 202

【任务实施】 / 203

【任务评价】 / 208

【练习思考】 / 209

## 任务2 片剂的质量检测 / 210

【任务目标】 / 210

【任务导入】 / 210

【知识学习】 / 210

一、查阅质量标准 / 210

二、解读质量标准 / 210

（一）片剂的组成 / 210

（二）片剂质量检测步骤 / 210

（三）片剂检验项目要求 / 211

（四）片剂中常见附加剂的干扰及排除 方法 / 212

【任务准备】 / 212

【任务实施】 / 212

【任务评价】 / 216

【练习思考】 / 217

## 任务3 注射剂的质量检测 / 218

【任务目标】 / 218

【任务导入】 / 218

【知识学习】 / 218

一、查阅质量标准 / 218

二、解读质量标准 / 218

（一）注射剂的组成 / 218

（二）注射剂质量检测步骤 / 219

（三）注射剂检验项目要求 / 219

（四）注射剂中常见附加剂的干扰及排除 方法 / 219

【任务准备】 / 220

【任务实施】 / 220

【任务评价】 / 224

【练习思考】 / 225

参考答案 / 226

参考文献 / 236

# 药品检验员岗前培训

## 【项目介绍】

药品是用于预防、治疗、诊断人的疾病，有目的地调节人的生理功能并规定有适应证或功能主治、用法和用量的物质，包括中药材、中药饮片、中成药、化学药、生化药品、放射性药品、血清、疫苗、血液制品和诊断药品等。它不同于一般产品，是一种关系到人民生命健康的特殊商品。

药品质量检测技术是一门研究和发展药品全面质量控制的"方法学科"。它主要运用化学、物理化学或生物化学的方法和技术研究化学结构已经明确的合成药物或天然药物及其制剂的质量控制方法，也研究中药和生化药物及其制剂的质量控制方法。

## 【知识导图】

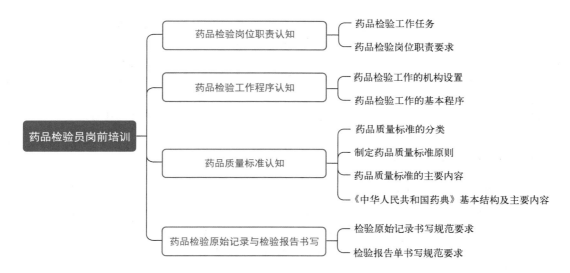

# 任务 1　药品检验岗位职责认知

## 【学习目标】

❖ 知识目标：

1. 了解药品检验工作任务。
2. 熟悉药品检验员基本要求。
3. 掌握药品检验员岗位职责。

❖ 能力目标：

能够说出检验员岗位职责。

❖ 素质目标：

1. 具备诚实、守信、遵守法规、善于沟通合作的品质。
2. 培养学生作为医药人的使命感。

## 【知识学习】

### 一、药品检验工作任务

全面控制药品的质量，保证人民群众使用高质量、安全、稳定和有效的药品，是药学工作者义不容辞的责任。药品质量的全面控制体现在药品的研制、生产、经营以及临床使用过程中都应该严格执行科学管理规范。

为了全面控制药品的质量，药物分析工作应与生产单位紧密配合，积极开展药物及其制剂在生产过程中的质量控制，严格控制中间体的质量，并发现影响药品质量的主要工艺，从而优化生产工艺条件，关注药物在储藏过程中的稳定性，以便采取科学合理的储藏条件和管理方法，保证药品的质量。

### 二、药品检验岗位职责要求

#### （一）药品检验员基本要求

**（1）实事求是、客观公正**　药品检验员必须严格遵守国家有关的药品法律法规，站在客观公正的立场来评价和处理问题，实事求是地判定检验结果，不受各种因素的干扰。同时要牢固树立质量意识，严格执行药品质量检验技术标准、检验规程、检验方法和各项管理制度，严格履行检验工作程序和质量责任，确保检验结果客观、公正。

**（2）科学严谨、业务精湛**　药品检验员要本着对人民群众生命高度负责的责任感和使命感从事药品检验工作。在从事药品检验工作过程中，要有精益求精和严谨的科学态度，其基本要求是：技术要娴熟、方法要适当、操作要规范、数据要可靠、计算要准确，结果能重复、结论要可靠，以确保检验结果的准确性。

#### （二）药品检验员工作职责

（1）按照各项检测项目的检测方法标准进行检验分析，熟悉所用仪器与设备的操作规程，认真填写仪器设备工作状态并记录。

（2）负责化验室每月物料消耗品的计划上报及领取、使用、保管。

（3）负责化验室设备器具的建档、维护保养、定期检定工作，使其处于完好状态。

（4）负责对新工艺、新材料、新产品等试验研究提供准确可靠的分析报告。

（5）遵守标准操作规程，认真填写原始记录，保证分析数据准确可靠，对检测质量负责。

（6）发现测试结果出现异常时，要查找原因，重新测定样品并及时报告负责人。

（7）做好化验室的安全管理工作，定期检查，发现隐患及时排除。

（8）做好化验室器皿清洗、归类存放工作，保持室内整洁卫生。

（9）努力学习相关知识，刻苦钻研检测技术，不断提高检测水平。

（10）自觉遵守公司的各项规章制度，坚守工作岗位，注意安全操作，下班前检查水、电、门、窗是否关好。完成领导交代的其他工作任务。

**课堂讨论**

安徽××生物药业有限公司生产的克林霉素磷酸酯葡萄糖注射液（欣弗）引发的药品不良反应事件，导致多人死亡。引发欣弗事件的原因是什么？如何避免类似事件的发生？药品检验从业人员的职责是什么？

课件：药品检验岗位职责认知

微课：药品检验岗位职责认知

## 【练习思考】

**一、判断题**

1.（    ）药物分析检验工作者必须具备扎实的药物分析专业理论知识、正确而熟练的实践操作技能，确保药品检验数据及检验结论准确、公正。

2.（    ）药品是指用于预防、治疗、诊断人的疾病，有目的地调节人的生理机能并规定有适应证或者功能主治、用法用量的物质，是广大人民群众防病治病、保护健康必不可少的特殊商品。

3.（    ）药品检验员只负责成品的出厂检验，不负责物料进厂和中间品的质量检验。

4.（    ）药品检验员应掌握实验室基础知识、溶液制备、标准溶液制备和标定、常用分析仪器使用与维护、检验结果表述等相关知识。

5.（    ）药品检验员必须认真学习分析规程和有关的安全技术规程，了解设备性能及操作中可能发生事故的原因，掌握预防和处理事故的方法。

**二、填空题**

1. 药品质量检测技术是运用（     ）、（     ）或（     ）的方法和技术研究化学结构已经明确的合成药物或天然药物及其制剂的质量控制方法。

2. 药物分析的基本任务是检验药品质量，保障人民用药（     ）、（     ）、（     ）的重要方面。

3. 药品检验员必须秉承（     ）、（     ）的态度，牢固树立质量意识，本着对人民群众生命安危高度负责的责任感和使命感从事药品检验工作。

**三、单项选择题**

1. 药品检验的任务是（     ）。

A. 检测药品　　　　B. 研究检测方法　　　　C. 全面控制药品质量　　　D. 确定药物结构

2. 药品检验员检测样品必须按照（　　）进行操作。

A. 质量标准　　　　B. 标准操作规程　　　　C. 原始记录　　　　　　D. 领导要求

3. 药物（　　）考察，以便确定科学合理的储藏条件和管理方法从而保证药品的质量。

A. 含量测定　　　　B. 稳定性　　　　　　　C. 鉴别试验　　　　　　D. 中间品检查

## 四、简答题

药品检验的目的和意义是什么？

# 任务 2　药品检验工作程序认知

## 【学习目标】

❖　知识目标：

　　1. 了解药品检验工作的机构设置。
　　2. 熟悉药品检验工作的基本程序。
　　3. 掌握药品检验工作中的取样、鉴别、检查、含量测定及检验报告的书写等环节。

❖　能力目标：

　　能正确掌握药品质量检测的基本程序。

❖　素质目标：

　　具有质量意识、规范操作意识。

## 【知识学习】

## 一、药品检验工作的机构设置

　　药品质量的优劣直接影响预防与治疗的效果，关系到人民的健康和生命安危，必须加以严格控制。为此，国家设有专门负责药品检验的法定机构。药品的生产、经营和使用等部门需要对药品的质量进行全面控制。

　　药品检验工作机构分为国家法定检验机构和非法定检验机构。

### （一）国家法定检验机构

　　中国食品药品检定研究院（简称中检院）是国家级药品检验所，各省（自治区、直辖市）、地市（自治州、盟区）和县（县级市、旗）级药品检验所均承担各辖区内的药品检验工作。法定药品检验机构的检验报告书具有法律效力。

### （二）非法定检验机构

　　药品生产企业设中心化验室和车间化验室等，药品经营企业、医疗机构药学部门设置药品检验室等，对保证药品在生产、经营、流通和使用各环节的质量起到保障作用。

## 二、药品检验工作的基本程序

　　药品检验工作是按照药品质量标准对药品进行检验、比较和判定，其检验程序一般分为取样、性状、鉴别、检查、含量测定及出具检验报告书等。

### （一）取样

　　药品检验工作的第一步就是取样。工作中经常有大量样品需要检测，把全部样品都进行检测是不可能的，这样就需要从大量药品中取出能代表整体质量的少量样品进行分析。为保证检验结果的可靠性，取样必须坚持科学性、真实性和代表性。

　　取样时必须检查品名、日期、批号、规格、来源、数量、包装等，检查符合要求后由专人负责取样，填写详细的取样记录并签字。每个批号的药品常规检查取样数量为按照标准检验操作规程一次全检用量的 3 倍，贵重药品为 2 倍。固体原料药取样一般使用前端尖锐的不锈钢取样棒。

液体原料药取样一般使用玻璃取样棒，取样的数量随产品数量的不同而不同。

取样操作的一般原则：被抽检的物料与产品是均匀的，且来源可靠，应按批取样。若总件数为 $n$，则当 $n \leqslant 3$ 时，每件取样；当 $3 < n \leqslant 300$ 时，按 $\sqrt{n} + 1$ 件随机取样；当 $n > 300$ 时，按 $\sqrt{n}/2 + 1$ 件随机取样。

### （二）性状

药品外观性状是其质量的重要表征之一，外观、色泽、气味、晶形、物理常数等能综合地反映药品内在质量。

### （三）鉴别

药物的鉴别主要是依据药物的化学结构、理化性质而进行某些化学反应，测定某些理化常数或光谱特征，来判断药物及其制剂的真伪。一般而言，某一项鉴别试验，如官能团反应、焰色反应等，只能表示药物某一方面的特征，绝不能将其作为判断的唯一依据。

### （四）检查

药物的检查包括药物有效性、安全性、均一性及纯度检查。

有效性包括生物利用度方面的检查，安全性涵盖使用时无毒害的检查，均一性指检查每片（支）制剂含量是否一致以保证用药量安全，纯度检查是指在不影响疗效及人体健康的原则下，可以允许生产过程和贮藏过程中引入的微量杂质存在。通常按照药品质量标准规定的项目进行限度检查，以判断药物的纯度是否符合限量规定要求。

### （五）含量测定

药物的含量测定就是测定药物中主要有效成分的含量。其方法主要包括容量分析法、光谱分析法、色谱分析法和生物检定法等，以确定药物的含量是否符合药品标准的规定要求。药品的含量应在性状、鉴别、检查都合格的情况下进行测定。

### （六）检验报告的书写

药品检验报告是对药品质量作出的技术鉴定，是具有法律效力的技术文件，药品检验报告书书写是否规范可以反映药品检验机构实验室管理水平。药品检验人员应根据检验原始记录的内容正确书写检验报告书。

**课堂讨论**

药品检验基本程序及注意事项有哪些？

课件：药品检验工作程序认知

微课：药品检验工作程序认知

**【练习思考】**

**一、判断题**

1.（　　）取样时必须填写取样记录，取样容器和被取样包装上均应贴上标签。

2.（　　）检验是根据药品质量标准对样品进行检测，首先看性状是否符合要求，再进行鉴别、检查、含量测定。

3. （　　　）取样应具有代表性，应全批取样，分部位取样。

## 二、填空题

1. 一次取得的样品留样验品数量不得少于（　　　）次检验用量。

2. 检验记录必须做到（　　　）、（　　　）、（　　　）、（　　　）。

3. 药物的（　　　）主要是依据药物的化学结构、理化性质而进行某些化学反应，测定某些理化常数或光谱特征，来判断药物及其制剂的真伪。

## 三、单项选择题

1. 一次取样的检品最少可供（　　　）次化验用量。

A. 1　　　　　　　　B. 2　　　　　　　　C. 3　　　　　　　　D. 4

2. 控制药物纯度的含义是（　　　）。

A. 药物中不允许有害杂质存在

B. 药物中无害的杂质没有必要检查

C. 药物中杂质的量很少，所以对药品质量的影响不大

D. 药物中允许有少量的杂质存在，但不能超过限量

## 四、多项选择题

1. 药物的检查项包括（　　　）检查。

A. 有效性　　　　　B. 安全性　　　　　C. 均一性　　　　　D. 纯度

2. 药品检验工作的程序（　　　）。

A. 取样　　　　　　B. 鉴别和检查　　　C. 含量测定　　　　D. 检验报告的书写

3. 原辅料取样时要注意（　　　）。

A. 取样器具、设备必须清洁干燥按规定消毒灭菌

B. 取样必须由质检人员进行，不得委托岗位生产人员或其他非专业人员代取

C. 取样者必须熟悉被取物料的特性、安全操作的有关知识及处理方法

D. 在洁净区取样时，应按洁净区的有关规定进行

## 五、思考题

留样观察是药品生产企业质量管理工作中的一项重要工作。通过留样观察可以对产品质量的稳定性作进一步的考察与跟踪，为改进工艺、改进药品包装、确定药品贮存条件和运输条件、确定药品有效期提供科学依据。针对一般留样的样品量应如何确定？规定有效期的药品、不规定有效期的药品、原料药、中药材、直接接触药品包装材料和容器的留样期限应如何确定？

# 任务 3　药品质量标准认知

## 【学习目标】

❖ 知识目标：

1. 了解制定药品质量标准的意义。
2. 熟悉药品质量标准的分类。
3. 熟悉 2020 年版《中国药典》的组成。
4. 掌握药品质量标准的内容。

❖ 能力目标：

能读懂药品的质量标准。

❖ 素质目标：

具备诚实、守信、遵守法规、善于沟通合作的品质。

## 【知识学习】

药品质量标准是判定药品质量的依据，是检验药品质量是否合格的尺度。国家药品质量标准是针对药品生产、贮运、使用等环节，用于检验和判定药品质量是否达到用药要求并衡量其质量是否稳定、均一的技术规定，具有法律意义，是药品生产、销售、使用、监督管理部门共同遵守的法定依据。

## 一、药品质量标准的分类

### （一）国家药品质量标准

我国国家药品质量标准包括《中华人民共和国药典》（简称《中国药典》）和国家药品监督管理部门颁布的药品标准（简称局颁标准）和药品注册标准。《中国药典》是我国记载药品质量标准的法典。由国家药典委员会编纂，经国家药品监督管理部门批准颁布实施，是国家监督管理药品质量的法定技术标准，具有全国性的法律约束力。

### （二）地方药品标准

地方药品标准为各省、自治区、直辖市中药材标准和中药炮制规范，本书较少涉及中药部分，在此不做介绍。

### （三）企业标准

由药品生产企业自己制定并用于控制其药品质量的标准，称为企业标准。它仅在本企业的管理上有约束力，属于非法定标准。企业标准往往是通过增加检测项目及提高要求，使其质量标准高于法定药品质量标准，以确保自己的产品发挥质量优势、竞争优势。

## 二、制定药品质量标准原则

制定药品的质量标准必须遵循安全有效、先进性、针对性和规范性四项原则。

药品质量标准不是一成不变的，随着科学技术的发展和生产工艺的改进，药品质量标准也将相应提高。目前国家正着力规范提高药品标准，对多个企业生产的同一品种，标准的制定"就高不就低"。

## 三、药品质量标准的主要内容

药品质量标准的主要内容有名称、性状、鉴别、检查、含量测定、类别和贮藏等。

### （一）名称

药品质量标准中药品的名称包括中文名、汉语拼音名和英文名三种。

### （二）性状

药品的性状是药品质量标准的重要表征之一，主要包括药品的外观、臭、味、溶解性、一般稳定性及物理常数等。

**(1) 外观与臭味** 药品的外观是对药品的色泽和外表的感观规定，具有一定的鉴别意义，可以在一定程度上反映药物的内在质量。

**(2) 溶解度** 是药品的一种物理性质。《中国药典》中药物的溶解度用极易溶解、易溶、溶解、略溶、微溶、极微溶解、几乎不溶或不溶等术语来表示，《中国药典》（2020 年版）凡例中对以上术语有明确的规定。

**(3) 物理常数** 能反映出药物的纯杂程度，是评价药品质量的重要指标。《中国药典》（2020 年版）在通则中收载的物理常数有相对密度、馏程、熔点、凝点、比旋度、折光率、黏度、pH 等。

### （三）鉴别

鉴别主要依据该药品的化学结构和理化性质对药物的真伪进行判断，是控制药品质量的重要环节。鉴别必须是对每个具体药品能准确无误地做出正确判断，选用的方法应准确、灵敏、简便、快速。

### （四）检查

《中国药典》（2020 年版）凡例中规定检查项下包括有效性、均一性、纯度要求和安全性四个方面的内容。

### （五）含量测定

含量测定方法有理化方法和生物学方法，使用理化方法测定药物的含量，称为含量测定，测定结果一般用含量百分率（％）来表示。生物学方法包括生物检定法和微生物检定法，是根据药物对生物或微生物作用的强度来测定含量的方法，常称为效价测定，测定结果通常用效价（国际单位 IU）来表示。对于测定方法的选择，除应要求方法的准确性与简便性外，还应强调测定结果的重现性，含量测定必须在鉴别无误、杂质检查合格的基础上进行。

### （六）类别

药品的类别是指按药品的主要作用、主要用途或学科划分的类别。

### （七）贮藏

贮藏条件是根据药物的稳定性，对药品包装和贮存的基本要求，以避免或减缓药品在正常贮存期内变质。

---

**课堂讨论**

1. 什么是药品质量标准？中国现行的药品质量标准有哪些？
2. 制定药品质量标准的目的是什么？制定药品质量标准的原则有哪些？

---

## 四、《中华人民共和国药典》基本结构及主要内容

### （一）《中华人民共和国药典》的基本结构

自中华人民共和国成立以来，我国已出版了 11 版药典（1953、1963、1977、1985、1990、

1995、2000、2005、2010、2015、2020 年版）。现行版为《中国药典》2020 年版，分为一部、二部、三部和四部及其增补本。一部收载中药，二部收载化学药品，三部收载生物制品及相关通用技术要求，四部收载通用技术要求和药用辅料，包括制剂通则、检测方法、标准品、标准物质、试剂试药及指导原则。

### （二）《中华人民共和国药典》的主要内容

《中国药典》主要由凡例、通用技术要求和品种正文构成。

**（1）凡例**  凡例是为正确使用《中国药典》，对品种正文、通用技术要求以及药品质量检验和检定中有关共性问题的统一规定和基本要求。

《中国药典》将凡例中对有关药品质量检定的项目规定进行分类，其分类项目有：名称及编排，项目与要求，检验方法和限度，标准品与对照品，计量，精确度，试药、试液、指示剂，动物试验，说明书、包装、标签等共计 39 项条款。药品检验工作者在按照《中国药典》进行质量检定时，必须掌握和正确理解凡例的内容，并在检验过程中遵照执行。《中国药典》二部凡例部分条款简介如下。

**溶解度**

溶解度是药品的一种物理性质。各品种项下选用的部分溶剂及其在该溶剂中的溶解性能，可供精制或制备溶液时参考；对在特定溶剂中的溶解性能需作质量控制时，在该品种检查项下另作具体规定。药品的近似溶解度以下列名词术语表示：

| | |
|---|---|
| 极易溶解 | 系指溶质 1g（mL）能在溶剂不到 1mL 中溶解； |
| 易溶 | 系指溶质 1g（mL）能在溶剂 1～不到 10mL 中溶解； |
| 溶解 | 系指溶质 1g（mL）能在溶剂 10～不到 30mL 中溶解； |
| 略溶 | 系指溶质 1g（mL）能在溶剂 30～不到 100mL 中溶解； |
| 微溶 | 系指溶质 1g（mL）能在溶剂 100～不到 1000mL 中溶解； |
| 极微溶解 | 系指溶质 1g（mL）能在溶剂 1000～不到 10000mL 中溶解； |
| 几乎不溶或不溶 | 系指溶质 1g（mL）在溶剂 10000mL 中不能完全溶解。 |

试验法：除另有规定外，称取研成细粉的供试品或量取液体供试品，于 25℃±2℃ 一定容量的溶剂中，每隔 5 分钟强力振摇 30 秒；观察 30 分钟内的溶解情况，如无目视可见的溶质颗粒或液滴时，即视为完全溶解。

**物理常数**

物理常数包括相对密度、馏程、熔点、凝点、比旋度、折光率、黏度、吸收系数、碘值、皂化值和酸值等；其测定结果不仅对药品具有鉴别意义，也可反映药品的纯度，是评价药品质量的主要指标之一。

**制剂的规格**

制剂的规格系指每一支、片或其他每一个单位制剂中含有主药的重量（或效价）或含量（%）或装量。注射液项下，如为"1mL：10mg"，系指 1mL 中含有主药 10mg；对于列有处方或标有浓度的制剂，也可同时规定装量规格。

**贮藏条件**

| | |
|---|---|
| 遮光 | 系指用不透光的容器包装，例如棕色容器或适宜黑色材料包裹的无色透明、半透明容器； |
| 避光 | 系指避免日光直射； |
| 密闭 | 系指将容器密闭，以防止尘土及异物进入； |
| 密封 | 系指将容器密封以防止风化、吸潮、挥发或异物进入； |
| 熔封或严封 | 系指将容器熔封或用适宜的材料严封，以防止空气与水分的侵入并防止污染； |
| 阴凉处 | 系指不超过 20℃； |
| 凉暗处 | 系指避光并不超过 20℃； |

冷处　　　　　　系指 2~10℃；

常温（室温）系指 10~30℃。

除另有规定外，贮藏项下未规定贮藏温度的一般系指常温。

**检验方法和限度**

① 药典品种正文收载的所有品种，均应按规定的方法进行检验。采用药典规定的方法进行检验时，应对方法的适用性进行确认。如采用其他方法，应进行方法学验证，并与规定的方法比对，根据试验结果选择使用，但应以 2020 年版药典规定的方法为准。

② 药典中规定的各种纯度和限度数值以及制剂的重（装）量差异，系包括上限和下限两个数值本身及中间数值。规定的这些数值不论是百分数还是绝对数字，其最后一位数字都是有效位。

试验结果在运算过程中，可比规定的有效数字多保留一位数，而后根据有效数字的修约规则进舍至规定有效位。计算所得的最后数值或测定读数值均可按修约规则进舍至规定的有效位，取此数值与标准中规定的限度数值比较，以判断是否符合规定的限度。

③ 原料药的含量（％），除另有注明者外，均按重量计。如规定上限为 100％ 以上时，系指用 2020 年版药典规定的分析方法测定时可能达到的数值，它为药典规定的限度或允许偏差，并非真实含有量；如未规定上限时，系指不超过 101.0％。

制剂的含量限度范围，系根据主药含量的多少、测定方法误差、生产过程不可避免偏差和贮存期间可能产生降解的可接受程度而制定的，生产中应按标示量 100％ 投料。如已知某一成分在生产或贮存期间含量会降低，生产时可适当增加投料量，以保证在有效期内含量能符合规定。

**标准品与对照品**

标准品与对照品系指用于鉴别、检查、含量或效价测定的标准物质。标准品系指用于生物检定或效价测定的标准物质，其特性量值一般按效价单位（或 μg）计，以国际标准物质进行标定；对照品系指采用理化方法进行鉴别、检查或含量测定时所用的标准物质，其特性量值一般按纯度（％）计。

**计量**

① 法定计量单位名称和单位符号如下：

长度：米（m），分米（dm），厘米（cm），毫米（mm），微米（μm），纳米（nm）。

体积：升（L），毫升（mL），微升（μL）。

质（重）量：千克（kg），克（g），毫克（mg），微克（μg），纳克（ng），皮克（pg）。

物质的量：摩尔（mol），毫摩尔（mmol）。

压力：兆帕（MPa），千帕（kPa），帕（Pa）。

温度：摄氏度（℃）。

动力黏度：帕秒（Pa·s），毫帕秒（mPa·s）。

运动黏度：平方米每秒（$m^2/s$），平方毫米每秒（$mm^2/s$）。

波数：厘米的倒数（$cm^{-1}$）。

密度：千克每立方米（$kg/m^3$），克每立方厘米（$g/cm^3$）。

放射性活度：吉贝可（GBq），兆贝可（MBq），千贝可（kBq），贝可（Bq）。

② 本版药典使用的滴定液和试液的浓度，以 mol/L（摩尔/升）表示者，其浓度要求精密标定的滴定液用"XXX 滴定液（YYY mol/L）"表示；作其他用途不需精密标定其浓度时，用"YYY mol/L XXX 溶液"表示，以示区别。

③ 温度描述，一般以下列名词术语表示。

水浴温度　　　除另有规定外，均指 98~100℃；

热水　　　　　系指 70~80℃；

微温或温水　　系指 40~50℃；

室温（常温）　　　系指 10～30℃；

冷水　　　　　　　系指 2～10℃；

冰浴　　　　　　　系指约 0℃；

放冷　　　　　　　系指放冷至室温。

④ 符号"％"表示百分比，系指重量的比例；但溶液的百分比，除另有规定外，系指溶液 100mL 中含有溶质若干克；乙醇的百分比，系指在 20℃时容量的比例。此外，根据需要可采用下列符号：

％（g/g）表示溶液 100g 中含有溶质若干克；

％（mL/mL）表示溶液 100mL 中含有溶质若干毫升；

％（mL/g）表示溶液 100g 中含有溶质若干毫升；

％（g/mL）表示溶液 100mL 中含有溶质若干克。

⑤ 液体的滴，系在 20℃时，以 1.0mL 水为 20 滴进行换算。

⑥ 溶液后标示的"（1→10）"等符号，系指固体溶质 1.0g 或液体溶质 1.0mL 加溶剂使成 10mL 的溶液；未指明用何种溶剂时，均系指水溶液；两种或两种以上液体的混合物，名称间用半字线"-"隔开，其后括号内所示的"："符号，系指各液体混合时的体积（重量）比例。

⑦ 2020 年版药典所用药筛，选用国家标准的 R40/3 系列，粉末分等如下。

最粗粉　　指能全部通过一号筛，但混有能通过三号筛不超过 20％的粉末；

粗粉　　　指能全部通过二号筛，但混有能通过四号筛不超过 40％的粉末；

中粉　　　指能全部通过四号筛，但混有能通过五号筛不超过 60％的粉末；

细粉　　　指能全部通过五号筛，并含能通过六号筛不少于 95％的粉末；

最细粉　　指能全部通过六号筛，并含能通过七号筛不少于 95％的粉末；

极细粉　　指能全部通过八号筛，并含能通过九号筛不少于 95％的粉末。

⑧ 乙醇未指明浓度时均系指 95％（mL/mL）的乙醇。

**精确度**

① 试验中供试品与试药等"称重"或"量取"的量，其精确度可根据数值的有效数位来确定，如称取 0.1g，系指称取重量可为 0.06～0.14g；称取 2g，系指称取重量可为 1.5～2.5g；称取 2.0g，系指称取重量可为 1.95～2.05g；称取 2.00g，系指称取重量可为 1.995～2.005g。

② 恒重，除另有规定外，系指供试品连续两次干燥或炽灼后称重的差异在 0.3mg 以下的重量；干燥至恒重的第二次及以后各次称重均应在规定条件下继续干燥 1 小时后进行；炽灼至恒重的第二次称重应在继续炽灼 30 分钟后进行。

③ 试验中规定按干燥品（或无水物，或无溶剂）计算时，除另有规定外，应取未经干燥（或未去水，或未去溶剂）的供试品进行试验，并将计算中的取用量按检查项下测得的干燥失重（或水分，或溶剂）扣除。

④ 试验中的"空白试验"，系指在不加供试品或以等量溶剂替代供试液的情况下，按同法操作所得的结果；含量测定中的"并将滴定的结果用空白试验校正"，系指按供试品所耗滴定液的量与空白试验中所耗滴定液的量之差进行计算。

⑤ 试验时的温度，未注明者，系指在室温下进行；温度高低对试验结果有显著影响者，除另有规定外，应以 25℃±2℃为准。

**试药、试液、指示剂**

① 试验用的试药，除另有规定外，均应根据通则试药项下的规定，选用不同等级并符合国家标准或国务院有关行政主管部门规定的试剂标准。试液、缓冲液、指示剂与指示液、滴定液等，均应符合通则的规定或按照通则的规定制备。

② 试验用水，除另有规定外，均系指纯化水。酸碱度检查所用的水，均系指新沸并放冷至室温的水。

③ 酸碱性试验时，如未指明用何种指示剂，均系指石蕊试纸。

**（2）通用技术要求**　包括《中国药典》收载的通则、指导原则以及生物制品通则和相关总论等。通则主要包括制剂通则、其他通则、通用检测方法。制剂通则系为按照药物剂型分类，针对剂型特点所规定的基本技术要求。通用检测方法系为各品种进行相同项目检验时所应采用的统一规定的设备、程序、方法及限度等。指导原则系为规范药典执行，指导药品标准制定和修订，提高药品质量控制水平所规定的非强制性、推荐性技术要求。生物制品通则是对生物制品生产和质量控制的基本要求，总论是对某类生物制品生产和质量控制的相关技术要求。

**（3）品种正文**　《中国药典》各品种项下收载的内容为品种正文。品种正文系根据药物自身的理化与生物学特性，按照批准的来源、处方、制法和贮藏、运输等条件所制定的、用以检测药品质量是否达到用药要求并衡量其质量是否稳定均一的技术规定。

品种正文项下根据品种和剂型不同，分别列有：品名（包括中文名、汉语拼音与英文名）、有机药物的结构式、分子式与分子量、来源或有机药物的化学名称、含量或效价规定、处方、制法、性状、鉴别、检查、含量或效价测定、类别、规格、贮藏、制剂、标注、杂质信息等。

微课：质量标准认知

课件：药品质量标准认知

 立德树人　

官修本草作为法定药典

## 【练习思考】

**一、判断题**

1. （　　）鉴别是根据药品质量标准中鉴别项下规定的试验方法，逐项检验，结合性状观测结果对药物及其制剂的真伪进行判断。

2. （　　）纯度要求即药物的杂质检查，是指对药物在生产或贮存过程中可能引入的杂质进行限量检查，以判断药物的纯度是否符合限量规定要求。

3. （　　）含量测定必须在药物鉴别无误、杂质检查合格的基础上进行，否则无意义。

4. （　　）苯甲酸的熔点为121℃～124.5℃不属于鉴别项目。

5. （　　）纯度要求即药物的杂质检查，亦称限度检查。

6. （　　）判断一个药物的质量是否符合要求，只考虑含量测定的检验结果就可以。

**二、单项选择题**

1. 中华人民共和国成立后我国第一版《中国药典》出版于（　　　）。

A. 1949 年　　　　　　　B. 1950 年　　　　　　　C. 1953 年　　　　　　　D. 1955 年

2. 我国现行版的药典是（　　　）。

A. 2000 年版　　　　　B. 2015 年版　　　　　C. 2005 年版　　　　　D. 2020 年版

3. 关于药典及药品标准的叙述，不正确的是（　　　）。

A. 药品标准是药品生产、供应、使用、检查和管理的法定依据

B. 药典是一个国家记载药品质量规格、标准的法典，具有法律的约束力

C. 已颁布施行的《中国药典》均分为一、二两部

D. 《新修本草》是世界上最早的一部全国性药典

4. 微温或温水系指（　　　）。

A. 70～80℃　　　　　　B. 30～50℃　　　　　　C. 40～50℃　　　　　　D. 40～60℃

5. 药品质量标准的制定原则是（　　　）。

A. 以经济效益为最高法则，质量第一的原则

B. 以社会效益为最高法则，质量第一的原则

C. 以群众监督为第一原则

D. 以法制为第一原则

6. 以下关于药品标准的叙述正确的是（　　　）。

A. 属于推荐性标准

B. 是国家对药品质量及规格、检验方法所作的技术规定

C. 我国的国家药品标准是试行标准

D. 药品生产企业的企业标准可以低于国家标准

### 三、多项选择题

1. 通则主要包括（　　　）等部分。

A. 制剂通则　　　　　　B. 通用检测方法　　　　　　C. 指导原则　　　　　　D. 索引

2. 药品质量标准是（　　　）。

A. 药品审批部门应遵守的法定依据

B. 药品生产和经营部门共同遵循的法定依据

C. 药品使用和检验部门共同遵循的法定依据

D. 药品监督管理部门应遵循的法定依据

### 四、思考题

1. 凡例中对样品取用量为"约"若干和"精密称定"是如何规定的？举例说明。

2. 凡例中对"试验用水"是如何规定的？举例说明。

# 任务 4　药品检验原始记录与检验报告书写

## 【学习目标】

❖ 知识目标：

1. 熟悉检验原始记录书写规范要求。
2. 掌握检验报告单书写规范要求。

❖ 能力目标：

会正确书写药品检验原始记录与检验报告单。

❖ 素质目标：

培养学生初步具备独立发现、分析和解决问题的能力。

## 【知识学习】

### 一、检验原始记录书写规范要求

药品检验原始记录是检验所用方法、所得数据、数据处理及结论等原始资料，是出具检验报告单的依据。

**（一）检验原始记录的基本要求**

（1）原始检验记录应采用统一印制的活页记录纸和各类专用检验记录表格，并用蓝黑墨水或碳素笔书写（显微绘图可用铅笔）。凡用微机打印的数据与图谱，应剪贴于记录上的适宜处，并有操作者签名；如系用热敏纸打印的数据，为防止日久褪色难以识别，应以蓝黑墨水或碳素笔将主要数据记录于记录纸上。

（2）检验人员在检验前，应逐一查对检品的编号、品名、规格、批号和效期，生产单位或产地，检验目的和收检日期，以及样品的数量和封装情况等。并将样品的编号与品名记录于检验记录纸上。

（3）检验过程中，可按检验顺序依次记录各检验项目，内容包括：项目名称，检验日期，操作方法，实验条件，观察到的现象，实验数据，计算和结果判断等；均应及时、完整地记录，严禁事后补记或转抄。如发现记录有误，可用单线划去并保持原有的字迹可辨，不得擦抹涂改；并应在修改处签名或盖章，以示负责。

（4）检验中使用的标准品或对照品，应记录其来源、批号和使用前的处理；用于含量（或效价）测定的，应注明其含量（或效价）和干燥失重（或水分）。

（5）每个检验项目均应写明标准中规定的限度或范围，根据检验结果作出单项结论（符合规定或不符合规定），并签署检验者的姓名。

**（二）检验项目记录的要求**

检验记录是出具检验报告书的依据，是进行科学研究和技术总结的原始资料；为保证药品检验工作的科学性和规范化，检验记录必须做到：记录原始、真实，内容完整、齐全，书写清晰、整洁。检验记录中几项内容的书写要求如下。

【性状】

① 原料药应根据检验中观察到的情况如实描述药品的外观，不可照抄标准上的规定。在

"标准规定"下按质量标准内容书写，内容太多，也可用简洁的语言描述，"检验结果"下，若检品合格，当标准中没有选择时，写"符合规定"，有选择时按实况描述；若检品不合格，应先写出不符合规定之处，再加写"不符合规定"。

②熔点、比旋度或吸收系数等物理常数在"标准规定"下，按质量标准内容书写。在"检验结果"下，写实测数值；不合格的应在数据之后加写"不符合规定"。

**【鉴别】**

将质量标准中鉴别项下的试验序号（1）、（2）等列在"检验项目"下。每一序号之后应加注检验方法简称，如化学反应、薄层色谱、高效液相色谱、紫外光谱、红外光谱、显微特征等。

①凡属显色或沉淀反应的，在"标准规定"下写"应呈正反应"；"检验结果"下根据实际反应情况写"呈正反应"或"不呈正反应，不符合规定"。

②若鉴别试验采用分光光度法或薄层色谱法，在"标准规定"下按质量标准内容，用简洁的文字书写；"检验结果"下列出具体数据，或写"与对照图谱一致（或不一致）"或"与对照品相同（或不同）"

**【检查】**

① pH值、水分、干燥失重、炽灼残渣或相对密度：若质量标准中有明确数值要求的，应在"标准规定"下写出。

②有关物质等（硫酸盐、铁盐、重金属、砷盐、铵盐、氯化物、碘化物、澄明度、澄清度、溶液颜色、酸碱度、易炭化物、重量差异、崩解时限、含量均匀度、不溶性微粒、热原、异常毒性、降压物质、过敏试验或无菌）：若质量标准中有明确数值要求的，应在"标准规定"下写出；但以文字说明为主，且不易用数字或简单的语言确切表达的，此项可写"应符合规定"。在"检验结果"下如测得有准确数值的，写实测数据，数据不符合标准规定时，应在数据之后加写"不符合规定"。

③溶出度（或释放度）：在"标准规定"下写出具体限度，如"限度（$Q$）为标示含量的××%"或"不得低于标示含量的××%"。检验合格的，在"检验结果"下写"符合规定"；如不合格，应列出具体测定数据，并加写"不符合规定"。

④微生物限度：检验合格的，在"标准规定"下写"应符合规定"，在"检验结果"下写"符合规定"；检验不合格的，在"标准规定"与"检验结果"下均应写具体。

**【含量测定】**

在"标准规定"下，按质量标准的内容和格式书写；在"检验结果"下写出相应的实测数值，数值的有效位应与质量标准中的要求一致。

## （三）药品原始记录格式

药品原始记录示例见表1-1。

表1-1　药品原始记录示例

| 规格：250mL：50g | 批号：×× |
|---|---|
| 数量：14000瓶 | 收样日期：××年××月××日 |
| 检品来源：××车间 | 报告日期：××年××月××日 |
| 依据：产品质量标准 TS-×× | |

**【性状】** 本品为无色的澄明液体。
本品为<u>无色的澄明液体</u>
结论：<u>符合规定</u>
**【检查】** pH值　取本品，照《pH值测定法标准操作规程》SOP-××测定，pH值为<u>5.89</u>、<u>5.89</u>，平均值为<u>5.9</u>。
设备名称：<u>酸度计</u>　　设备编号：<u>××</u>　　是☑　否□在校准有效期内
测定前酸度计用　氢氧化钙标准缓冲液□　硼砂标准缓冲液☑　混合磷酸盐标准缓冲液☑　邻苯二甲酸氢钾标准缓冲液☑　草酸盐标准缓冲液□校正

结论:符合规定

【含量测定】 取本品,照《折光率检查法标准操作规程》SOP-××测定,在 20℃测得折光率,带入公式计算即得。

设备名称:自动阿贝折射仪 设备编号:×× 是☑ 否□ 在校准有效期内

计算公式:标示百分含量 $= \dfrac{(n-1.3330)}{0.0284} \times 100\%$

式中,$n$ 为测得的折光率;1.3330 为室温 20℃时纯化水的折光率;0.0284 为 20%甘露醇与纯化水折光率之差。

折光率 1=<u>1.36159</u>　　　测量时样品温度为: <u>20</u> ℃(应为 20±0.5℃)

折光率 2=<u>1.36159</u>　　　测量时样品温度为: <u>20</u> ℃(应为 20±0.5℃)

折光率 3=<u>1.36159</u>　　　测量时样品温度为: <u>20</u> ℃(应为 20±0.5℃)

平均折光率=<u>1.36159</u>

标示百分含量=<u>100.7%</u>

结论:<u>符合规定</u>

## 二、检验报告单书写规范要求

药品检验报告单是对药品质量作出的技术鉴定,是具有法律效力的技术文件。药品检验人员应本着严肃负责的态度,根据检验记录,认真填写"检验单",经逐级审核后,由有关领导签发"药品检验报告单"。每一张药品检验报告单只针对一个批号。

### (一)表头栏目的填写

报告单编号:为 8 位数字,前 4 位为年号,后 4 位为流水号。

产品名称:应按药品包装上的品名(中文名或外文名)填写;品名如为商品名,应在商品名之后加括号注明法定名称。国产药品的法定名,即质量标准规定的名称;进口药品的法定名,按国家药品监督管理局核发的进口药品注册证上的名称书写。

剂型:按检品的实际剂型填写。

规格:按质量标准规定填写。

包装:进口原料药的包装系指与药品接触的包装容器;国产原料药则指样品的包装。制剂包装应填药品的最小原包装的包装容器。

批号:按药品包装实样上的批号填写。

效期:进口药品按药品包装所示填写,国内药品按药品包装所示填写有效期。

注册证号:按国家药品监督管理局核发的进口药品注册证或有关进口药品批文的编号填写。

批数量:指检品所代表该批报验药品的总量。

检验目的:有"全检""部分检验"或"单项检验"。"单项检验"应直接填写检验项目名称。

检验依据:进口药品必须按照国家药品监督管理局颁发的进口药品注册证载明的质量标准检验,并按照进口药品注册证注明标准编号。国产药品按药品监督管理部门批准的质量标准检验。

检验日期:按检品检验的年、月、日填写。

报告日期:为负责人审定签发报告书的日期。

表头之下的首行,横向列出"检验项目""标准规定"和"检验结果"三个栏目。

### (二)检验项目填写

按质量标准列出【性状】、【鉴别】、【检查】与【含量测定】等项目;项目名称需添加方括号。每一项下所包含的具体检验项目名称和排列顺序,应按质量标准上的顺序书写。

### (三)结论

药品检验报告单的结论应包括检验依据和检验结论。全部项目检验均合格,结论写"本品按××检验,结果符合规定"。全部检验项目中只要有一项不符合规定,即判为不符合规定,结论写"本品按××检验,结果不符合规定"。若非全部项目检验,合格的写"本品按××检验上述项目,结果符合规定";如有一项不合格时,则写"本品按××检验上述项目,结果不符合规定"。

## （四）药品检验报告单格式

药品检验报告单示例见表1-2。

表 1-2　药品检验报告单示例

### 检验报告单

报告单编号：

| 产品名称 | 甘露醇注射液 | 规格 | 250mL:50g |
|---|---|---|---|
| 产品批号 | ×× | 检验目的 | 出厂检验 |
| 批数量 | 14000瓶 | 检验日期 | ××年××月××日 |
| 检品来源 | 生产部 | 报告日期 | ××年××月××日 |
| 检验依据 | 《中国药典》（2020年版）二部 | | |

| 检验项目 | 标准规定 | 检验结果 |
|---|---|---|
| 【性状】 | 本品应为无色的澄明液体 | 本品为无色澄明液体 |
| 【鉴别】 | | |
| （1）化学反应 | 应呈正反应 | 呈正反应 |
| （2）液相鉴别 | 供试品溶液主峰的保留时间应与对照品溶液主峰的保留时间一致 | 供试品溶液主峰的保留时间与对照品溶液主峰的保留时间一致 |
| 【检查】 | | |
| pH值 | 4.5～6.5 | 4.8 |
| 装量 | 应符合规定 | 符合规定 |
| 可见异物 | 应符合规定 | 符合规定 |
| 不溶性微粒 | 每1mL中含10$\mu$m以上的微粒不得过25粒；含25$\mu$m以上的微粒不得过3粒 | 10粒　　1粒 |
| 细菌内毒素 | 应小于2.5EU | |
| 无菌 | 应符合规定 | 符合规定 |
| 【含量测定】 | 本品含甘露醇（$C_6H_{14}O_6$）应为标示量的95.0%～105.0% | 符合规定　　103.5% |

结论：本品按《中国药典》（2020年版）二部检验，结果符合规定。

课件：药品检验原始记录与检验报告书写

微课：药品检验原始记录的书写

## 【练习思考】

### 一、判断题

根据化验室工作总则判断下面几种做法是否正确。

1.（　　）工作任务繁重的情况下未经培训进行检验工作。

2.（　　）检验操作中样品配制方法如下：取样品约50mg，精密称定，置100mL容量瓶中，用稀盐酸溶解稀释，定容至刻度，摇匀。实际操作中使用10mL的容量瓶，称取5mg的样品配制溶液。

3.（　　）将称量数据记录在称量纸上面。

4.（　　）使用修正液、胶带纸涂改记录。

5.（　　）只做试验不填写仪器使用记录。

6. （　　）实验仪器设备经过校正后再进行检测。

## 二、单项选择题

1. 对药品检验完毕后，应对检查结果进行（　　）。

A. 与标准比较　　　B. 校正　　　　　C. 核对　　　　　　　D. 复核

2. 凡属于药典收载的药品，其质量不符合规定标准的均（　　）。

A. 不得生产，不得销售，不得使用　　　B. 不得出厂，不得销售，不得供应
C. 不得出厂，不得供应，不得试验　　　D. 不得出厂，不得销售，不得使用

3. 药品检验报告书中不包括（　　）。

A. 检验项目　　　　B. 标准规定　　　C. 检验结果　　　　D. 仪器设备编号

## 三、多项选择题

检验报告应包括的内容有（　　）。

A. 供试品名称　　　B. 报告日期　　　C. 检验人签名　　　D. 复核人签名

# >>> 项目2 <<<

# 药物的物理常数测定

## 【项目介绍】

　　药物的物理常数包括相对密度、馏程、熔点、凝点、比旋度、折光率、 pH 值等，其测定结果不仅具有鉴别意义，也可在一定程度上反映药用原料及辅料的纯度，是评价药品质量的指标之一。

## 【知识导图】

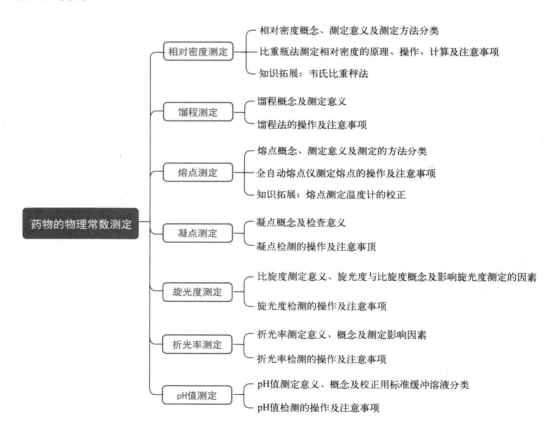

药物的物理常数测定
- 相对密度测定
  - 相对密度概念、测定意义及测定方法分类
  - 比重瓶法测定相对密度的原理、操作、计算及注意事项
  - 知识拓展：韦氏比重秤法
- 馏程测定
  - 馏程概念及测定意义
  - 馏程法的操作及注意事项
- 熔点测定
  - 熔点概念、测定意义及测定的方法分类
  - 全自动熔点仪测定熔点的操作及注意事项
  - 知识拓展：熔点测定温度计的校正
- 凝点测定
  - 凝点概念及检查意义
  - 凝点检测的操作及注意事项
- 旋光度测定
  - 比旋度测定意义、旋光度与比旋度概念及影响旋光度测定的因素
  - 旋光度检测的操作及注意事项
- 折光率测定
  - 折光率测定意义、概念及测定影响因素
  - 折光率检测的操作及注意事项
- pH值测定
  - pH值测定意义、概念及校正用标准缓冲溶液分类
  - pH值检测的操作及注意事项

# 任务 1  相对密度测定

## 【任务目标】

❖ 知识目标：

1. 了解相对密度概念及测定意义。
2. 熟悉相对密度的测定方法分类。
3. 掌握比重瓶法测定相对密度的原理、操作、计算及注意事项。

❖ 能力目标：

能独立依据药品质量标准测定药品的相对密度，正确书写原始记录并判断测定结果。

❖ 素质目标：

1. 具有质量标准意识、规范操作意识及环保意识。
2. 具有科学严谨的工作态度和实事求是的工作作风。

## 【任务导入】

车间送来葡萄糖酸钙口服溶液请验单（见图 2-1），要求检查其相对密度是否合格，应如何开展工作？

## 【知识学习】

## 一、查阅质量标准

查阅《中国药典》（2020 年版）二部葡萄糖酸钙口服溶液的相对密度测定。

葡萄糖酸钙口服溶液【检查】　　相对密度应为 1.10～1.15（通则 0601，见图 2-2）。

```
                请验单
品　　名：葡萄糖酸钙口服液
批　　号：********
数　　量：********
规　　格：10mL/瓶
检验项目：相对密度
请验单位：********
请 验 人：********
请验日期：********
```

图 2-1　葡萄糖酸钙口服溶液请验单

---

**0601　相对密度测定法**

　　**比重瓶法**　取洁净、干燥并精密称定重量的比重瓶，装满供试品（温度应低于 20℃ 或各品种项下规定的温度）后，装上温度计（瓶中应无气泡），置 20℃（或各品种项下规定的温度）的水浴中放置若干分钟，使内容物的温度达到 20℃（或各品种项下规定的温度），用滤纸除去溢出侧管的液体，立即盖上罩。然后将比重瓶自水浴中取出，再用滤纸将比重瓶的外面擦净，精密称定，减去比重瓶的重量，求得供试品的重量后，将供试品倾去，洗净比重瓶，装满新沸过的冷水，再照上法测得同一温度时水的重量，按下式计算，即得。

$$供试品的相对密度 = \frac{供试品重量}{水重量}$$

---

图 2-2　0601 相对密度测定法

## 二、解读质量标准

### （一）相对密度概念

密度系指在规定的温度下，单位体积内所含物质的质量数，即质量与体积的比值；而相对密度系指在一定的温度、压力条件下，某物质的密度与水的密度之比。通常用 $d_t^t$ 来表示。除另有规定外，均指 20℃ 时的比值，即 $d_{20}^{20}$。

### （二）相对密度测定的意义

组成一定的药品具有一定的相对密度，当其组分或纯度变更，相对密度亦随之改变，因此，测定相对密度，可以鉴别或检查药品的纯杂程度。

### （三）相对密度测定方法

药典收载的相对密度测定方法有三种，比重瓶法、韦氏比重秤法和振荡型密度计法。液体药品的相对密度一般用比重瓶法测定，也可采用振荡型密度计法测定。采用比重瓶法测定时的环境（指比重瓶和天平的放置环境）温度应略低于 20℃ 或各品种项下规定的温度。测定易挥发液体的相对密度采用韦氏比重秤法测定。比重瓶法和韦氏比重秤法是药品检验工作中常用的两种方法。

🔄 **课堂互动** 葡萄糖酸钙口服溶液如何进行相对密度测定？

## 【任务准备】

### 1. 仪器和用具

电子天平、恒温水浴锅、比重瓶（图 2-3）等。比重瓶的规格有 5mL、10mL、25mL、50mL。

### 2. 试药和试剂

葡萄糖酸钙口服溶液、新煮沸并放冷的纯化水。

## 【任务实施】

### 1. 选择比重瓶法

本实验供试品为葡萄糖酸钙口服溶液，为非挥发性液体，采用比重瓶法测其相对密度。

该法的测定原理是：在 20℃ 时，分别测定充满同一比重瓶的水及样品的质量，即可计算出样品的相对密度。即：

$$d = \frac{\rho_{\text{样}}}{\rho_{\text{水}}} = \frac{\dfrac{m_{\text{样}}}{V_{\text{样}}}}{\dfrac{m_{\text{水}}}{V_{\text{水}}}}$$

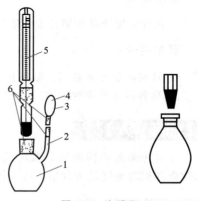

图 2-3 比重瓶
1—比重瓶主体；2—侧管；3—侧孔；
4—罩；5—温度计；6—玻璃磨口

式中，$m_{\text{样}}$ 为 20℃ 时充满比重瓶的样品的质量，g；$m_{\text{水}}$ 为 20℃ 时充满比重瓶的水的质量，g。当 $V_{\text{样}} = V_{\text{水}}$ 时，

$$d = \frac{m_{\text{样}}}{m_{\text{水}}}$$

### 2. 比重瓶重量的称定

将比重瓶洗净并干燥，称定其重量，准确至毫克（mg）数。

### 3. 供试品重量的测定

取上述已称定重量的比重瓶，装满供试品（温度应低于 20℃ 或各品种项下规定的温度）后，插入中心有毛细孔的瓶塞，用滤纸将从塞孔溢出的液体擦干，置 20℃ （或各品种项下规定的温度）的恒温水浴中，放置若干分钟，随着供试液温度的上升，过多的液体不断从塞孔溢出，随时用滤纸将瓶塞顶端擦干，待液体不再由塞孔溢出（此现象意味着温度已平衡），迅即将比重瓶自水浴中取出，再用滤纸擦干瓶壁外的水，迅速称定重量准确至毫克（mg）数。减去比重瓶的重量，即得供试品重量。

#### 4. 水重量的测定

将比重瓶中的供试品倾去，洗净比重瓶，装满新煮沸并放冷的纯化水，再照供试品重量的测定法测定同一温度时水的重量。

#### 5. 记录原始数据

相对密度（比重瓶法）测定原始记录见表 2-1。

表 2-1　相对密度（比重瓶法）测定原始记录

| 样品名称 | | 葡萄糖酸钙口服溶液 | | 检验日期 | | ***** | |
|---|---|---|---|---|---|---|---|
| 样品编号 | | ***** | | 室温 | | 19℃ | |
| 天平 | | AL104 | | 水浴锅 | | 10mL 比重瓶 | |
| 数据处理 | 编号 | 比重瓶的质量/g | 比重瓶加供试品的质量/g | 比重瓶加水的质量/g | 相对密度 d | 平均值 | RSD |
| | 1 | 10.2123 | 21.6155 | 20.2958 | 1.131 | 1.14 | 0.79% |
| | 2 | 10.1998 | 21.6086 | 20.2179 | 1.139 | | |
| 结果计算 | | $供试品相对密度 = \dfrac{供试品重量}{水重量}$ | | | | | |
| 备注 | | 1. 相对密度计算结果表示到称量天平精度的有效位数。<br>2. 在重复性条件下获得的两次独立测定结果的绝对差值不得超过算术平均值的 5%。 | | | | | |

检验员：　　　　　　　　　　　　　　　　　　　　　　　　　　　复核员：

#### 6. 清场工作

实验结束，洗净比重瓶，晾干放好。

#### 7. 结果判定

$$相对密度 1 = \frac{21.6155 - 10.2123}{20.2958 - 10.2123} = 1.131$$

$$相对密度 2 = \frac{21.6086 - 10.1998}{20.2179 - 10.1998} = 1.139$$

平均值：$1.135 \approx 1.14$

结果判断：本品的相对密度符合规定（规定：1.10～1.15）。

## 【任务评价】

根据药物的相对密度测定评价表（见表 2-2），对学生完成任务情况评分。

表 2-2　药物的相对密度测定评价表

| 序号 | 评价标准 | 赋分/分 | 得分/分 |
|---|---|---|---|
| 1 | 遵守实训室规则,着装规范 | 6 | |
| 2 | 严格遵守药典,查阅标准正确 | 10 | |
| 3 | 操作前药品、仪器准备充分 | 10 | |
| 4 | 规范测定供试品的重量 | 12 | |
| 5 | 规范测定水的重量 | 12 | |
| 6 | 诚信书写原始记录 | 10 | |
| 7 | 计算过程正确 | 8 | |

| 序号 | 评价标准 | 赋分/分 | 得分/分 |
|------|----------|---------|---------|
| 8 | 正确判定结果并对异常情况进行分析 | 12 | |
| 9 | 操作结束后清场合格 | 8 | |
| 10 | 及时解决操作中的突发事件 | 12 | |
| | 合计 | 100 | |

## 注意事项

（1）比重瓶必须洁净、干燥。

（2）装过供试品的比重瓶必须冲洗干净，如供试品为油剂，测定后应尽量倾去，连同瓶塞可先用石油醚和三氯甲烷冲洗数次，待油完全洗去，再以乙醇、水冲洗干净，再依法测定水重。

（3）供试品及水装瓶时，应小心沿壁倒入比重瓶内，避免产生气泡，如有气泡，应稍放置待气泡消失后再调温称重。供试品如为糖浆剂、甘油等黏稠液体，装瓶时更应缓慢沿壁倒入。以免因黏稠度大产生的气泡很难逸去而影响测定结果。

（4）将比重瓶从水浴中取出时，应用戴细布手套的手指拿住瓶颈，而不能拿瓶肚，以免液体因受手温影响体积膨胀外溢。

（5）测定有腐蚀性供试品时，为避免腐蚀天平盘，可在称量时用一个表面皿放置天平盘上，再放比重瓶称量。

（6）当室温高于20℃或各品种项下规定的温度时，必须调节环境温度至略低于规定的温度。

微课：葡萄糖酸钙口服液的相对密度检测

课件：相对密度测定法

## 榜样力量

屠呦呦：青蒿济世　科研报国

## 知识拓展

### 韦氏比重秤法

**1. 韦氏比重秤的结构**

韦氏比重秤（如图2-4）由玻璃锤、横梁、支架、游码与玻璃圆筒等部分构成。根据玻璃锤体积大小不同，分为20℃时相对密度为1和4℃时相对密度为1的韦氏比重秤。

### 2. 韦氏比重秤法的测定原理及操作

原理：根据阿基米德定律，一定体积的物体（如比重秤的玻璃锤），在不同液体中所受的浮力与该液体的相对密度成正比。

操作：取 20℃ 时相对密度为 1 的韦氏比重秤，用新沸过的冷水将所附玻璃圆筒装至八分满，置 20℃（或各品种项下规定的温度）的水浴中，搅动玻璃圆筒内的水，调节温度至 20℃（或各品种项下规定的温度），将悬于秤端的玻璃锤浸入圆筒内的水中，秤臂右端悬挂游码于 1.0000 处，调节秤臂左端平衡用的螺旋使平衡，然后将玻璃圆筒内的水倾去，拭干，装入供试液至相同的高度，并用同法调节温度后，再把拭干的玻璃锤浸入供试液中，调节秤臂上游码的数量与位置使平衡，读取数值，即得供试品的相对密度。

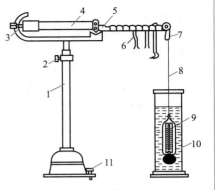

图 2-4　韦氏比重秤

1—支架；2—调节器；3—指针；4—横梁；
5—刀口；6—游码；7—小钩；8—细铂丝；
9—玻璃锤；10—玻璃圆筒；11—调整螺丝

## 【练习思考】

### 一、判断题

1. （　　）测定易挥发液体药物的相对密度时，宜采用比重瓶法。
2. （　　）甘油的相对密度检测用比重瓶法。
3. （　　）韦氏比重秤法玻璃锤不用全部浸入液体内。
4. （　　）测定有腐蚀性供试品时直接把比重瓶放在天平上称量。
5. （　　）供试品及水装瓶时，应小心沿壁倒入比重瓶内，避免产生气泡，如有气泡，应稍放置待气泡消失后再调温称量。
6. （　　）比重瓶自水浴中取出时，用滤纸将比重瓶外壁擦干，这时可不必马上精密称量其重量。

### 二、填空题

1. 相对密度测定时采用新煮沸数分钟并冷却的水，其目的是（　　　）。
2. 在相同的特定条件下（如温度、压力）下，某物质的密度与参考物质的密度之比称为（　　　）。
3. 常用规格有容量为（　　）、（　　）、（　　）或（　　）的比重瓶和带温度计的比重瓶。
4. 比重瓶从水浴中取出时，应用戴细布手套的手指拿住（　　　），而不能拿（　　　），以免液体因受手温影响体积膨胀外溢。
5. 测定药品的相对密度可以检查药品的（　　　）。

### 三、多项选择题

1. 用比重瓶法测定液体的相对密度时应注意（　　　）。
A. 供试品及水装瓶时，应小心沿瓶倒入，避免产生气泡
B. 比重瓶从水浴中取出时，应用戴细布手套的手指拿瓶颈
C. 当室温高于 20℃ 时，应快速称重
D. 玻璃锤应全部浸入液面内。

2. 关于韦氏比重秤正确的选项有（　　　）。
A. 应安装在固定平放的操作台上　　　　　　B. 避免受热、冷、气流及震动的影响

C. 玻璃圆筒无要求　　　　　　　　　D. 装水及供试品时的高度无要求

3. 比重瓶要求（　　）。

A. 干净　　　　　　B. 干燥　　　　　　C. 透明　　　　　　D. 半透明

4. 《中国药典》中相对密度的测定方法有（　　）。

A. 比重瓶法　　　　B. 韦氏比重秤法　　　C. 显微镜法　　　　D. 振荡型密度计法

5. 在测定供试品的相对密度时，需要记录的数据有（　　）。

A. 空比重瓶重量　　B. 供试品重量　　　　C. 水的重量　　　　D. 测定温度

## 四、思考题

学习《中国药典》（2020 年版）四部通则中振荡型密度计法，设计其检验流程。

# 任务 2 　馏程测定

## 【任务目标】

❖ 知识目标：

1. 了解馏程测定意义。
2. 熟悉馏程概念。
3. 掌握馏程法的操作及注意事项。

❖ 能力目标：

能独立依据药品质量标准测定药品的馏程，正确书写原始记录并判断测定结果。

❖ 素质目标：

1. 具有质量标准意识、规范操作意识及安全意识。
2. 培养学生团队合作能力及药品质量至上的职业素养。

## 【任务导入】

车间送来请验单（见图 2-5），要求检查麻醉乙醚馏程是否合格，应如何开展工作？

## 【知识学习】

### 一、查阅质量标准

查阅《中国药典》（2020 年版）二部麻醉乙醚的馏程测定。

麻醉乙醚【性状】馏程　本品的馏程（通则 0611，见图 2-6）为 33.5～35.5℃，馏距在 1℃ 以内。

```
                           请验单
    品　　　名：麻醉乙醚
    批　　　号：********
    数　　　量：********
    规　　　格：500mL/瓶
    检验项目：馏程
    请验单位：********
    请 验 人：********
    请验日期：********
```

图 2-5　麻醉乙醚请验单

---

**0611　馏程测定法**

　　**馏程测定**　取供试品 25mL，经长颈的干燥小漏斗，转移至干燥蒸馏瓶中，加入洁净的无釉小瓷片数片，插上带有磨口的温度计，冷凝管的下端通过接流管接以 25mL 量筒为接收器。如用直接火焰加热，则将蒸馏瓶置石棉板中心的小圆孔上，并使蒸馏瓶壁与小圆孔边缘紧密贴合，以免汽化后的蒸气继续受热，然后用直接火焰加热使供试品受热沸腾，调节加热强度使每分钟馏出 2～3mL，注意检读自冷凝管开始馏出第 5 滴时与供试品仅剩 3～4mL 或一定比例的容积馏出时，温度计上所显示的温度范围，即为供试品的馏程。

---

图 2-6　0611 馏程测定法

### 二、解读质量标准

#### （一）馏程概念

沸点是指当蒸气压增大到与外界大气压相等时，液体沸腾，此时的温度称为沸点。液体的沸点随所受到的压力而改变。通常所说的沸点，是指在 101.3kPa（760mmHg）压力下液体沸腾的温度。

纯物质一般具有固定的沸点，所以沸点是物质的重要物理常数之一。不纯的物质其沸点往往为一个区间，称为沸点范围或馏程。

《中国药典》（2020 年版）四部通则 0611 的馏程系指一种液体药品照规定方法蒸馏，校正到标准压力（1013kPa）下，自开始馏出第 5 滴算起，至供试品仅剩 3～4mL，或一定比例的容积馏出时的温度范围。

### （二）馏程测定的意义

某些液体药品在一定的压力下具有一定的馏程，测定馏程可以区别或检查药品的纯杂程度。

↻ **课堂互动**　麻醉乙醚如何进行馏程测定？

## 【任务准备】

### 1. 仪器和用具

大气压力计、国产 19 标准磨口蒸馏装置一套（如图 2-7），由蒸馏瓶 A、冷凝管 B、量筒 C［经校准的 25mL 或 50mL（估计读数到 0.1mL）］、温度计 D（经校准分浸型具有 0.2℃刻度）、长颈漏斗、水浴锅、铁架台等。

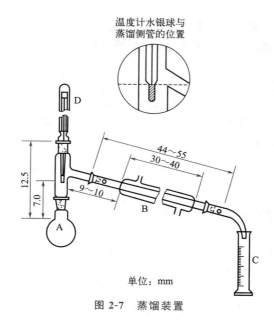

图 2-7　蒸馏装置

### 2. 试药和试剂

麻醉乙醚、沸石。

## 【任务实施】

### 1. 搭装置

自下而上、从左到右装配仪器，整套装置应该是"横看一个面，侧看一条线"，仪器之间装配要严密，常压蒸馏装置必须与大气相通。密闭蒸馏会发生爆炸事故。

温度计的位置对馏程影响较大，应安装准确，使温度计汞球的上端与蒸馏瓶支管下壁处于同一水平，并使温度计与蒸馏头的纵轴重合，不可偏向管壁（如图 2-7）。

麻醉乙醚馏程在 80℃以下，且易燃易爆，故使用水浴加热。水浴加热时，水浴液面应始终不得超过供试品的液面，蒸馏瓶也不应触及水浴底部，而应保持 1～2cm 距离；浴液中另附挂温度计，以便控制加热速率，其汞球约在水浴介质深度一半处，浴温不能高于馏程上限 20℃。

**2. 装样品**

取供试品 25mL，经长颈的干燥小漏斗，转移至干燥蒸馏瓶中，加入沸石数粒，插上带有磨口的温度计，冷凝管的下端通过接流管接 25mL 量筒为接收器。

加入沸石是为了防止因"过热"而引起的"暴沸"。沸石应在加热前加入。如发现忘记加入，应停止加热待稍冷后再补加。在任何情况下，绝对不允许将沸石加至热的液体中。

**3. 加热读数**

麻醉乙醚馏程低于 80℃，使用水浴加热，使供试品受热沸腾，调节加热强度使每分钟馏出 2～3mL，注意检读自冷凝管开始馏出第 5 滴时与供试品仅剩 3～4mL 或一定比例的容积馏出时，温度计上所显示的温度范围，即为供试品的馏程。

**4. 记录原始数据**

馏程测定原始记录见表 2-3。

表 2-3　馏程测定原始记录

| 样品名称 | | 麻醉乙醚 | 检验日期 | ***** |
|---|---|---|---|---|
| 样品编号 | | ***** | 室温 | 19℃ |
| 大气压力计 | | | 国产 19 标准磨口蒸馏装置 | |
| 数据处理 | 编号 | 馏程 | | 平均值 |
| | 1 | 34.0～35.1℃ | | 34.0～35.0℃ |
| | 2 | 33.9～35.0℃ | | |

检验员：　　　　　　　　　　　　　　　　　　　　　　复核员：

**5. 清场工作**

实验结束，按照从右到左、自上而下拆卸蒸馏装置，注意不要损坏仪器并注意自身安全。洗净蒸馏瓶，晾干放好。

**6. 结果判定**

平均值：34.0～35.0℃

结果判断：本品的馏程符合规定（规定：33.5～35.5℃）。

【任务评价】

根据药物的馏程测定评价表（见表 2-4），对学生完成任务情况评分。

表 2-4　药物的馏程测定任务评价表

| 序号 | 评价标准 | 赋分/分 | 得分/分 |
|---|---|---|---|
| 1 | 遵守实训室规则，着装规范 | 6 | |
| 2 | 严格遵守药典，规范查阅药品标准 | 10 | |
| 3 | 操作前准备充分 | 10 | |
| 4 | 正确安装蒸馏装置，具有团队合作及安全意识 | 12 | |
| 5 | 蒸馏操作规范 | 12 | |
| 6 | 诚信书写原始记录，具有药品质量至上的职业素养 | 10 | |
| 7 | 计算过程正确 | 8 | |
| 8 | 正确判定结果并对异常情况进行分析 | 12 | |
| 9 | 操作结束后清场合格，具有团队合作及环保意识 | 8 | |
| 10 | 及时解决操作中的突发事件 | 12 | |
| | 合计 | 100 | |

## 注意事项

（1）根据供试品馏程的不同，可选用不同的冷却方法。

① 通常馏程在130℃以下的，用水冷却冷凝管；馏程在130℃以上的，使用空气冷凝管，防止因温差过大使冷凝管炸裂。

② 冷却水的流速由馏程高低决定，对馏程较低的液体药品，如麻醉乙醚需加大冷却水流速。若因冷却水本身温度已较高而达不到冷却目的时，则可先设法使冷却水降温后再通入冷凝管，以确保蒸气冷凝完全。

（2）《中国药典》（2020年版）推荐的标准磨口蒸馏装置，其带有磨口的温度计为分浸型具有0.2℃刻度，测温范围不宜太宽，一般宜采用高于馏程10～20℃的温度计，该温度计应按规定进行校准。

（3）根据供试品馏程的不同，可选用不同的加热器。

① 通常对馏程在80℃以下的供试品，使用水浴加热，蒸馏易燃易爆供试品时用水浴勿用明火助温。

② 馏程在80℃以上的供试品可用直火或调温电热套等。

（4）为防止蒸馏时发生暴沸现象，可预先加一些洁净的无釉小瓷片或沸石，或加入数根一端封闭的玻璃毛细管（开口端朝下，长度要使上端能立在蒸馏瓶的颈部），起气化中心作用，防止过热或暴沸，使沸腾平衡。

（5）蒸馏装置的受热部分（包括蒸馏头）要用挡风板挡住，防止流动空气对沸腾蒸气的冷却影响。

（6）测定时，如要求供试品在馏程范围内馏出不少于90%时，应使用100mL蒸馏瓶，并量取供试品50mL，接收器用50mL量筒。

（7）测定时，大气压如在101.3kPa（760mmHg）以上，每高0.36kPa（2.7mmHg），应将测得的温度减去0.1℃；如在101.3kPa（760mmHg）以下，每低0.36kPa（2.7mmHg），应增加0.1℃。

微课：麻醉乙醚的馏程检测

课件：馏程测定法

## 【练习思考】

### 一、判断题

1.（　　）弯形接流管与量筒之间要密闭，否则蒸气会挥发。

2.（　　）为防止蒸馏时发生暴沸现象，可预先加一些沸石，防止过热或暴沸。

3.（　　）馏程在80℃以上的供试品可用直火或调温电热套等。

4.（　　）馏程在130℃以下的，用水冷却冷凝管。

5.（　　）馏程测定中的温度计应按规定进行校准。

6.（　　）麻醉乙醚（33.5～35.5℃）需加大冷却水流速。

### 二、填空题

1.（　　）的位置对馏程影响较大，应安装准确，使温度计（　　）与蒸馏瓶（　　）处于同一水平，并使温度计与蒸馏头的纵轴重合，不可偏向管壁。

2. 通常对馏程在 80℃ 以下的供试品，使用（　　　）加热。

3. 对馏程在 130℃ 以上的供试品，使用（　　　）。

4. 馏程检测时，检读自冷凝管开始馏出第（　　　）滴时与供试品仅剩（　　　）mL 或一定比例的容积馏出时，温度计上所显示的温度范围，即为供试品的馏程。

5. 某些（　　　）在（　　　）具有一定的馏程，测定馏程可以区别或检查药品的（　　　）。

**三、简答题**

1. 馏程检测如何操作？

2. 馏程检测注意事项有哪些？

# 任务 3  熔点测定

## 【任务目标】

❖ 知识目标：

1. 了解熔点概念及熔点测定意义。
2. 熟悉熔点测定的方法分类。
3. 掌握全自动熔点仪测定熔点的操作及注意事项。

❖ 能力目标：

能独立依据药品质量标准测定药品的熔点，正确书写原始记录并判断测定结果。

❖ 素质目标：

1. 具有遵守质量标准、遵守操作规程及爱护仪器意识。
2. 对药检工作认真负责，实事求是，坚持原则。

## 【任务导入】

车间送来原料药水杨酸请验单（见图 2-8），要求检查其熔点是否合格，应如何开展工作？

## 【知识学习】

## 一、查阅质量标准

查阅《中国药典》（2020 版）二部水杨酸的熔点测定。

水杨酸【性状】熔点  本品的熔点（通则 0612，见图 2-9）为 158～161℃。

```
                            请验单

品    名：水杨酸
批    号：********
数    量：********
规    格：25kg/袋
检验项目：熔点
请验单位：********
请 验 人：********
请验日期：********
```

图 2-8  水杨酸请验单

---

**0612  熔点测定法**

**熔点测定**  分取供试品适量，置熔点测定用毛细管中，轻击管壁或借助长短适宜的洁净玻璃管，垂直放在表面皿或其他适宜的硬质物体上，将毛细管自上口放入使自由落下，反复数次，使粉末紧密集结在毛细管的熔封端。装入供试品的高度约为 3mm。另将玻璃温度计放入盛装传温液的容器中，使温度计球部的底端与容器的底部距离 2.5cm 以上或使用经对照品校正后的电阻式数字温度计。将传温液加热，待温度上升至较规定的熔点低限约低 10℃时，将装有供试品的毛细管浸入传温液，贴附在温度计上，位置须使毛细管的内容物部分适在温度计测量区中部；继续加热，调节升温速率为每分钟上升 1.0～1.5℃，加热时须不断搅拌使传温液温度保持均匀，记录供试品在初熔至终熔时的温度，重复测定 3 次，取其平均值，即得。

---

图 2-9  0612 熔点测定法

## 二、解读质量标准

### （一）熔点概念

熔点系指一种物质按照规定的方法测定，由固相熔化成液相时的温度，或熔融同时分解的温度，或在融化时自初熔至全熔经历的一段温度（熔距）。

"熔融同时分解"是指供试品在一定温度下，熔融同时分解产生气泡、变色或浑浊等现象。"初熔"系指供试品在毛细管内开始局部液化出现明显液滴时的温度。"全熔"系指供试品全部液化时的温度。"熔距"系指初熔与全熔的温度差值。熔距值可反映供试品的化学纯度，杂质越多，熔距越大；当供试品存在多晶型现象时，在保证化学纯度的基础上，熔距值大小也可反映药物与已知药物是否具有相同结构，即明确药物的真伪。

## （二）熔点测定的意义

熔点是物质的一项物理常数，依法测定熔点，可以鉴别或检查药品的纯杂程度。

## （三）熔点测定方法

由于测定方法、受热条件和判断标准的不同，常导致测得的结果有明显的差异，因此在测定时，必须根据各品种项下的规定选用方法，并严格遵照该方法中规定的操作条件和判定标准进行测定，才能获得准确的结果。

依照供试品的性质不同，测定法分为下列三种。各品种项下未注明时，均系指第一法。

### 第一法　测定易粉碎的固体药品

**1. 传温液加热法**

**（1）供试品干燥**　取供试品适量，研成细粉，除另有规定外，应按照各药品项下干燥失重的条件进行干燥。若该药品为不检查干燥失重、熔点范围低限在135℃以上、受热不分解的供试品，可采用105℃干燥；熔点在135℃以下或受热分解的供试品，可在五氧化二磷干燥器中干燥过夜或用其他适宜的干燥方法干燥，如恒温减压干燥。

**（2）填装样品**　分取供试品适量，置熔点测定用毛细管中，轻击管壁或借助长短适宜的洁净玻璃管，垂直放在表面皿或其他适宜的硬质物体上，将毛细管自上口放入使自由落下，反复数次，使粉末紧密集结在毛细管的熔封端。装入供试品的高度约为3mm。

**（3）安装熔点测定装置**　测定熔点最常用的仪器称为提勒管（见图2-10），由于外形像小写的"b"，因此又称b形管。将其固定在铁架台上，管口配上缺口的单孔软木塞，插入温度计，使温度计的水银球位于提勒管两个支管的中间，传温液（熔点在80℃以下者，用水；熔点在80℃以上者，用硅油或液状石蜡）不能装得太满，以超过提勒管上支管为宜。

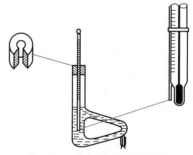

图 2-10　传温液加热法装置

**（4）测定熔点。**

粗测熔点：在快速加热下，记录样品的大致熔点。

精测熔点：将传温液加热，待温度上升至较规定的熔点低限约低10℃时，将装有供试品的毛细管浸入传温液，贴附在温度计上（可用橡皮圈或毛细管夹固定），位置须使毛细管的内容物部分适在温度计汞球中部；继续加热，调节升温速率为每分钟上升1.0~1.5℃，加热时须不断搅拌使传温液温度保持均匀，观察毛细管内供试品的变化情况，直至全熔。记录供试品在毛细管内开始局部液化并出现明显液滴时的温度作为初熔温度，全部液化时的温度作为全熔温度。重复测定3次，取其平均值，即得。

**（5）测定熔点时，供试品受热后通常可观察到五个变化过程（如图2-11）。**

a. 润湿点：在样品和玻璃壁表面形成均匀的小液滴的阶段；

b. 烧结点：当样品开始黏结，在玻璃内壁与样品之间形成缝隙的阶段；

c. 塌陷点：样品开始塌陷并熔到毛细管底部的阶段；

d. 半月点：塌陷的样品有部分还留在液体内，液体上方形成完整的半月面的阶段；

e. 全熔点：固体样品完全液化的阶段。

全熔时毛细管内的液体应完全澄清，个别供试品在熔融成液体后会有小气泡停留在液体中，

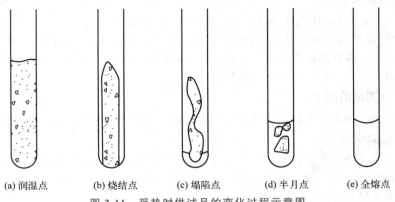

| (a) 润湿点 | (b) 烧结点 | (c) 塌陷点 | (d) 半月点 | (e) 全熔点 |

图 2-11　受热时供试品的变化过程示意图

此时容易与未熔融的固体相混淆，应仔细辨别。

**2. 电热块空气加热法**

电热块空气加热法系采用自动熔点仪的熔点测定法。自动熔点仪有两种测光方式：一种是透射光方式，一种是反射光方式。

分取经干燥处理（同 1 法）的供试品适量，置熔点测定用毛细管（同 1 法）中，将自动熔点仪加热块加热至较规定的熔点低限约低 10℃ 时，将装有供试品的毛细管插入加热块中，继续加热，调节升温速率为每分钟上升 1.0～1.5℃，观察毛细管内供试品的变化情况，直至全熔。重复测定 3 次，取其平均值，即得。

测定熔融同时分解的供试品时，方法如上述，但调节升温速率使每分钟上升 2.5～3.0℃。

**第二法　测定不易粉碎的固体药品**（如脂肪、脂肪酸、石蜡、羊毛脂等）

取供试品，注意用尽可能低的温度熔融后，吸入两端开口的毛细管（同第一法，但管端不熔封）中，使高达约 10mm。在 10℃ 或 10℃ 以下的冷处静置 24 小时，或置冰上放冷不少于 2 小时，凝固后用橡皮圈将毛细管紧缚在温度计（同第一法）上，使毛细管的内容物部分适在温度计汞球中部。照第一法将毛细管连同温度计浸入传温液中，供试品的上端应适在传温液液面下约 10mm 处；小心加热，待温度上升至较规定的熔点低限尚低约 5℃ 时，调节升温速率使每分钟上升不超过 0.5℃，至供试品在毛细管中温度开始上升时，检读温度计上显示的温度，即得。

**第三法　测定凡士林或其他类似物质**

取供试品适量，缓缓搅拌并加热至温度达 90～92℃ 时，放入一平底耐热容器中，使供试品厚度达到 12mm±1mm，放冷至较规定的熔点上限高 8～10℃；取刻度为 0.2℃、水银球长 18～28mm、直径 5～6mm 的温度计（其上部预先套上软木塞，在塞子边缘开一小槽），使冷至 5℃ 后，擦干并小心地将温度计汞球部垂直插入上述熔融的供试品中，直至碰到容器的底部（浸没 12mm），随即取出，直立悬置，待黏附在温度计汞球部的供试品表面浑浊，将温度计浸入 16℃ 以下的水中 5 分钟，取出，再将温度计插入一外径约 25mm、长 150mm 的试管中，塞紧，使温度计悬于其中，并使温度计汞球部的底端距试管底部约为 15mm；将试管浸入约 16℃ 的水浴中，调节试管的高度使温度计上分浸线同水面相平；加热使水浴温度以每分钟 2℃ 的速率升至 38℃，再以每分钟 1℃ 的速率升温至供试品的第一滴脱离温度计为止；检读温度计上显示的温度，即可作为供试品的近似熔点。再取供试品，照前法反复测定数次；如前后 3 次测得的熔点相差不超过 1℃，可取 3 次的平均值作为供试品的熔点；如 3 次测得的熔点相差超过 1℃ 时，可再测定 2 次，并取 5 次的平均值作为供试品的熔点。

🔄 **课堂互动**　水杨酸如何进行熔点测定？

## 【任务准备】

### 1. 仪器和用具

全自动熔点仪（见图 2-12）、毛细管、表面皿、60cm 洁净玻璃管。

### 2. 试药和试剂

水杨酸。

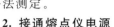

图 2-12 全自动熔点仪

## 【任务实施】

### 1. 选择测定熔点方法

水杨酸品种项下未注明，故按照《中国药典》要求，采用第一法测定。

### 2. 接通熔点仪电源

将仪器电源连接好，打开电源开关，预热约 30 分钟。

### 3. 供试品预处理

取供试品，按第一法测定易粉碎的固体药品的传温液加热法的供试品干燥及填装样品，对供试品进行预处理。

### 4. 仪器设置

水杨酸熔距为 158～161℃，158℃是它的熔点低限，选择"plateao set"，设定温度为熔点低限低 10℃，即 148℃，按下"Start"键，测定仪开始快速加热并达到 148℃。

### 5. 测定药品熔点

插入样品测试管，再按下"Start"键，测定仪以每分钟 1.0～1.5℃的升温速率缓慢加热至熔解，当样品开始变圆、塌陷，表示熔化开始，记录显示的温度。结晶形状完全消失表示熔化完成，记录显示的温度。再测两次，取三次结果的平均值。

### 6. 记录原始数据

熔点测定原始记录见表 2-5。

表 2-5 熔点测定原始记录

| 样品名称 | | 水杨酸 | | 检验日期 | ***** |
|---|---|---|---|---|---|
| 样品编号 | | ***** | | 室温 | 19℃ |
| | 全自动熔点仪 | | | 毛细管 | |
| 数据处理 | 编号 | 初熔温度/℃ | 全熔温度/℃ | 平均值 | |
| | 1 | 159.6 | 160.8 | 159.7～160.7℃ | |
| | 2 | 159.7 | 160.6 | | |
| | 3 | 160.8 | 160.7 | | |

检验员：　　　　　　　　　　　　　　　　　　　　　　复核员：

### 7. 清场工作

测试完毕后，收拾操作台面，把毛细管取出，扔进垃圾桶中，关闭电源。

### 8. 结果判定

水杨酸熔点平均值：159.7～160.7℃，修约后为 159.5～160.5℃。

结果判断：本品的熔点符合规定（规定：158～161℃）。

（1）对第一法中的初熔、全熔或分解突变时的温度，以及第二法中熔点的温度，均要估读到

0.1℃,并记录突变时或不正常的现象。每一供试品应至少重复测定 3 次,3 次读数的极差不大于 0.5℃且不在合格与不合格边缘时,可取 3 次的平均值加上温度计的校正值后作为熔点测定的结果。如 3 次读数的极差为 0.5℃以上时,或在合格与不合格边缘时,可再重复测定 2 次,并取 5 次的平均值加上温度计的校正值后作为熔点测定的结果。必要时可选用正常的同一供试品再次进行测定,记录其结果并进行比较。

(2) 测定结果的数据应按标准规定的熔点或熔距范围进行修约。当其有效数字的定位为小数时,修约间隔以 0.5 进行修约,即 0.1~0.2℃舍去,0.3~0.7℃修约为 0.5℃,0.8~0.9℃修约为 1℃,并以修约后的数据报告;当其有效数字的定位为个位数时,则按修约间隔为 1 进行修约,即一次修约到标准规定的个位数。

(3) 经修约后的初熔、全熔或分解突变时的温度均在各品种"熔点"项下规定的范围以内时,判为"符合规定"。如有下列情况之一者,即判为"不符合规定"。

① 初熔温度低于规定范围的低限;

② 全熔温度超过规定范围的高限;

③ 分解点或熔点温度处于规定范围之外;

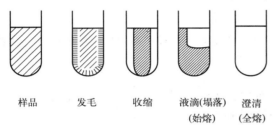

样品　　发毛　　收缩　　液滴(塌落)　　澄清
　　　　　　　　　　　　　　(始熔)　　　(全熔)

图 2-13　供试品初熔前可能出现现象示意图

④ 初熔前出现严重的"发毛""收缩""软化""出汗"现象(如图 2-13),且其过程较长或因之影响初熔点的观察时,应视为供试品纯度不高的标志而予以记录;并设法与正常的该品种作对照测定,以便于最终判断。

"发毛"系指毛细管内的柱状供试物因受热而在其表面呈现毛糙。

"收缩"系指柱状供试物向其中心聚集紧缩,或贴在某一边壁上。

"软化"系指柱状供试物在收缩后变软,而形成软质柱状物,并向下弯塌。

"出汗"系指柱状供试物收缩后在毛细管内壁出现细微液滴,但尚未出现局部液化的明显液滴和持续的熔融过程。

## 【任务评价】

根据药物的熔点测定评价表(见表 2-6),对学生完成任务情况评分。

表 2-6　药物的熔点测定任务评价表

| 序号 | 评价标准 | 赋分/分 | 得分/分 |
|---|---|---|---|
| 1 | 遵守实训室规则,着装规范 | 6 | |
| 2 | 严格遵守药典,查阅标准正确 | 10 | |
| 3 | 操作前仪器用具和药品等准备充分 | 10 | |
| 4 | 供试品预处理规范 | 12 | |
| 5 | 升温速率设置规范 | 12 | |
| 6 | 熔点仪操作规范,具有安全意识 | 10 | |
| 7 | 诚信书写原始记录 | 8 | |
| 8 | 正确判定结果并对异常情况进行分析 | 12 | |
| 9 | 操作结束后清场合格 | 8 | |
| 10 | 及时解决操作中的突发事件 | 12 | |
| | 合计 | 100 | |

## 注意事项

（1）每次测定熔点时都必须用新的毛细管另装样品。

（2）样品粉碎要细，填装要实，否则产生空隙，不易传热，造成熔距变大。

（3）样品不干燥或含有杂质，会使熔点偏低，熔距变大。

（4）样品量太少不便观察，而且熔点偏低；太多会造成熔距变大，熔点偏高。

（5）升温速率应慢，让热传导有充分的时间。升温速率过快，熔点偏高。

微课：水杨酸熔点检测

课件：熔点测定法

## 知识拓展

### 熔点测定温度计的校正

（1）温度计除应符合国家市场监督管理总局的规定外，还因其规定的允差较大，且在较长期使用后，其标值因经受多次反复受热、冷却而产生误差，因此应经常采用中国食品药品检定研究院分发的熔点标准品进行校正，通常可在测定供试品时同时进行。

（2）熔点标准品在使用前先在研钵中研细，按所附说明书中规定的条件干燥（见表2-7）后，置五氧化二磷干燥器中避光保存。

表2-7　熔点测定用标准品的干燥方法

| 标准品 | 熔点/℃ | 干燥处理方法 | 标准品 | 熔点/℃ | 干燥处理方法 |
|---|---|---|---|---|---|
| 偶氮苯 | 69 | 五氧化二磷干燥器干燥 | 磺胺二甲嘧啶 | 200 | 105℃干燥 |
| 香草醛 | 83 | 五氧化二磷干燥器干燥 | 双氰胺 | 210.5 | 105℃干燥 |
| 乙酰苯胺 | 116 | 五氧化二磷干燥器干燥 | 糖精 | 229 | 105℃干燥 |
| 非那西丁 | 136 | 105℃干燥 | 咖啡因 | 237 | 105℃干燥 |
| 磺胺 | 166 | 105℃干燥 | 酚酞 | 263 | 105℃干燥 |

注：上述熔点指全熔时的温度。

（3）按前述的方法将熔点标准品装入毛细管中，所用毛细管的内径应尽量接近1.0mm，内容物的高度应比较准确为3mm。

（4）用待校正的温度计，以每分钟1.5℃的升温速率检读熔点标准品到达全熔时的温度；重复测定两次并要求两次之差不得大于0.3℃。以其均值与该标准品标示的温度相比较，得出该待校温度计在该点（或其附近）时应加上或减去的校正值（200℃以下的校正值不得大于0.5℃，200℃以上的校正值不得大于0.8℃）。

（5）通常采用与被测供试品熔点相近的上下两个熔点标准进行测定，得出此两点的校正值，并按供试品熔点在两点之间的位置，计算出该点的校正值。

（6）温度计的校正值应在大体上呈现有规律的变化，如果发现多个部位的校正值忽高忽低不呈现有规律性的变化时，则该支温度计应当停用。

**一、判断题**

1. （　　）熔点测定时的崩塌点是样品刚好完全熔化。

2. （　　）测量药品的熔点可以鉴别其真伪或检查其纯度。

3. （　　）对于第一法中的初熔、全熔或分解突变时的温度，以及第二法中熔点的温度，均应估读到1℃。

4. （　　）熔点测定用毛细管的长度约为100cm，用中性硬质玻璃制成。

5. （　　）熔点标准品为专供校正熔点测定温度计用的国家标准物质。

**二、填空题**

1. "出汗"系指柱状供试物收缩后在毛细管内壁出现细微，但尚未出现局部液化的明显液滴和持续的（　　）过程。

2. 全熔时毛细管内的液体应（　　）。

3. 熔点测定时，每一供试品应至少重复测定（　　）次，（　　）次读数的极差不大于（　　）且不可为边缘数据。

4. 熔点测定结果的数据应按修约间隔为0.5进行修约，即0.1～0.2℃舍去，0.3～0.7℃修约为（　　），0.8～0.9℃进为（　　）。

5. 测定凡士林或其他类似物质的熔点，《中国药典》（2020年版）采用的方法是（　　）。

**三、单项选择题**

1. 《中国药典》规定"熔点"系指（　　）。

A. 固体初熔时的温度
B. 固体全熔时的温度
C. 供试品在毛细管中收缩时的温度
D. 固体熔化时自初熔至全熔时的一段温度

2. 以下关于熔点测定方法的叙述中，正确的是（　　）。

A. 取供试品，直接装入毛细管中，装管高度为1cm，置传温液中，升温速率为每分钟1.0～1.5℃
B. 取经干燥的供试品，装入玻璃毛细管中，装管高度为1cm，置传温液中，升温速率为每分钟1.0～1.5℃
C. 取供试品，直接装入毛细管中，装管高度为3mm，置传温液中，升温速率为每分钟3.0～5.0℃
D. 取经干燥的供试品，装入玻璃毛细管中，装管高度为3mm，置传温液中，升温速率为每分钟1.0～1.5℃

3. 传温液加热测熔点的温度计应具有（　　）℃的刻度。

A. 1　　　　　　　　B. 0.5　　　　　　　　C. 1.5　　　　　　　　D. 2

4. 用于测量80℃以下熔点的传温液是（　　）。

A. 硅油　　　　　　B. 液状石蜡　　　　　　C. 水　　　　　　D. 乙醇

# 任务 4 凝点测定

## 【任务目标】

❖ 知识目标：

1. 了解凝点测定意义。
2. 熟悉凝点概念。
3. 掌握凝点检测的操作及注意事项。

❖ 能力目标：

能独立依据药品质量标准测定药品的凝点，正确书写原始记录并判断测定结果。

❖ 素质目标：

1. 具有遵守质量标准意识、规范操作意识及安全意识。
2. 具有"质量控制"的责任意识，团队合作意识。

## 【任务导入】

车间送来请验单（见图2-14），要求检查冰醋酸的凝点是否合格，应如何开展工作？

| 请验单 | |
|---|---|
| 品　　名： | 冰醋酸 |
| 批　　号： | ********* |
| 数　　量： | ********* |
| 规　　格： | 500mL/瓶 |
| 检验项目： | 凝点 |
| 请验单位： | ********* |
| 请验人： | ********* |
| 请验日期： | ********* |

图 2-14　冰醋酸请验单

## 【知识学习】

## 一、查阅质量标准

查阅《中国药典》（2020年版）二部冰醋酸的凝点测定。

冰醋酸【性状】凝点　本品的凝点（通则0613，见图2-15）不低于14.8℃。

---

**0613　凝点测定法**

**凝点测定**　取供试品（如为液体，量取15mL；如为固体，称取15～20g，加微温使供试品熔融），置内管中，使迅速冷却，并测定供试品的近似凝点。再将内管置较近似凝点约高5～10℃的水浴中，使凝结物仅剩极微量未熔融。将仪器按上述装妥，烧杯中加入较供试品近似凝点约低5℃的水或其他适宜的冷却液。用搅拌器不断搅拌供试品，每隔30秒观察温度1次，至液体开始凝结，停止搅拌并每隔5～10秒观察温度1次，至温度计的汞柱在一点能停留约1分钟不变，或微上升至最高温度后停留1分钟不变，记录温度。连续读数次数应不少于4次，且各次读数范围应小于0.2℃，将该读数的平均值作为供试品的凝点。

---

图 2-15　0613凝点测定法

## 二、解读质量标准

### （一）凝点概念

凝点系指一种物质照规定方法测定，由液体凝结为固体时，在短时间内停留不变的最高温度。

### （二）凝点测定的意义

某些药品具有确定的凝点，药品的纯度变化，其凝点亦随之改变，所以测定凝点可用于区别药品或检查药品的纯杂程度。

↻ **课堂互动** 冰醋酸如何进行凝点测定？

## 【任务准备】

### 1. 仪器和用具

凝点测定仪器装置一套（如图 2-16），包括内管 A（内径为 25mm 长约 170mm 的干燥试管）、外管 B（内径约 40mm、长约 160mm 的试管）、温度计 C、搅拌器 D（搅拌器 D 为玻璃棒，上端略弯，末端先铸一小圈，直径约为 18mm，然后弯成直角）、温度计 E、1000mL 烧杯。

### 2. 试药和试剂

冰醋酸。

## 【任务实施】

### 1. 称取供试品

量取冰醋酸 15mL，置干燥洁净的内管 A 中备用。

### 2. 供试品近似凝点的测定

将放有供试品的内管 A，如图 2-16 所示，用带有温度计和搅拌器的软木塞塞住管口，温度计汞球末端距内管 A 的管底约 10mm，汞球应完全被供试品浸没。迅速冷却内管 A，观察温度计，测定出其近似凝点。

图 2-16　凝点测定仪器装置

### 3. 供试品凝点的测定

再将内管 A 置于比近似凝点高 5～10℃ 的水（油）浴中，使凝结物熔融至仅剩极微量未熔融物。将内管 A 按图 2-16 所示，装在 B 管与烧杯内。烧杯中加入较供试品近似凝点约低 5℃ 的水或其他适宜的冷却液，用搅拌器以每分钟约 20 次上下往返的均匀速度不断搅拌供试品。每隔 30 秒观察温度计读数 1 次，至供试品开始凝结，停止搅拌，并每隔 5～10 秒观察温度计读数 1 次，至温度计的汞柱能在某一温度停约 1 分钟不变，或微上升至最高温度后停留约 1 分钟不变，该温度（准确读数至 0.1℃）即为供试品的凝点。

### 4. 记录原始数据

记录操作时的室温、介质（水或其他冷却液）、温度计编号以及重复测定 4 次的数据并计算其均值（表 2-8）。

表 2-8　凝点测定原始记录

| 样品名称 | | 冰醋酸 | 检验日期 | ***** |
|---|---|---|---|---|
| 样品编号 | | ***** | 室温 | 19℃ |
| 介质 | | 水 | 温度计编号 | 01 |
| 数据处理 | 编号 | 凝点 | | 平均值 |
| | 1 | 14.9℃ | | |
| | 2 | 14.9℃ | | 14.95℃ |
| | 3 | 15.0℃ | | |
| | 4 | 15.0℃ | | |

检验员：　　　　　　　　　　　　　　　　　　　　　　　　复核员：

**5. 结果判定**

按各品种项下规定限度的精度要求，对年均值进行修约；再根据各品种项下规定限度的范围，判定"符合规定"或"不符合规定"。

平均值：14.95℃≈15.0℃

结果判断：本品的凝点符合规定（规定：不低于14.8℃）。

## 【任务评价】

根据药物的凝点测定评价表（见表2-9），对学生完成任务情况评分。

表 2-9　药物的凝点测定任务评价表

| 序号 | 评价标准 | 赋分/分 | 得分/分 |
|---|---|---|---|
| 1 | 遵守实训室规则，着装规范 | 6 | |
| 2 | 严格遵守药典，查阅标准正确 | 10 | |
| 3 | 操作前准备充分 | 10 | |
| 4 | 凝点装置安装规范 | 12 | |
| 5 | 供试品取样量准确 | 12 | |
| 6 | 凝点测定操作规范 | 10 | |
| 7 | 诚信书写原始记录，计算过程正确 | 8 | |
| 8 | 正确判定结果并对异常情况进行分析 | 12 | |
| 9 | 操作结束后清场合格 | 8 | |
| 10 | 及时解决操作中的突发事件 | 12 | |
| | 合计 | 100 | |

### 注意事项

（1）用于测定凝点的温度计应按规定进行校准。

（2）测定所用的供试品必须是干燥的，水分可导致凝点下降，一般可置五氧化二磷干燥器内过夜。

（3）固体供试品在测试前微热熔融时，可用水（油）浴或烘箱加热至较预测的凝点高5～10℃。

（4）取样过少或搅拌速度过快过慢，都可能影响测定结果，应予注意。

（5）某些药品在一般冷却条件下，不易凝固（如尼可刹米），可另取少量供试品在较低温度（如氯化钠冰浴）中使其凝固，取此固体供试品少许置于待测定的液体供试品中作为晶种，按上法操作可以顺利测出其凝点。

微课：冰醋酸凝点检测

微课：凝点测定法

## 【练习思考】

**一、判断题**

1.（　　）凝点系指一种物质照规定方法测定，由液体凝结为固体时，在短时间内停留不变的最低温度。

2. （　　）测定凝点可用以区别药品或检查药品的纯杂程度。

3. （　　）凝点测定液体供试品取样量为 15mL。

4. （　　）凝点测定固体取样量为 15～20g。

二、填空题

1. 凝点测定时，于比规定的凝点高（　　）的水（油）浴中，微温使供试品（　　）备用。

2. 凝点测定时温度计汞球末端距内管 A 的管底约（　　）。

3. 凝点测定时，供试品开始凝结，停止搅拌，并应每隔（　　）秒观察温度计读数 1 次。

4. 凝点测定时取样（　　）或搅拌速度（　　），都可能影响测定结果，应予注意。

三、多项选择题

1. 测定药品凝点时，下列说法正确的是（　　）

A. 用于测定凝点的温度计应按规定进行校准

B. 测定所用的供试品必须是干燥的

C. 固体供试品在测试前微热熔融时，可加热至较预测的凝点高 5～10℃

D. 取样过少或搅拌速度过快过慢，都可能影响测定结果

2. 测定药品凝点时需准备的器材有（　　）。

A. 校准的温度计　　　B. 水（油）浴　　　C. 凝点装置一套　　　D. 量筒或天平

3. 凝点检测操作为（　　）。

A. 安装装置　　　B. 量取供试品　　　C. 测供试品近似凝点　　D. 读数

# 任务 5　旋光度测定

## 【任务目标】

❖ 知识目标：

1. 了解比旋度测定意义。
2. 熟悉旋光度与比旋度概念及影响旋光度测定的因素。
3. 掌握旋光度检测的操作及注意事项。

❖ 能力目标：

能独立依据药品质量标准测定药品的旋光度，正确书写原始记录并判断测定结果。

❖ 素质目标：

1. 具有爱岗敬业、精益求精的工匠精神。
2. 具有一定的团队意识、环保意识、规则意识。

## 【任务导入】

车间送来请验单（见图 2-17），要求检查葡萄糖比旋度是否合格，应如何开展工作？

## 【知识学习】

### 一、查阅质量标准

查阅《中国药典》（2020 版）二部葡萄糖旋光度测定。

葡萄糖【性状】比旋度　取本品约 10g，精密称定，置 100mL 量瓶中，加水适量与氨试液 0.2mL，溶解后，用水稀释至刻度，摇匀，放置 10 分钟，在 25℃ 时，依法测定（通则 0621，见图 2-18），比旋度为 +52.6° 至 +53.2°。

请验单

品　　名：葡萄糖
批　　号：*********
数　　量：*********
规　　格：25kg/袋
检验项目：比旋度
请验单位：**********
请 验 人：**********
请验日期：**********

图 2-17　葡萄糖请验单

---

**0621　旋光度测定法**

**旋光度测定**　旋光度测定一般应在溶液配制后 30 分钟内进行测定。测定旋光度时，将测定管用供试液体或溶液冲洗数次，缓缓注入供试液体或溶液适量（注意勿使发生气泡），置于旋光计内检测读数，即得供试液的旋光度。

图 2-18　0621 旋光度测定法

### 二、解读质量标准

#### （一）旋光度与比旋度概念

许多有机化合物具有光学活性，即平面偏振光通过其液体或溶液时，能引起旋光现象，使偏振光的平面向左或向右发生旋转。旋转的度数，称为旋光度。

这种特性是由于物质分子中含有不对称元素（通常为不对称碳原子）所致。使偏振光向右旋转者（顺时针方向）称为右旋物质，常以"+"号表示；使偏振光向左旋转者则称为左旋物质，常以"一"号表示。

物质旋光度不是物理常数，比旋度是物质的物理常数，是指当偏振光透过长 1dm、每 1mL 中含有旋光性物质 1g 的溶液，在一定波长与温度下测定的旋光度称为该物质的比旋度，以符号 $[\alpha]_\gamma^t$ 表示。其计算公式为：

$$[\alpha]_\gamma^t = \frac{\alpha}{l \times c}$$

式中，$[\alpha]_\gamma^t$ 为供试品的比旋度，°；$t$ 为测定温度；$\gamma$ 为使用光源的波长，如使用钠光灯的 D 线可用 $D$ 代替；$\alpha$ 为供试品测得的旋光度值，°；$l$ 为测定管长度，dm；$c$ 为供试品溶液的浓度，g/mL。

### （二）比旋度测定的意义

比旋度为物质的物理常数，可以用于鉴别或检查光学活性药品的纯杂程度，亦可用于测定光学活性药品的含量。

### （三）影响旋光度测定的因素

**(1) 药物的化学结构**　药物的化学结构不同，旋光性也不同。有些物质结构中无手性碳原子，因此无旋光性。在相同的条件下，有的旋转的角度大，有的旋转的角度小；有的呈左旋，有的呈右旋。

**(2) 溶液的浓度**　在通常情况下，溶液的浓度越大，其旋光度也越大。在一定的浓度范围内，药物溶液的浓度和旋光度呈线性关系，所以在测定比旋度时，常要求在一定浓度的溶液中进行。

**(3) 溶剂**　溶剂对旋光度的影响比较复杂，随溶剂与药物不同而有所不同。有的溶剂对药物无影响，有的溶剂影响旋光的方向及旋光度的大小，所以在测定药物的旋光度和比旋度时，应注明溶剂的名称。

**(4) 光线通过液层的厚度**　光线通过液层的厚度越厚，旋光度越大。

**(5) 光的波长**　波长越短，旋光度越大。

**(6) 温度**　比旋度与温度的关系比较复杂，一般情况下，温度的影响不是很大，对于大多数物质，在黄色钠光的情况下，温度每升高 1℃，比旋度约减少千分之一。

**↻ 课堂互动**　葡萄糖如何进行旋光度测定？

## 【任务准备】

**1. 仪器和用具**

电子天平、自动旋光仪、旋光管、100mL 量瓶。

**2. 试药和试剂**

葡萄糖、浓氨溶液。

## 【任务实施】

**1. 配制供试品溶液**

氨试液：取浓氨溶液 400mL，加水使成 1000mL，即得。

取本品约 10g，精密称定，置 100mL 量瓶中，加水适量与氨试液 0.2mL，溶解后，用水稀释至刻度，摇匀，放置 10min。

**2. 接通电源**

将随机所附电源线一端插入 220V 50Hz 电源。另一端插入仪器背后的电源插座。接通电源后，打开电源开关，等待 5min 使钠灯发光稳定。打开光源开关，预热 2～3min。

### 3. 调试仪器

按 "测量" 键，这时液晶屏应有数字显示（注意：开机后按 "测量" 键只需按一次，如果再误按该键，则仪器停止测量，液晶屏无显示。可再按 "测量" 键，液晶屏重新显示）。

### 4. 零点校正

在 25℃ 时，将装有蒸馏水或其他空白溶剂的旋光管放入样品室，盖上箱盖，待示数稳定后，按 "清零" 键（试管中若有气泡，应先让气泡浮在凸颈处；通光面两端的雾状水滴应擦干；试管螺帽不宜旋得过紧，以免产生应力，影响读数；旋光管安放时应注意标记的位置和方向）。

### 5. 测定供试品

取出旋光管，注入少量供试液，冲洗数次后装满供试液，按相同的位置和方向放入样品室内，盖好箱盖。液晶屏显示所测得旋光度值，此时指示灯 "1" 点亮。按 "复测" 键一次，指示灯 "2" 点亮，表示仪器显示第二次测量结果，再次按 "复测" 键，指示灯 "3" 点亮，表示仪器第三次测量结果。按 "平均" 键，显示平均值，指示灯 "AV" 亮。

### 6. 记录原始数据

比旋度测定原始记录见表 2-10。

表 2-10 比旋度测定原始记录

| 样品名称 | 葡萄糖 | | 检验日期 | ***** | | |
|---|---|---|---|---|---|---|
| 样品编号 | ***** | | 测定温度 | 20℃ | 样品质量 | 10.000g |
| 电子天平 | WZZ-2S 型自动旋光仪 | | 旋光管 | 1dm | | |
| 数据处理 | | 编号 | 旋光度/° | | | |
| | | 1 | +5.269 | | | |
| | | 2 | +5.270 | | | |
| | | 3 | +5.271 | | | |
| | | 平均值 | +5.270 | | | |

检验员：                                                    复核员：

### 7. 结果判定

葡萄糖比旋度结果计算：

$$比旋度 = [\alpha]_\gamma^t = \frac{\alpha}{l \times c} = \frac{5.270}{1 \times 10.000/100} = +52.7°$$

结果判断：本品的比旋度符合规定（规定：+52.6° 至 +53.2°）。

旋光法多用于比旋度测定，药典规定的比旋度多有上下限度或最低限度，可根据上述计算公式得出供试品的比旋度，判断样品是否合格。

测定含量时，取 2 份供试品测定读数，结果极差应在 0.02° 以内，否则应重做。杂质限度的检查按照各品种项下的限度判断。

## 【任务评价】

根据药物的比旋度测定评价表（见表 2-11），对学生完成任务情况评分。

表 2-11 药物的比旋度测定任务评价表

| 序号 | 评价标准 | 赋分/分 | 得分/分 |
|---|---|---|---|
| 1 | 遵守实训室规则,着装规范 | 6 | |
| 2 | 严格遵守药典,查阅标准正确 | 10 | |

| 序号 | 评价标准 | 赋分/分 | 得分/分 |
|---|---|---|---|
| 3 | 操作前准备充分 | 10 | |
| 4 | 供试品处理正确 | 12 | |
| 5 | 校正零点正确 | 12 | |
| 6 | 自动旋光仪操作规范 | 10 | |
| 7 | 计算过程正确,诚信书写原始记录 | 8 | |
| 8 | 正确判定结果并对异常情况进行分析 | 12 | |
| 9 | 操作结束后清场合格 | 8 | |
| 10 | 及时解决操作中的突发事件 | 12 | |
| 合计 | | 100 | |

## 注意事项

（1）旋光仪应放在通风干燥和温度适宜的地方，以免受潮发霉。

（2）配制溶液及测定时，均应调节温度至 20℃±0.5℃（或各药品项下规定的温度）。

（3）供试的液体或固体物质的溶液应不显浑浊或含有混悬的小粒。如有上述情形应预先滤过，并弃去初滤液。

（4）加入氨试液，必须放置 10min，以保证葡萄糖溶液中的 3 种成分达到平衡。

（5）测试结束后，应先将示数开关关闭，然后再关电源，取出旋光管清洗晾干，样品室放硅胶吸湿。

微课：葡萄糖旋光度检测

课件：旋光度测定法

## 【练习思考】

### 一、判断题

1.（　　）钠光灯启辉后仪器不许搬动，以免损害钠光灯。

2.（　　）钠光灯启辉后至少 20min 后发光才能稳定，测定或读数时应在钠光灯稳定后读取。

3.（　　）浑浊或含有小颗粒溶液也可装入测定管中测定其旋光度。

4.（　　）钠灯有一定的使用寿命，连续使用一般不超过 4h，亦不准瞬间内反复开关。

5.（　　）每次测定供试品的旋光度前，一定要用纯水做空白校正。

### 二、填空题

1. 旋光度测定采用（　　　）。

2. 直线偏振光通过某些含有光学活性化合物的液体或溶液时，能引起的旋光现象，使偏振光的平面向左或向右旋转，此种旋转在一定条件下有一定度数，称为（　　　）。

3. 当偏振光通过长 1dm，每 1mL 中含有旋光性物质 1g 的溶液，在一定波长与温度下测得的旋光度称为（    ）。

4.《中国药典》常用测定比旋度的溶液多为（    ），有时也有稀释的盐酸溶液或氢氧化钠试液，或有机溶剂。

### 三、单项选择题

1. 下列不属于药检常用物理常数的是（    ）。

A. 凝点　　　　　　　　B. 旋光度　　　　　　　　C. 熔点　　　　　　　　D. 相对密度

2. 称取葡萄糖10.00g，加水溶解并稀释至100.0mL，于20℃用2dm测定管，测得溶液的旋光度为+10.6°，此葡萄糖的比旋度为（    ）。

A. 53.0°　　　　　　　　B. -53.0°　　　　　　　　C. 0.53°　　　　　　　　D. +53.0°

3. 在药物的比旋度的计算公式中 $[\alpha]_t^t = \alpha/(l \times c)$ 中各项的含义是（    ）。

A. $t$ 是测定温度，$c$ 的单位是 g/100mL，$l$ 的单位是 cm

B. $t$ 是测定温度，$c$ 的单位是 g/mL，$l$ 的单位是 cm

C. $t$ 是测定温度，$c$ 的单位是 g/100mL，$l$ 的单位是 dm

D. $t$ 是测定温度，$c$ 的单位是 g/mL，$l$ 的单位是 dm

4. 测定某药物的比旋度，若供试品溶液的浓度为10.0mg/mL，样品管长度为2dm，测得的旋光度值为+2.02°，则比旋度为（    ）。

A. +2.02°　　　　　　　　B. +10.1°　　　　　　　　C. 101°　　　　　　　　D. 202°

# 任务 6　折光率测定

## 【任务目标】

❖ 知识目标：

1. 了解折光率测定意义。
2. 熟悉折光率概念及折光率测定影响因素。
3. 掌握折光率检测的操作及注意事项。

❖ 能力目标：

能独立依据药品质量标准测定药品的折光率，正确书写原始记录并判断测定结果。

❖ 素质目标：

1. 具有质量标准意识、规范操作意识及安全意识。
2. 具有"质量控制"的责任意识，诚信书写记录职业素养。

## 【任务导入】

车间送来请验单（见图 2-19），要求检查甘油折光率是否合格，应如何开展工作？

## 【知识学习】

### 一、查阅质量标准

查阅《中国药典》（2020 年版）二部甘油的折光率测定。

甘油【性状】折光率　本品的折光率（通则 0622 折光率测定法见图 2-20）应为 1.470～1.475。

```
                          请验单

品    名：甘油
批    号：*********
数    量：*********
规    格：500mL/瓶
检验项目：折光率
请验单位：*********
请 验 人：*********
请验日期：*********
```

图 2-19　甘油请验单

---

**0622　折光率测定法**

**折光率测定**　本法系采用钠光谱的 D 线（589.3nm）测定供试品相对于空气的折光率，除另有规定外，供试品温度为 20℃。测定用的折光计须能读数至 0.0001，测量范围 1.3～1.7，如用阿贝折光计或与其相当的仪器，测定时应调节温度至 20℃±0.5℃（或各品种项下规定的温度），测量后再重复读数 2 次，3 次读数的平均值即为供试品的折光率。

测定前，折光计读数应使用校正用棱镜或水进行校正，水的折光率 20℃时为 1.3330，25℃时为 1.3325，40℃时为 1.3305。

---

图 2-20　0622 折光率测定法

### 二、解读质量标准

#### （一）折光率概述

当光线从一种透明介质进入另一种透明介质时，如两种介质的密度不同，则光线在这两种介质中的传播速度不同，其进行方向就会改变，使光线在两种介质平滑界面上发生折射。常用的折光率系指光线在空气中进行的速度与其在供试品中进行速度的比值。

根据折射定律，折光率 $n$ 是光线入射角的正弦 $\sin i$ 与折射角的正弦 $\sin \gamma$ 的比值，即：

$$n = \frac{\sin i}{\sin \gamma}$$

式中，$n$ 为折光率；$\sin i$ 为光线的入射角的正弦；$\sin \gamma$ 为折射角的正弦。

当光线从光疏介质进入光密介质，它的入射角接近或等于 $90°$ 时，折射角就达到最高限度，此时的折射角称为临界角 $rc$，而此时的折光率应为：

$$n = \frac{\sin i}{\sin \gamma} = \frac{\sin 90°}{\sin rc} = \frac{1}{\sin rc}$$

因此，只要测定了临界角，即可计算出折光率。折光计用以测定折光率的基本原理，主要就是利用临界角来设计的。在阿贝折光计两个折射棱镜中间可放入液体样品，当光线从液层以 $90°$ 射入棱镜时，则其折射角 $rc$ 为临界角，由于临界光线的缘故，产生受光与不受光照射的地方，因而在观测镜筒内视野有明暗区域，将明暗交界面恰好调至镜筒视野内的十字交叉处，此值在仪器上即显示为折光率。

### （二）折光率检查的意义

测定折光率可以区别不同油类或检查某些药物的纯杂程度。

### （三）影响折光率测定的因素

折光率的大小与测定时的温度以及光线的波长有关，温度升高，折光率变小；光线的波长愈短，折光率就愈大。折光率常以 $n_D^t$ 表示，D 为钠光谱 D 线（589.3nm），$t$ 为测定时的温度，除另有规定外，供试品溶液温度为 20℃。

**课堂互动**  甘油如何进行折光率测定？

## 【任务准备】

**1. 仪器和用具**

阿贝折光计（如图 2-21，测量范围为 1.3000～1.7000）；

温度计（0～50℃，分度值 0～1℃）。

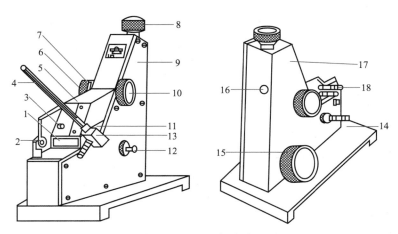

图 2-21　阿贝折光计

1—反射镜；2—转轴；3—遮光板；4—温度计；5—进光棱座；6—色散调节手轮；7—色散值刻度圈；
8—目镜；9—盖板；10—手轮；11—折射棱镜座；12—照明刻度盘聚光镜；13—温度计座；14—底座；
15—折射率刻度调节手轮；16—小孔；17—壳体；18—恒温器接头

**2. 试药和试剂**

甘油、丙酮。

**【任务实施】**

**1. 测定前准备**

测定时将仪器置于有充足光线的平台上，但不可受日光直射，并装上温度计，置20℃恒温室中至少1h，或连接20℃恒温水浴至少30min，以保持恒定的温度，然后使折射棱镜上透光处朝向光源，将镜筒拉向观察者，使视野内光线最明亮为止。

**2. 折光计的校准**

测定前，折光计需用纯水或标准玻片进行校准，具体操作如下。

**(1) 纯水校准** 将折光计棱镜打开，用棉球蘸取少量丙酮或乙醚将棱镜擦净，用擦镜纸擦干，在下棱镜加上一滴纯水，合上棱镜锁紧，转动反光镜，使目镜视野明亮，旋转折射率刻度调节手轮，使调节刻度标尺的读数在水的折光率附近，然后转动色散调节手轮，使彩虹色散消除，至视野的明暗分界线恰好位于十字交叉处（如图2-22），记下读数。水的折光率20℃时为1.3330，25℃时为1.3325，40℃时为1.3305。

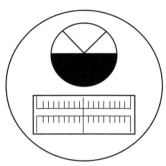

图 2-22 折光仪视场示意图

**(2) 标准玻片校准** 用标准玻片校准仪器时，应先将仪器置于光线明亮处，光线不经反射镜而直接射入棱镜，将下面的棱镜拉开，上面的棱镜平放，镜筒略向观察者下方，取标准玻片，大光滑面用溴萘黏附在上面棱镜的光滑面上，并使玻片的小光滑面朝向光线，然后旋转色散调节手轮，使视野内彩虹基本消失，并转动折射率刻度调节手轮，使视野的明暗分界线恰于视野内十字交叉处，记下刻度尺读数。此时明暗两半的位置与正常观察时方向相反，但不影响读数结果，测量后再重复测量2次，取3次读数的平均值。

通过以上两种方式对折光计校准时，当读数值与纯水或校准用标准玻片规定值一致时，则不需校准。否则，将折光计读数调到规定值，再用螺丝刀微微旋转镜筒旁小方孔内的螺丝，带动物镜偏转，直至视野的明暗分界线恰好位于十字交叉处。

**3. 供试品的测定**

拉开棱镜，用棉球蘸取少量丙酮或乙醚将进光棱镜和折射棱镜擦净，再用擦镜纸擦干。滴入供试品，闭合棱镜，调节折射率刻度调节手轮，于镜内找到明暗交界线并与交叉线重合。若有彩虹，则转动色散调节手轮使彩虹消失，仅剩明暗清晰的分界线（如图2-22）。重复测定3次，取其平均值，即为供试品的折光率。

**4. 记录原始数据**

折光率测定原始记录见表2-12。

表 2-12 折光率测定原始记录

| 样品名称 | | 甘油 | 检验日期 | ***** |
|---|---|---|---|---|
| 样品编号 | | ***** | 温度 | 20℃ |
| | | 阿贝折光仪 | 纯化水校正 | |
| 数据处理 | 编号 | 折光率 | | 平均值 |
| | 1 | 1.4747 | | |
| | 2 | 1.4748 | | 1.4747 |
| | 3 | 1.4746 | | |

检验员：　　　　　　　　　　　　　　　　　　　　　　　　　　复核员：

### 5. 结果判定

（1）按各品种项下规定限度的精度要求，对上述平均值进行修约，作为供试品的折光率。

（2）再根据各品种项下规定限度的范围，判定"符合规定"或"不符合规定"。

平均值：1.4747≈1.475

结果判断：本品的折光率符合规定（规定：1.470～1.475）。

## 【任务评价】

根据药物的折光率测定任务评价表（见表 2-13），对学生完成任务情况评分。

表 2-13　药物的折光率测定任务评价表

| 序号 | 评价标准 | 赋分/分 | 得分/分 |
|---|---|---|---|
| 1 | 遵守实训室规则,着装规范 | 6 | |
| 2 | 严格遵守药典,查阅标准正确 | 10 | |
| 3 | 操作前准备充分 | 10 | |
| 4 | 用纯水校正折光仪正确 | 12 | |
| 5 | 供试品测定折光率操作规范 | 12 | |
| 6 | 读数准确 | 10 | |
| 7 | 诚信书写原始记录 | 8 | |
| 8 | 正确判定结果并对异常情况进行分析 | 12 | |
| 9 | 操作结束后清场合格 | 8 | |
| 10 | 及时解决操作中的突发事件 | 12 | |
| 合计 | | 100 | |

## 注意事项

（1）仪器和用具必须置于有充足光线和干燥的房间，不可在有酸碱气或潮湿的实验室中使用，更不可放置仪器于高温炉或水槽旁。

（2）多数供试品的折光率受温度影响较大，一般是温度升高，折光率降低，但不同物质升高或降低的值不同，因此在测定时温度恒定至少半小时。如测定温度不在（20±5）℃时，可用校正公式校正：

$$n（校正）=n' -[(20-t)×0.00038]$$

式中　$t$——测定折光率时的温度，℃；

　　　$n'$——温度在 $t$℃时测得的折光率；

0.00038——在 10～30℃范围内，每差 1℃时折光率的校正系数。

（3）上下棱镜必须清洁，勿用粗糙的纸或酸性乙醚擦拭棱镜，勿用折光计测试强酸强碱性供试品或有腐蚀性的供试品。

（4）滴加供试品时注意胶头滴管尖不要触及棱镜，防止棱镜造成划痕。加入量要适中，使在棱镜上生成一均匀的薄层，检品过多，会流出棱镜外部，检品太少，能使视野模糊不清，同时勿使气泡进入样品，以免气泡影响折光率。

（5）读数时视野中的黑白交叉线必须明显，且明确地位于十字交叉线上，除调节色散补偿旋钮外，还应调整下部反射镜或上棱镜透光处的光亮强度。

（6）测定挥发性液体时，可将上下棱镜关闭，将测定液沿棱镜进样孔流入，要随加随读。

（7）测定结束时，必须用能溶解供试品的溶剂如水、乙醇或丙酮将上下棱镜擦拭干净，晾干，放入仪器箱内，并放入硅胶防潮。

微课：甘油折光率检测

课件：折光率测定法

 精于药技

谢锡昌：想要做好水泛丸　就得用心用脑不惜力

## 【练习思考】

### 一、判断题

1.（　　）温度不影响折光率的测定。

2.（　　）滴加供试品时注意滴管尖不要触及棱镜，防止棱镜造成划痕。

3.（　　）供试品中存在气泡，不会影响折光率的测定。

4.（　　）折光率测定时，通常情况下，当波长越短时折光率越大。

5.（　　）《中国药典》测定折光率的温度是 27℃。

### 二、填空题

1. 折光率测定采用（　　）。

2. 光线入射角的正弦与折射角的正弦的比值称为（　　）。

3. 测定挥发性液体的读数时要（　　）。

4. 水的折光率 20℃时为（　　）。

### 三、多项选择题

1. 影响折光率测定的因素主要有（　　）。

A. 溶剂　　　　　　　B. 温度　　　　　　　C. 压强　　　　　　　D. 波长

2. 下面有关阿贝折光计的叙述正确的是（　　）。

A. 读数用校正用棱镜或水进行校正　　　　B. 读数至 0.0001

C. 读数范围 1.3～1.7　　　　　　　　　　D. 测定时温度应为（20±5）℃

3. 使用折光计时需要注意事项主要有（　　）。

A. 测定时温度恒定至少 0.5h　　　　　　　B. 测定挥发性液体的读数时要随加随读

C. 滴加供试品时注意棒或滴管尖不要触及棱镜　　D. 读数时视野中的黑白交线必须明显

4. 折光计的使用与维护主要应（　　）。

A. 使仪器必须置于有充足光线和干燥的房间

B. 不可在酸碱气或潮湿的实验室中使用

C. 测定完毕后，必须用能溶解供试品的溶剂如水、乙醇或丙酮擦拭棱镜

D. 不论任何时候，不允许用擦镜纸以外的任何东西接触棱镜，以免损坏镜面

# 任务 7　pH 值测定

## 【任务目标】

❖ 知识目标：

1. 了解 pH 值测定意义。
2. 熟悉 pH 值概念及校正用标准缓冲溶液分类。
3. 掌握 pH 值检测的操作及注意事项。

❖ 能力目标：

能独立依据药品质量标准测定药品的 pH 值，正确书写原始记录并判断测定结果。

❖ 素质目标：

1. 具有规范操作及安全、环保、爱护仪器职业素质。
2. 具有"依法检测、质量至上"的观念，爱岗敬业、团结协作的品质。

## 【任务导入】

车间送来双黄连口服液请验单（见图 2-23），要求检查其 pH 值是否合格，应如何开展工作？

```
                请验单
品    名：双黄连口服液
批    号：*********
数    量：*********
规    格：10mL/瓶
检验项目：pH值
请验单位：*********
请 验 人：*********
请验日期：*********
```

图 2-23　双黄连口服液请验单

## 【知识学习】

### 一、查阅质量标准

查阅《中国药典》（2020 年版）一部双黄连口服液的 pH 值测定。

双黄连口服液【检查】pH 值　pH 值应为 5.0～7.0（通则 0631，见图 2-24）。

---

**0631　pH 值测定法**

**pH 值测定**　溶液的 pH 值使用 pH 计（酸度计）测定。水溶液的 pH 值通常以玻璃电极为指示电极、饱和甘汞电极或银-氯化银电极为参比电极进行测定。pH 计（酸度计）应定期进行计量检定，并符合国家有关规定。

---

图 2-24　0631 pH 值测定法

### 二、解读质量标准

#### （一）pH 值概述

pH 值为水溶液中氢离子活度（$\alpha_{H^+}$）的负对数，即 $pH = -\lg \alpha_{H^+}$。用于 pH 值测定的装置称为 pH 计或酸度计。水溶液的 pH 值通常以玻璃电极为指示电极、饱和甘汞电极为参比电极的酸度计进行测定（现广泛使用将指示电极与参比电极组合一体的复合电极）。酸度计应定期进行计量检定，并符合国家有关规定。测定前，应采用药典规定的标准缓冲液校正仪器，也可用国家标准物质管理部门发放的标示 pH 值准确至 0.01pH 单位的各种标准缓冲液校正仪器。

## （二）　pH 值测定的意义

液体、半固体药品的溶解度、稳定性等常与溶液的 pH 值有密切关系，且溶液的 pH 对微生物的生长、防腐剂的抑菌能力亦有影响，因此，pH 值测定是药物质量控制的一项重要指标。

## （三）校正用标准缓冲溶液

仪器校正用的标准缓冲液如下。

**（1）草酸盐标准缓冲液**　精密称取在 54℃±3℃ 干燥 4～5 小时的草酸三氢钾 12.71g，加水使溶解并稀释至 1000mL。

**（2）邻苯二甲酸盐标准缓冲液**　精密称取在 115℃±5℃ 干燥 2～3 小时的邻苯二甲酸氢钾 10.21g，加水使溶解并稀释至 1000mL。

**（3）磷酸盐标准缓冲液**　精密称取在 115℃±5℃ 干燥 2～3 小时的无水磷酸氢二钠 3.55g 与磷酸二氢钾 3.40g，加水使溶解并稀释至 1000mL。

**（4）硼砂标准缓冲液**　精密称取硼砂 3.81g（注意避免风化），加水使溶解并稀释至 1000mL，置聚乙烯塑料瓶中，密塞，避免空气中二氧化碳进入。

**（5）氢氧化钙标准缓冲液**　于 25℃，用无二氧化碳的水和过量氢氧化钙经充分振摇制成饱和溶液，取上清液使用。因本缓冲液是 25℃时的氢氧化钙饱和溶液，所以临用前需核对溶液的温度是否在 25℃，否则需调温至 25℃ 再经溶解平衡后，方可取上清液使用。存放时应防止空气中二氧化碳进入。一旦出现浑浊，应弃去重配。

上述标准缓冲溶液必须用 pH 值基准试剂配制。不同温度时各种标准缓冲液的 pH 值如表 2-14。

表 2-14　不同温度时各种标准缓冲液的 pH 值

| 温度<br>/℃ | 草酸盐标准<br>缓冲液 | 邻苯二甲酸盐<br>标准缓冲液 | 磷酸盐标准<br>缓冲液 | 硼砂标准<br>缓冲液 | 氢氧化钙标准缓冲液<br>（25℃饱和溶液） |
|---|---|---|---|---|---|
| 0 | 1.67 | 4.01 | 6.98 | 9.46 | 13.43 |
| 5 | 1.67 | 4.00 | 6.95 | 9.40 | 13.21 |
| 10 | 1.67 | 4.00 | 6.92 | 9.33 | 13.00 |
| 15 | 1.67 | 4.00 | 6.90 | 9.27 | 12.81 |
| 20 | 1.68 | 4.00 | 6.88 | 9.22 | 12.63 |
| 25 | 1.68 | 4.01 | 6.86 | 9.18 | 12.45 |
| 30 | 1.68 | 4.01 | 6.85 | 9.14 | 12.30 |

**课堂互动**　双黄连口服液如何进行 pH 值测定？

## 【任务准备】

### 1. 仪器和用具

酸度计、烧杯、电子天平等。

### 2. 试药和试剂

双黄连口服液、新沸放冷到室温的纯化水。

## 【任务实施】

### 1. 选择校正用标准缓冲溶液

测定之前，按各品种项下的规定，选择两种标准缓冲液（pH 值相差约 3 个单位），使供试液的 pH 值处于二者之间。根据双黄连口服液的 pH 值范围（5.0～7.0），25℃时应选 pH 值 6.88

和 pH 值 4.00 两个标准缓冲溶液用于酸度计的校正。

**2. 仪器预热**

按下电源开关，仪器预热 30 分钟，然后对仪器进行标定。

**3. 两点标定**

定位：将复合电极洗干净，并用滤纸吸干后将复合电极插入 pH6.88 的标准缓冲溶液中，温度旋钮调至标准溶液的温度，搅拌使溶液均匀，观察酸度计的示值，若酸度计的示值在 6.88±0.02 范围内，可调酸度计定位旋钮，使示值正好为 6.88，否则，应检查仪器或更换电极后再行校正。

核对：把电极从 pH＝6.88 的标准缓冲溶液中取出，用蒸馏水洗净，并用滤纸吸干后，放入另一标准缓冲溶液中，观察酸度计的示值，若酸度计的示值在 4.00±0.02 范围内，可调节酸度计定位旋钮，使示值为 4.00，否则，应检查仪器或更换电极后再行校正。

校准过程结束后，在测量过程中零点和定位旋钮就不能再动。

**4. 测量溶液 pH 值**

将电极移出，用蒸馏水洗干净，并用滤纸吸干后将复合电极插入待测溶液中，搅拌使溶液均匀，并记录结果，测量 3 次求均值。

**5. 记录原始数据**

pH 值测定原始记录见表 2-15。

表 2-15　pH 值测定原始记录

| 样品名称 | | 双黄连口服液 | | 检验日期 | | ***** |
|---|---|---|---|---|---|---|
| 样品编号 | | ***** | | 室温 | | 20℃ |
| | 电子天平 | | | 酸度计 | | |
| 数据处理 | | 编号 | | pH 值 | | 平均值 |
| | | 1 | | 5.1 | | |
| | | 2 | | 5.2 | | 5.2 |
| | | 3 | | 5.3 | | |
| 检验结果 | | 符合规定 | | | | |

检验员：　　　　　　　　　　　　　　　　　　　　　　　　复核员：

**6. 结果判定**

按各品种项下规定限度的精度要求，对上述平均值进行修约，作为供试品的 pH 值；再根据各品种项下规定限度的范围，判定"符合规定"或"不符合规定"。

平均值：5.2

结果判断：本品的 pH 值符合规定（规定：5.0～7.0）。

## 【任务评价】

根据药物的 pH 值测定评价表（见表 2-16），对学生完成任务情况评分。

表 2-16　药物的 pH 值测定评价表

| 序号 | 评价标准 | 赋分/分 | 得分/分 |
|---|---|---|---|
| 1 | 遵守实训室规则,着装规范 | 6 | |
| 2 | 严格遵守药典,查阅标准正确 | 10 | |
| 3 | 规范配制校正用标准缓冲溶液 | 10 | |

| 序号 | 评价标准 | 赋分/分 | 得分/分 |
|---|---|---|---|
| 4 | 规范校正酸度计 | 12 | |
| 5 | 规范制备供试品溶液 | 12 | |
| 6 | 规范测定供试品 pH 值 | 10 | |
| 7 | 诚信书写原始记录 | 8 | |
| 8 | 正确判定结果并对异常情况进行分析 | 12 | |
| 9 | 操作结束后清场合格,具有环保意识 | 8 | |
| 10 | 操作规范并及时解决操作中的突发事件 | 12 | |
| | 合计 | 100 | |

## 注意事项

1. 配制标准缓冲液与供试品溶液用水,应是新沸放冷除去二氧化碳的蒸馏水或纯化水(pH5.5~7.0),并尽快使用以免二氧化碳重新溶入造成测量误差。

2. 每次更换标准缓冲液或待测溶液之前,均应用水和该溶液充分淋洗电极,然后用滤纸吸干,再将电极浸入该溶液进行测定。

3. 玻璃电极的球膜极易破损,切勿触及硬物。

4. 当 pH 值不需很精确时,可使用 pH 试纸或指示剂进行粗略比较。

5. 标准缓冲液最好新鲜配制,在抗化学腐蚀、密闭的容器中一般可保存 2~3 个月,如发现浑浊、发霉或沉淀等现象,不能继续使用。

微课:双黄连口服液的 pH 值检测

课件:pH 值测定法

## 【练习思考】

**一、判断题**

1. (　　) 普通酸度计通电后可立即开始测量。

2. (　　) 使用甘汞电极时,不应取下电极上、下端的胶帽和胶塞。

3. (　　) pH 值为水溶液中氢离子活度 ($\alpha_{H^+}$) 的正对数。

4. (　　) 配制标准缓冲液与供试品溶液用水,应是纯化水。

**二、填空题**

1. 药品 pH 值测定前按各品种项下的规定,选择 (　　) 种标准缓冲溶液 pH 值相差约 (　　),使待测溶液的 pH 值处于 (　　),并将所选用的标准缓冲液平衡至室温。

2. 标准缓冲液一般可保存 (　　) 个月,如发现浑浊、发霉或沉淀等现象,(　　) 继续使用。

3. 药品 pH 值测定时,每次更换标准缓冲液或待测溶液之前,均应用水和该溶液充分淋洗 (　　),然后用 (　　) 吸干,再将电极浸入该溶液进行测定。

## 三、单项选择题

1. 玻璃电极使用前浸泡的目的是（　　）。

A. 检查电极性能　　　　B. 校正电极　　　　　C. 清洗电极　　　　　D. 活化电极

2. 在测定溶液 pH 时，需用标准 pH 缓冲溶液进行校正测定，其目的是（　　）。

A. 扣除待测电池电动势与试液 pH 关系中的"$K$"

B. 消除干扰离子的影响

C. 提高测定的灵敏度

D. 消除温度的影响

3. 用 pH 玻璃电极测量溶液 pH 时，采用的是（　　）。

A. 直接比较法　　　　　B. 标准加入法　　　　C. 标准曲线法　　　　D. 计算法

4. 用酸度计测量时，常用的玻璃电极是（　　）。

A. 指示电极　　　　　　B. 参比电极　　　　　C. 选择电极　　　　　D. 测量电极

## 四、思考题

请用思维导图画出银黄口服液的 pH 值检测流程。

# >>> 项目3 <<<

# 药物的鉴别

## 【项目介绍】

　　药物的鉴别是根据药物的分子结构、理化性质，采用物理、化学或生物学方法，判断药物真伪的分析方法。鉴别药品的真伪是保证药品安全、有效的前提条件，是药品质量控制的一个重要环节。

## 【知识导图】

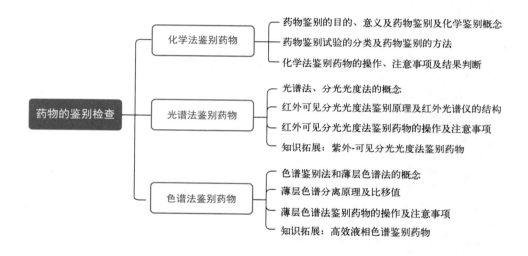

药物的鉴别检查
- 化学法鉴别药物
  - 药物鉴别的目的、意义及药物鉴别及化学鉴别概念
  - 药物鉴别试验的分类及药物鉴别的方法
  - 化学法鉴别药物的操作、注意事项及结果判断
- 光谱法鉴别药物
  - 光谱法、分光光度法的概念
  - 红外可见分光光度法鉴别原理及红外光谱仪的结构
  - 红外可见分光光度法鉴别药物的操作及注意事项
  - 知识拓展：紫外-可见分光光度法鉴别药物
- 色谱法鉴别药物
  - 色谱鉴别法和薄层色谱法的概念
  - 薄层色谱分离原理及比移值
  - 薄层色谱法鉴别药物的操作及注意事项
  - 知识拓展：高效液相色谱鉴别药物

# 任务 1 化学法鉴别药物

## 【任务目标】

❖ 知识目标：

1. 了解药物鉴别的目的、意义及药物鉴别及化学鉴别概念。
2. 熟悉药物鉴别试验的分类及药物鉴别的方法。
3. 掌握化学法鉴别药物的操作、注意事项及结果判断。

❖ 能力目标：

1. 能独立依据《中国药典》（2020 年版）对药物进行鉴别，正确记录并判断实验结果。
2. 能够证实被分析药物的真伪。

❖ 素质目标：

1. 培养学生爱岗敬业、精益求精、严谨务实的工匠精神。
2. 培养学生发现问题、分析问题、解决问题的能力。

## 【任务导入】

车间送来对乙酰氨基酚请验单（见图 3-1），要求对其进行鉴别，应如何开展工作？

```
┌─────────────────────────────┐
│           请验单            │
│  品    名: 对乙酰氨基酚      │
│  批    号: ********          │
│  数    量: ********          │
│  规    格: 25kg/桶           │
│  检验项目: 鉴别              │
│  请验单位: ********          │
│  请 验 人: ********          │
│  请验日期: ********          │
└─────────────────────────────┘
```

图 3-1 对乙酰氨基酚请验单

## 【知识学习】

### 一、查阅质量标准

查阅《中国药典》（2020 版）二部对乙酰氨基酚的鉴别方法（见图 3-2）。

---

**对乙酰氨基酚**

【鉴别】 （1）本品的水溶液加三氯化铁试液，即显蓝紫色。

（2）取本品约 0.1g，加稀盐酸 5mL，置水浴中加热 40 分钟，放冷；取 0.5mL，滴加亚硝酸钠试液 5 滴，摇匀，用水 3mL 稀释后，加碱性 $\beta$-萘酚试液 2mL，振摇，即显红色。

（3）本品的红外光吸收图谱应与对照的图谱（光谱集 131 图）一致。

---

图 3-2 对乙酰氨基酚鉴别方法

### 二、解读质量标准

#### （一）药物鉴别和化学鉴别法的概念

**（1）药物鉴别** 根据药物的分子结构、理化性质，采用物理、化学或生物学方法，判断（鉴别）药物真伪的分析方法。

**（2）化学鉴别法** 供试品加入适当的试剂，在一定条件下，发生化学反应，通过产生可观测到的明显现象，如颜色、沉淀、产生气体、荧光等，来鉴别药物真伪的方法。

对乙酰氨基酚的结构式如下：

结构中含有酚羟基，可与三氯化铁反应产生颜色进行鉴别；结构中酰胺键水解后生成芳伯氨基，可发生芳香第一胺类反应，产生颜色进行鉴别。

### （二）药物鉴别的意义

药物鉴别的主要目的是判断药物的真伪，有时通过鉴别也能判断药物的纯度。药物鉴别不是对未知物结构、组成的分析，而是对已知物的证实，只有在鉴别无误的前提下，进行药物的杂质检查和含量测定才有意义。

### （三）药物鉴别的分类

**（1）一般鉴别试验** 依据某一类药物的化学结构、理化性质特征，通过化学反应来鉴别药物的真伪。无机药物主要根据其组成的阴离子和阳离子进行鉴别，有机药物大多根据药物的官能团反应进行鉴别。

《中国药典》（2020 版）四部 0301 中一般鉴别试验的项目主要有水杨酸盐、丙二酰脲类、有机氟化物、亚硫酸盐、托烷生物碱、芳香第一胺类、苯甲酸盐、钠盐等。

**（2）专属鉴别试验** 根据每一种药物化学结构上的差异所引起的物理化学特性，选用某些特有的灵敏度高的反应，来鉴别药物的真伪，是证实某一种药物的依据。

### （四）药物鉴别的方法

药物鉴别的方法主要有理化鉴别法、光谱法、色谱法和生物学法等。对于中药材及其提取物与制剂常采用的鉴别方法还有显微鉴别法和特征图谱或指纹图谱鉴别法。

**课堂互动** 对乙酰氨基酚如何进行化学鉴别？

## 【任务准备】

**1. 仪器和用具**

试管、试管架、滴管、移液管、洗耳球、10mL 量筒、恒温水浴锅、天平。

**2. 试药和试剂**

对乙酰氨基酚、三氯化铁试液、稀盐酸、亚硝酸钠试液、纯化水、碱性 $\beta$-萘酚试液。

## 【任务实施】

**1. 方法一：三氯化铁反应**

取对乙酰氨基酚 0.06～0.14g，至试管中，加水 10mL，煮沸，放冷，滴加三氯化铁试液 1 滴，观察颜色变化。

**2. 方法二：芳香第一胺反应**

取本品约 0.1g，加稀盐酸 5mL，置水浴中加热 40 分钟，放冷；取 0.5mL，滴加亚硝酸钠试液 5 滴，摇匀，用水 3mL 稀释后，加碱性 $\beta$-萘酚试液 2mL，振摇，观察颜色变化。

**3. 记录原始数据**

对乙酰氨基酚鉴别原始记录见表 3-1。

表 3-1 对乙酰氨基酚鉴别原始记录

| 样品名称 | 对乙酰氨基酚 | 检验日期 | ***** |
|---|---|---|---|
| 样品编号 | ***** | 室温 | 25℃ |

| 仪器 | 天平 | 水浴锅 |
|---|---|---|
| 实验现象 | 方法一 | 显蓝紫色 |
| | 方法二 | 显红色 |
| 实验结果 | 呈正反应 | |

检验员： 　　　　　　　　　　　　　　　　　　复核员：

### 4. 结果判定

（1）方法一：显蓝紫色，呈正反应。

（2）方法二：显红色，呈正反应。

结果判断：本品按《中国药典》（2020版）鉴别，结果符合规定。

## 【任务评价】

根据对乙酰氨基酚的鉴别评价表（见表3-2），对学生完成任务情况评分。

表 3-2　对乙酰氨基酚的鉴别评价表

| 序号 | 评价标准 | 赋分/分 | 得分/分 |
|---|---|---|---|
| 1 | 遵守实训室规则，着装规范 | 5 | |
| 2 | 严格遵守药典，查阅标准正确 | 10 | |
| 3 | 操作前准备充分 | 10 | |
| 4 | 规范操作酚羟基的反应 | 15 | |
| 5 | 规范操作芳香第一胺的反应 | 20 | |
| 6 | 诚信书写原始记录 | 10 | |
| 8 | 正确判定结果并对异常情况进行分析 | 15 | |
| 9 | 操作结束后清场合格，具有环保意识 | 5 | |
| 10 | 操作规范并及时解决操作中的突发事件 | 10 | |
| | 合计 | 100 | |

### 注意事项

（1）供试品和供试液的取用量、加入方法和顺序均应按该药品项下的规定；如未作规定，试液应逐滴加入，边加边振摇；并注意观察反应现象。

（2）所用仪器要求洁净，以免干扰化学反应。

（3）试验在试管或离心管中进行，试验温度应按各试验项下规定的温度进行试验，如需加热，应小心仔细，并使用试管夹，边加热边振摇，试管口不要对着试验操作者。

（4）颜色反应须在玻璃试管中进行，并注意观察颜色的变化；有色沉淀反应宜在白色点滴板上进行，白色沉淀反应在黑色或蓝色点滴板上进行，也可在试管或离心管中进行。

微课：对乙酰氨基酚的化学鉴别

课件：药物的化学鉴别法

## 【练习思考】

### 一、判断题

1. （　　）用三氯化铁试液鉴别对乙酰氨基酚，溶液显蓝紫色。
2. （　　）一般鉴别检验项目收录在《中国药典》正文中。
3. （　　）凡是分子结构中具有芳香第一胺的药物均可用重氮化-偶合反应鉴别。
4. （　　）药物的鉴别、检查、含量测定，没有严格的检测顺序，只要最终全部进行检测即可。

### 二、填空题

1. 药物鉴别试验可以用来证明已知药物的（　　　　）。
2. 对乙酰氨基酚的化学鉴别反应有（　　　　）反应、（　　　　　　）反应。
3. 对乙酰氨基酚水解后结构中有芳伯氨基，可以发生重氮化-偶合反应进行化学鉴别，所用的偶合试剂为（　　　　　　　）。
4. 药物的鉴别试验主要分为（　　　）鉴别试验和（　　　）鉴别试验。

### 三、多项选择题

1. 对专属鉴别试验的叙述正确的是（　　）。
   A. 是证实某一类药物的试验
   B. 是证实某一种药物的试验
   C. 是在一般鉴别试验的基础上，利用各种药物化学结构的差异来鉴别药物
   D. 是根据某一种药物化学结构的差异及其所引起的物理化学特性的不同，选用某些特有的灵敏定性反应来鉴别药物真伪

2. 鉴别药物的目的在于（　　）。
   A. 辨别药物的真伪　　　　　　　　B. 鉴定其分子量
   C. 判断未知物的组成和结构　　　　D. 有时用于药物纯度的判断
   E. 判断药物的优劣

3. 化学鉴别法是指供试品与规定的试剂发生化学反应，通过观察（　　）对药物进行定性分析。
   A. 颜色　　　　　　　B. 沉淀　　　　　　C. 荧光
   D. 产生气体　　　　　E. 测定生成物的熔点

4. 药物鉴别的方法包括（　　）。
   A. 化学法　　　　　　　　　　　　B. 紫外可见分光光度法
   C. 红外可见分光光度法　　　　　　D. 液相色谱法
   E. 薄层色谱法

# 任务 2　光谱法鉴别药物

## 【任务目标】

❖ 知识目标：

1. 了解光谱法、分光光度法的概念。
2. 熟悉红外可见分光光度法鉴别原理及红外光谱仪的结构。
3. 掌握红外可见分光光度法鉴别药物的操作及注意事项。

❖ 能力目标：

1. 能独立依据《中国药典》（2020 年版）对药物进行鉴别，正确记录并判断实验结果。
2. 能够证实被分析药物的真伪。

❖ 素质目标：

1. 具有药品质量控制的责任意识、规范操作意识及诚信意识。
2. 培养学生细致严谨、求真务实的工作态度。

## 【任务导入】

车间送来阿司匹林请验单（见图 3-3），要求对其进行鉴别，应如何开展工作？

## 【知识学习】

### 一、查阅质量标准

查阅《中国药典》（2020 年版）二部阿司匹林的鉴别方法（见图 3-4）。

| 请验单 |
|---|
| 品　　名：阿司匹林 |
| 批　　号：******** |
| 数　　量：******** |
| 规　　格：25kg/桶 |
| 检验项目：鉴别 |
| 请验单位：******** |
| 请 验 人：******** |
| 请验日期：******** |

图 3-3　阿司匹林请验单

---

**阿司匹林**

【鉴别】（1）取本品约 0.1g，加水 10mL，煮沸，放冷，加三氯化铁试液 1 滴，即显紫堇色。

（2）取本品约 0.5g，加碳酸钠试液 10mL，煮沸 2 分钟后，放冷，加过量的稀硫酸，即析出白色沉淀，并发生醋酸的臭气。

（3）本品的红外光吸收图谱应与对照的图谱（光谱集 5 图）一致。

---

图 3-4　阿司匹林鉴别方法

### 二、解读质量标准

#### （一）光谱法、分光光度法的概念

**1. 光谱法**

光谱法是基于物质与电磁辐射作用时，测量由物质内部发生量子化的能级之间的跃迁而产生的发射、吸收或散射辐射的波长和强度进行的分析方法。

**2. 分光光度法**

分光光度法是光谱法的重要组成部分，是通过测定被测物质在特定波长处或一定波长范围内

的吸光度或发光强度，对该物质进行定性和定量的分析方法，包括紫外-可见分光光度法、红外分光光度法、荧光分光光度法和原子吸收分光光度法等，其中紫外-可见分光光度法和红外分光光度法常用于药物的鉴别。

### （二）红外可见分光光度法鉴别原理

红外分光光度鉴别法是通过测定药物在红外光区（2.5～25μm）的吸收光谱对药物进行鉴别的方法。该法专属性强、应用范围较广，主要用于组分单一、结构明确的原料药物，特别适合用其他方法不易区分的同类药物的鉴别。

红外可见分光光度法用于药物鉴别时，《中国药典》（2020年版）主要采用标准图谱对照法，比较供试品的红外吸收图谱与《药品红外光谱集》中对照光谱的一致性，来判定两化合物是否为同一物质。对比时主要参数是吸收峰的位置和吸收峰的强度，另外还需分析特征区和指纹区的峰形特点。波数 4000～1250cm$^{-1}$（波长 2.5～8.0μm）的区间称为特征区，波数 1250～400cm$^{-1}$（波长 8.0～25μm）的区间称为指纹区。

### （三）红外光谱仪的结构

（1）色散型红外分光光度计：由光源、吸收池、单色器、检测器、记录仪等组成。

（2）傅里叶变换红外光谱仪：由光源、干涉仪、试样插入装置、检测器、计算机和记录系统等部分构成。

➟ **课堂互动** 对阿司匹林如何进行红外鉴别？

## 【任务准备】

**1. 仪器和用具**

红外光谱仪（图3-5）、玛瑙研钵、压片机（图3-6）。

**2. 试药和试剂**

阿司匹林、溴化钾（G. R.）。

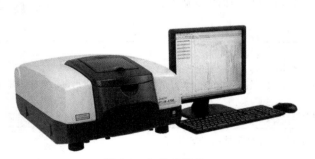

图 3-5　红外光谱仪

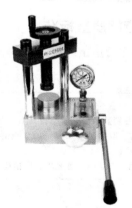

图 3-6　红外压片机

## 【任务实施】

**1. 实验前准备**

开启空调，控制室内温度在 15～30℃，相对湿度≤65%。

**2. 红外光谱仪校正**

使用傅里叶变换红外光谱仪，用聚苯乙烯薄片膜校正仪器，绘制光谱图，用 3027cm$^{-1}$、

$2851cm^{-1}$、$1601cm^{-1}$、$1028cm^{-1}$ 和 $907cm^{-1}$ 处的吸收峰对仪器的波数进行校正，傅里叶变换红外光谱仪在 $3000cm^{-1}$ 附近的波数误差应不大于$\pm5cm^{-1}$，在 $1000cm^{-1}$ 附近的波数误差应不大于 $\pm1cm^{-1}$。

**3. 溴化钾晶片的制作**

取预先在110℃烘干48小时以上，并保存在干燥器内的溴化钾300mg左右，置于洁净的玛瑙研钵中，在红外干燥灯下研磨成均匀、细小的颗粒，置于压片模具中，使铺展均匀，旋转压力丝杆手轮压紧模具，压模与真空泵连接，抽真空约2min，加压至（1～1.2）$\times10^5$kPa（约100～120kg/cm$^2$），保持压力2～5min，解除加压，旋松压力丝杆手轮，取出压模，得到透明的溴化钾晶片，保存于干燥器内。

**4. 阿司匹林晶片的制作**

取阿司匹林约1.0～1.5mg，置玛瑙研钵中，加入干燥的溴化钾细粉约200～300mg（与供试品的比约为200∶1）同上操作，充分研磨混匀、压片、干燥保存，制成阿司匹林晶片，目视检测，片子应呈透明状，其中样品分布应均匀，并无明显的颗粒。

**5. 红外光谱图测定**

打开红外光谱仪的电源开关，点击电脑屏幕打开红外工作站软件。点击测定，使屏幕转到测定界面，之后初始化仪器。将溴化钾晶片放入光谱仪样品仓内的样品架上，点击测定按钮下的背景按钮，输入光谱名称，确认采集参比背景光谱。背景谱图采集完毕后，将阿司匹林晶片放入光谱仪内，关上仓盖，录制光谱图。软件可按要求对谱图进行各种分析处理，从文件菜单中选择打印，将谱图以不同形式打印出报告。

**6. 记录原始数据**

阿司匹林红外鉴别原始记录见表3-3。

表3-3　阿司匹林红外鉴别原始记录

| 样品名称 | 阿司匹林 | | 检验日期 | | ***** |
|---|---|---|---|---|---|
| 样品编号 | ***** | | 室温 | | 25℃ |
| 仪器 | 天平 | | | 红外光谱仪 | |
| 数据处理<br>波数/cm$^{-1}$ | 波数/cm$^{-1}$ | | 振动类型 | | 归属 |
| | 3300～2300 | | $\upsilon_{O-H}$ | | 羟基 |
| | 1760～1695 | | $\upsilon_{C=O}$ | | 羰基 |
| | 1610～1580 | | $\upsilon_{C-C}$ | | 苯环 |
| | 1310～1190 | | $\upsilon_{C-O}$ | | 酯基 |
| | 750 | | $\delta_{C-H}$ | | 邻位取代苯环 |
| 实验结果 | 供试品红外光谱图与标准图谱全谱谱形比较,谱图一致,阿司匹林鉴别为真 | | | | |
| 备注 | 比较供试品红外光谱与对照光谱全谱谱形,首先是谱带的有与无,其次是各谱带的相对强弱。若供试品的光谱图与对照光谱图一致,通常可判定两化合物为同一物质(只有少数例外,如有些光学异构体或大分子同系物等)。若两光谱图不同,则可判定两化合物不同 | | | | |

检验员：　　　　　　　　　　　　　　　　　　　　　　　　　　复核员：

**7. 结果判定**

将测得的图谱直接与《药品红外光谱集》中阿司匹林红外光谱图（如图3-7）进行比对，结果符合规定。

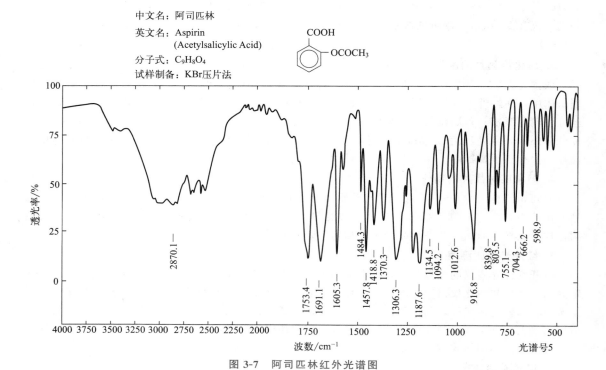

中文名：阿司匹林

英文名：Aspirin
(Acetylsalicylic Acid)

分子式：$C_9H_8O_4$

试样制备：KBr压片法

图 3-7　阿司匹林红外光谱图

## 【任务评价】

根据阿司匹林的红外鉴别评价表（见表 3-4），对学生完成任务情况评分。

表 3-4　阿司匹林的红外鉴别评价表

| 序号 | 评价标准 | 赋分/分 | 得分/分 |
| --- | --- | --- | --- |
| 1 | 遵守实训室规则，着装规范 | 5 | |
| 2 | 严格遵守药典，查阅标准正确 | 10 | |
| 3 | 操作前准备充分 | 10 | |
| 4 | 规范操作供试品压片的操作 | 15 | |
| 5 | 规范操作供试品的图谱检测 | 10 | |
| 6 | 准确进行红外图谱解析 | 15 | |
| 7 | 诚信书写原始记录 | 5 | |
| 8 | 正确判定结果并对异常情况进行分析 | 20 | |
| 9 | 操作结束后清场合格，具有环保意识 | 5 | |
| 10 | 操作规范并及时解决操作中的突发事件 | 5 | |
| | 合计 | 100 | |

📚 注意事项

（1）红外实验室的室温应控制在 15～30℃，相对湿度应小于 65％，适当通风换气。

（2）供试品研磨应适度，通常以 2～5$\mu$m 粒度为宜，制成的片厚在 0.5mm 左右。

（3）将晶片放入样品架时，要非常小心以免破碎。压片模具使用完后应及时擦拭干净，必要时清洗，保存在干燥器中，以免锈蚀。

（4）同一化合物的图谱若在不同卷上均有收载时，以最新卷所载的图谱为准。

（5）提取后样品的纯度在 90%～95% 的范围内就能基本满足制剂红外鉴别的要求。

 知识拓展

微课：布洛芬的紫外-可见分光光度法鉴别

课件：药物的光谱鉴别法

 药物故事

阿司匹林：小药片背后的传奇历史

## 【练习思考】

**一、判断题**

1.（　　）表示红外分光光度法通常是 IR。

2.（　　）红外光谱分析分子结构的主要参数是波数。

3.（　　）在透射法红外光谱中，固体样品一般采用的制样方法是直接研磨压片测定。

4.（　　）某化合物，在红外光谱上 $3000～2800cm^{-1}$、$1450cm^{-1}$、$1375cm^{-1}$、$720cm^{-1}$ 等处有主要吸收带，该化合物可能是烷烃。

5.（　　）红外光谱的特点是一方面官能团的特征吸收频率的位置基本上是固定的，另一方面它们又不是绝对不变的，其频率位移可以反映分子的结构特点。

6.（　　）紫外-可见分光光度法是基于被测物质对光的发射进行的。

**二、填空题**

1. 在红外光谱中，通常把波数在 $4000～1250cm^{-1}$（波长 $2.5～8.0\mu m$）的区间称为（　　　　），波数在 $1250～400cm^{-1}$（波长 $8.0～25\mu m$）的区间称（　　　　）。

2. 红外光谱属于（　　　　）光谱。

3. 紫外-可见光的波长范围是（　　　　）nm。

4. 红外吸收光谱的产生是由分子（　　　　）能级的跃迁。

5. 习惯上按照波长的不同，可将红外线划分为 3 个区域，$0.76～2.5\mu m$ 为（　　　　）；（　　　　）为中红外区；（　　　　）为远红外区。

6. 在紫外-可见分光光度法中，常因波长范围不同而选用不同材料制作的吸收池。可见分光光度法中选用（　　　　）吸收池，紫外分光光度法中选用（　　　　）吸收池。

**三、多项选择题**

1. 影响红外吸收光谱峰位的因素有（　　　　）。

A. 电子效应　　　　　　　　B. 空间效应　　　　　　　　C. 氢键

D. 物质的状态　　　　　　　　E. 溶剂效应

2. 红外光谱分析特征性强，对（　　　）试样可以进行测定，而且具有试样用量少、分析速度快等特点。

A. 固体　　　　　　　　　　B. 液体　　　　　　　　　C. 气体

D. $CO_2$　　　　　　　　　　E. 无机盐

3. 下列分子中，能产生红外吸收的是（　　　）。

A. CO　　　　　　　　　　　B. $H_2O$　　　　　　　　　C. $SO_2$

D. $H_2$　　　　　　　　　　　E. $CO_2$

4. 傅里叶变换红外光谱仪是由（　　　）等部件构成的。

A. 光源　　　　　　　　　　B. 干涉仪　　　　　　　　C. 试样插入装置

D. 检测器　　　　　　　　　E. 计算机和记录系统

5. 紫外-可见分光光度计的主要部件是（　　　）。

A. 光源　　　　　　　　　　B. 单色器　　　　　　　　C. 吸收池

D. 检测器　　　　　　　　　E. 显示器

# 任务 3　色谱法鉴别药物

## 【任务目标】

❖ 知识目标：

1. 了解色谱鉴别法和薄层色谱法的概念。
2. 熟悉薄层色谱分离原理及比移值。
3. 掌握薄层色谱法鉴别药物的操作及注意事项。

❖ 能力目标：

1. 能独立依据《中国药典》（2020 年版）对药物进行色谱鉴别，正确记录并判断实验结果。
2. 能够证实被分析药物的真伪。

❖ 素质目标：

1. 培养学生热爱医药文化，增强民族自豪感。
2. 培养学生岗位意识，提升职业能力。

## 【任务导入】

车间送来盐酸环丙沙星请验单（见图 3-8），要求对其进行鉴别，应如何开展工作？

## 【知识学习】

## 一、查阅质量标准

查阅《中国药典》（2020 年版）二部对盐酸环丙沙星的薄层色谱法鉴别方法（见图 3-9）。

```
                        请验单
    品    名：盐酸环丙沙星
    批    号：********
    数    量：********
    规    格：25kg/桶
    检验项目：鉴别
    请验单位：********
    请 验 人：********
    请验日期：********
```

图 3-8　盐酸环丙沙星请验单

---

**盐酸环丙沙星**

**【鉴别】**　照薄层色谱法（通则 0502）试验。

**供试品溶液**　取本品适量，加 0.1mol/L 盐酸溶液适量（每 5mg 环丙沙星加 0.1mol/L 盐酸溶液 1mL）使溶解，用乙醇稀释制成每 1mL 中约含环丙沙星 1mg 的溶液。

**对照品溶液**　取环丙沙星对照品适量，加 0.1mol/L 盐酸溶液适量（每 5mg 环丙沙星加 0.1mol/L 盐酸溶液 1mL）使溶解，用乙醇稀释制成每 1mL 中约含环丙沙星 1mg 的溶液。

**系统适用性溶液**　取环丙沙星对照品与氧氟沙星对照品适量，加 0.1mol/L 盐酸溶液适量（每 5mg 环丙沙星加 0.1mol/L 盐酸溶液 1mL）使溶解，用乙醇稀释制成每 1mL 中约含环丙沙星 1mg 与氧氟沙星 1mg 的混合溶液。

**色谱条件**　采用硅胶 GF$_{254}$ 薄层板，以乙酸乙酯-甲醇-浓氨溶液（5∶6∶2）为展开剂。

**测定法**　吸取上述三种溶液各 2$\mu$L，分别点于同一薄层板上，展开，取出，晾干，置紫外光灯 254nm 或 365nm 下检视。

**系统适用性要求**　系统适用性溶液应显两个完全分离的斑点。

**结果判定**　供试品溶液所显主斑点的位置和颜色应与对照品溶液主斑点的位置和颜色相同。

---

图 3-9　盐酸环丙沙星鉴别方法

## 二、解读质量标准

### （一）色谱鉴别法和薄层色谱法的概念

**1. 色谱鉴别法**

利用不同物质在不同色谱条件下，产生各自的特征色谱行为（比移值 $R_f$ 或保留时间）进行的鉴别试验。同一药物在同样条件下的色谱行为是相同的，依此可以鉴别药物及其制剂的真伪。常用的方法主要有薄层色谱法、气相色谱法、高效液相色谱法等。

**2. 薄层色谱鉴别法**

在实际工作中，一般采用对照品比较法。将供试品和对照品用同种溶剂配成同样浓度的溶液，在同一薄层板上点样、展开、显色，供试品所显主斑点的颜色、位置应与对照品的主斑点相同，斑点位置以比移值来表示。该方法仪器简单、操作方便、应用广泛，一般用于药品的鉴别或杂质检查。

### （二）薄层色谱分离原理

将含有 A、B 两种组分的混合溶液点在薄层板的一端，在密闭容器中用适当的展开剂预饱和后展开，A、B 两种组分首先被吸附剂吸附，然后被展开剂溶解而解吸并随展开剂向前移动，从而反复不断地进行吸附和解吸附过程。若组分 B 的吸附系数大于组分 A，则吸附剂对组分 B 的吸附作用强，其在薄层板上的迁移速度慢，组分 A 则迁移速度较快，A、B 两种组分形成差速迁移，两者间的距离逐渐增大，经过一段时间后，在薄层板上形成分离的两个斑点（如图 3-10）。

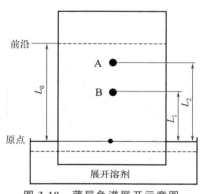

图 3-10　薄层色谱展开示意图

### （三）比移值

在一定的色谱条件下，原点到待测组分斑点中心的距离与原点到溶剂前沿的距离之比称为比移值。

$$R_f = \frac{\text{原点到待测组分斑点中心的距离}(L_i)}{\text{原点到溶剂前沿的距离}(L_0)}$$

色谱条件一定时，某一组分的 $R_f$ 值是一常数，可以利用 $R_f$ 值进行物质的鉴别。$R_f$ 值在 $0\sim1$，可用范围 $0.2\sim0.8$，最佳范围 $0.3\sim0.5$。

**课堂互动**　盐酸环丙沙星如何进行薄层色谱法鉴别？

## 【任务准备】

**1. 仪器和用具**

天平、硅胶薄层板、点样器、展开缸、紫外光灯。

**2. 试药和试剂**

盐酸环丙沙星、环丙沙星对照品、氧氟沙星对照品、0.1mol/L 盐酸溶液、乙醇、乙酸乙酯-甲醇-浓氨溶液（5∶6∶2）。

## 【任务实施】

**1. 薄层板制备**

**（1）市售薄层板**　临用前一般应在 110℃ 活化 30 分钟。

**（2）自制薄层板**　将 1 份固定相和 3 份水（或加有黏合剂的水溶液，如 0.2%～0.5% 羟甲基纤维素钠水溶液，或为规定浓度的改性剂溶液）在研钵中按同一方向研磨混合，去除表面的气泡后，倒入涂布器中，在玻板上平稳地移动涂布器进行涂布（厚度为 0.2～0.3mm），取下涂好薄层的玻板，置水平台上于室温下晾干后，在 110℃ 烘 30 分钟，随即置于有干燥剂的干燥箱中备用。

**2. 溶液配制**

**（1）供试品溶液**　取盐酸环丙沙星适量，加 0.1mol/L 盐酸溶液适量（每 5mg 环丙沙星加 0.1mol/L 盐酸溶液 1mL）使溶解，用乙醇稀释制成每 1mL 中约含环丙沙星 1mg 的溶液。

**（2）对照品溶液**　取环丙沙星对照品适量，加 0.1mol/L 盐酸溶液适量（每 5mg 环丙沙星加 0.1mol/L 盐酸溶液 1mL）使溶解，用乙醇稀释制成每 1mL 中约含环丙沙星 1mg 的溶液。

**（3）系统适用性溶液**　取环丙沙星对照品与氧氟沙星对照品适量，加 0.1mol/L 盐酸溶液适量（每 5mg 环丙沙星加 0.1mol/L 盐酸溶液 1mL）使溶解，用乙醇稀释制成每 1mL 中约含环丙沙星 1mg 与氧氟沙星 1mg 的混合溶液。

**3. 点样**

在洁净干燥的环境中，用点样器吸取上述三种溶液各 2μL，分别点于同一薄层板上。

**4. 展开**

将点好上述三种溶液的薄层板放入展开缸中，以乙酸乙酯-甲醇-浓氨溶液（5：6：2）为展开剂进行展开。

**5. 显色与检视**

展开完毕，取出薄层板，晾干，置紫外光灯 254nm 或 365nm 下检视。

**6. 记录原始数据**

盐酸环丙沙星鉴别原始记录见表 3-5。

表 3-5　盐酸环丙沙星鉴别原始记录

| 样品名称 | 盐酸环丙沙星 | | | 检验日期 | ***** | |
|---|---|---|---|---|---|---|
| 样品编号 | ***** | | | 室温 | 25℃ | |
| 仪器 | 天平 | | | 紫外光灯 | | |
| 实验数据 | | 项目 | 原点到主斑点中心的距离 | 原点到溶剂前沿距离 | | 斑点颜色 |
| | 供试品溶液 | 斑点 A | 4.88cm | 8.00cm | | 供试品溶液主斑点颜色与对照品溶液主斑点颜色相同 |
| | | 斑点 B | 3.20cm | | | |
| | 对照品溶液 | 斑点 A | 4.88cm | 8.00cm | | |
| | 系统适用性溶液 | 斑点 A | 4.88cm | 8.00cm | | |
| | | 斑点 B | 3.18cm | | | |
| 实验结果 | 系统适用性溶液显两个完全分离的斑点，供试品溶液所显主斑点的位置和颜色与对照品溶液主斑点的位置和颜色相同 | | | | | |

检验员：　　　　　　　　　　　　　　　　　　　　　　　　复核员：

**7. 结果判定**

$$R_{f(A)} = \frac{4.88}{8.00} = 0.61$$

$$R_{f(对照品)} = \frac{4.88}{8.00} = 0.61$$

供试品溶液所显主斑点的位置和颜色应与对照品溶液主斑点的位置和颜色相同。本品按《中国药典》（2020 年版）鉴别，结果符合规定。

**【任务评价】**

根据盐酸环丙沙星的鉴别评价表（见表 3-6），对学生完成任务情况评分。

表 3-6　盐酸环丙沙星的鉴别评价表

| 序号 | 评价标准 | 赋分/分 | 得分/分 |
|---|---|---|---|
| 1 | 遵守实训室规则,着装规范 | 5 | |
| 2 | 严格遵守药典,查阅标准正确 | 10 | |
| 3 | 操作前准备充分:薄层板活化、展开剂配制 | 10 | |
| 4 | 溶液配制规范:供试品、对照品、系统适用性溶液 | 15 | |
| 5 | 点样操作规范 | 15 | |
| 6 | 薄层板展开操作规范 | 10 | |
| 7 | 显色与检视规范 | 10 | |
| 8 | 及时准确完整书写原始记录 | 10 | |
| 9 | 正确判定结果并对异常情况进行分析 | 10 | |
| 10 | 操作结束后清场合格,具有环保意识 | 5 | |
| | 合计 | 100 | |

## 注意事项

**1. 薄层板的制备**

市售薄层板:聚酰胺薄膜不需活化。铝基片薄层板、塑料薄层板可根据需要剪裁,剪裁后的薄层板底边的固定相层不得有破损。自制薄层板:使用前在反射光及透视光下检查其均匀度,表面应均匀、平整、光滑,且无麻点、无气泡、无破损及污染。

**2. 点样**

点样可用专用毛细管或配合相应的半自动、自动点样器械点样于薄层板上。一般为圆点状或窄细的条状,圆点状直径一般不大于 4mm,条带状宽度一般为 5～10mm,点样基线距底边 10～15mm。供试品和对照品点样用的平口毛细管不能混用,点样量要适当,接触点样时注意勿损伤薄层表面。

**3. 展开**

薄层板浸入展开剂的深度以距原点 5mm 为宜,密闭。溶剂前沿达到规定的展距,取出薄层板,晾干,待检测。展开前如需要溶剂蒸气预平衡,可在展开缸中加入适量展开剂,密闭,保持 15～30 分钟。溶剂蒸气预平衡后,应迅速放入载有供试品的薄层板,立即密闭,展开。必要时可进行二次展开或双向展开,进行第二次展开前,应使薄层板残留的展开剂完全挥干。展开时试样原点不能浸入展开剂中,展开结束立刻标记溶剂前沿位置。

**4. 检视**

检视有颜色的物质可在可见光下直接检视,无色物质可用喷雾法或浸渍法以适宜的显色剂显色,或加热显色,在可见光下检视。有荧光的物质或显色后可激发产生荧光的物质可在紫外光灯(365nm 或 254nm)下观察荧光斑点。对于在紫外光下有吸收的成分,可用带有荧光剂的薄层板(如硅胶 $GF_{254}$ 板),在紫外光灯(254mn)下观察荧光板面上的荧光物质猝灭形成的斑点。

**5. 记录**

记录薄层色谱图像一般可采用摄像设备拍摄,以光学照片或电子图像的形式保存,也可用薄层色谱扫描仪扫描或其他适宜的方式记录相应的色谱图。

微课：盐酸环丙沙星的薄层色谱鉴别

课件：药物的色谱鉴别法

# 【练习思考】

## 一、判断题

1.（　　）市售薄层板及聚酰胺薄层板在临用前一般应在 110℃ 活化 30 分钟。

2.（　　）自制薄层板除另有规定外，将 1 份固定相和 4 份水（或加有黏合剂的水溶液）在研钵中随机研磨混合，去除表面的气泡。

3.（　　）高效液相色谱配制流动相时使用纯度高的溶剂，配制完无需再进行过滤。

4.（　　）高效液相色谱鉴别药物时一般通过药物含量测定项下的色谱图进行鉴别。

## 二、填空题

1. 薄层色谱法用于鉴别的参数是（　　）。

2. 高效液相色谱法用于鉴别的参数是（　　）。

3. 在薄层色谱中，一般要求 $R_f$ 值的范围在（　　）。

4. 为防止薄层板的边缘效应，在展开之前应进行展开剂的（　　）。

5. 高效液相色谱仪由（　　）、进样器、（　　）、（　　）、积分仪或数据处理系统组成。

## 三、多项选择题

1. 色谱系统适用性实验内容包括（　　）。
A. 理论塔板数　　B. 重复性　　　C. 分离度　　　　D. 拖尾因子　　　E. 准确度

2. 用于药物鉴别的色谱法有（　　）。
A. 薄层色谱法　　　　　　　　B. 紫外-可见分光光度法
C. 纸色谱法　　　　　　　　　D. 高效液相色谱法
E. 红外光谱法

3. 薄层色谱所用的仪器装置有（　　）。
A. 薄层板　　　B. 点样器　　　C. 展开缸　　　D. 显色装置　　　E. 检视装置

4. 薄层显色的方式有（　　）。
A. 喷雾显色　　　B. 浸渍显色　　　C. 蒸汽熏蒸显色　　D. 紫外光显色　　　E. 加热显色

# 项目4

# 药物的杂质检查

## 【项目介绍】

药物中杂质的存在将严重影响到药品的有效性、安全性及稳定性。为了确保药品的质量安全有效、稳定可控，必须对药物中所含的杂质做出限量规定，并按照科学、合理的方法严格进行检查。

本项目中药物的杂质检查任务主要包括：药物的氯化物检查、硫酸盐检查、铁盐检查、炽灼残渣检查、重金属检查、砷盐检查、干燥失重检查、水分测定、易炭化物检查、残留溶剂测定以及特殊杂质检查等。

## 【知识导图】

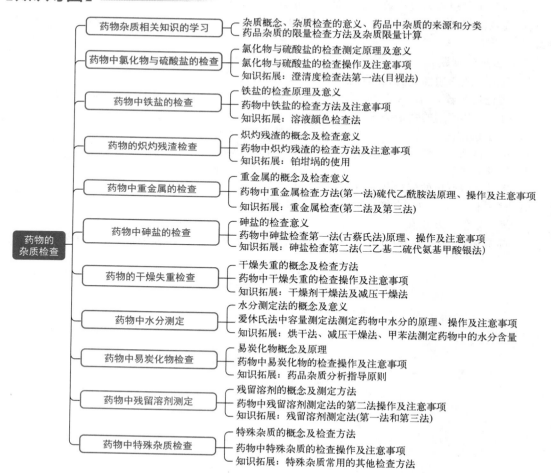

药物的杂质检查

- 药物杂质相关知识的学习
  - 杂质概念、杂质检查的意义、药品中杂质的来源和分类
  - 药品杂质的限量检查方法及杂质限量计算
- 药物中氯化物与硫酸盐的检查
  - 氯化物与硫酸盐的检查测定原理及意义
  - 氯化物与硫酸盐的检查操作及注意事项
  - 知识拓展：澄清度检查法第一法(目视法)
- 药物中铁盐的检查
  - 铁盐的检查原理及意义
  - 药物中铁盐的检查方法及注意事项
  - 知识拓展：溶液颜色检查法
- 药物的炽灼残渣检查
  - 炽灼残渣的概念及检查意义
  - 药物中炽灼残渣的检查方法及注意事项
  - 知识拓展：铂坩埚的使用
- 药物中重金属的检查
  - 重金属的概念及检查意义
  - 药物中重金属检查方法(第一法)硫代乙酰胺法原理、操作及注意事项
  - 知识拓展：重金属检查(第二法及第三法)
- 药物中砷盐的检查
  - 砷盐的检查意义
  - 药物中砷盐检查第一法(古蔡氏法)原理、操作及注意事项
  - 知识拓展：砷盐检查第二法(二乙基二硫代氨基甲酸银法)
- 药物的干燥失重检查
  - 干燥失重的概念及检查方法
  - 药物中干燥失重的检查操作及注意事项
  - 知识拓展：干燥剂干燥法及减压干燥法
- 药物中水分测定
  - 水分测定法的概念及意义
  - 爱休氏法中容量测定法测定药物中水分的原理、操作及注意事项
  - 知识拓展：烘干法、减压干燥法、甲苯法测定药物中的水分含量
- 药物中易炭化物检查
  - 易炭化物概念及原理
  - 药物中易炭化物的检查操作及注意事项
  - 知识拓展：药品杂质分析指导原则
- 药物中残留溶剂测定
  - 残留溶剂的概念及测定方法
  - 药物中残留溶剂测定法的第二法操作及注意事项
  - 知识拓展：残留溶剂测定法(第一法和第三法)
- 药物中特殊杂质检查
  - 特殊杂质的概念及检查方法
  - 药物中特殊杂质的检查操作及注意事项
  - 知识拓展：特殊杂质常用的其他检查方法

# 任务 1　药物杂质相关知识的学习

## 【任务目标】

❖　知识目标：

1. 了解杂质概念、杂质检查的意义。
2. 熟悉药品中杂质的来源和分类。
3. 掌握药品杂质的限量检查方法及杂质限量计算。

❖　能力目标：

能独立依据药品质量标准检查药品的杂质的限量，正确记录并判断测定结果。

❖　素质目标：

1. 树立强烈的药物质量与安全意识、规范操作意识及环保意识。
2. 养成实事求是、尊重数据的科学实验态度和追求真理的科研品质。
3. 激发社会责任感，增强专业认同感与社会使命感。

## 【任务导入】

为了控制药物的纯度，在药品质量标准中，要对可能存在的杂质进行检查。药物的纯度主要由药品质量标准中的"检查"项下的杂质检查来控制，内容包括可能存在的杂质名称、相应的检查项目、检查的方法和杂质限量。检查的项目一般按杂质的名称命名，如"氯化物""铁盐""砷盐"等，检查完全按照质量标准的要求进行，不合格的产品不得出厂、不得销售、不得使用。

某车间要求检查对乙酰氨基酚原料药中氯化物的限量是否合格？

## 【知识学习】

### 一、杂质概念及检查意义

杂质是指药物中存在的与治疗作用无关的或影响药物的稳定性和疗效，甚至对人体健康有害的物质。杂质的存在不仅影响药物的质量，有的还反映出生产中存在的问题。对药物中所含的各种杂质进行检查，既可以保证用药的安全、有效，同时又为药品的生产、流通过程的质量保证和企业管理的考核提供依据。

### 二、杂质的来源

药物中杂质的来源主要有两个方面：一是在药物生产过程中引入的；二是在药物贮藏过程中受外界条件的影响，引起药物理化性质发生变化而产生。

**（一）在药物生产过程中引入**

**（1）所用原料不纯**　如以工业用氯化钠生产注射用氯化钠，从原料中可能引入溴化物、碘化物、硫酸盐、钾盐、钙盐、镁盐、铁盐等杂质。

**（2）部分原料反应不完全**　阿司匹林的生产是由水杨酸乙酰化制成，合成过程中乙酰化反应不完全会残存水杨酸。

**（3）反应中间产物或副产物在精制时未除尽**　阿司匹林在合成过程中还会生成一系列副产物，如水杨酸苯酯、乙酸苯酯、乙酰水杨酸苯酯等反应中间体或副产物。

**（4）生产过程中加入试剂、溶剂的残留**　在药物生产中常常需要加入试剂、溶剂等，由于在药物精制成品前不能完全除去，就会成为杂质留入药物中。例如，使用酸性或碱性试剂处理后，药品中就可能带有酸性和碱性的杂质；在用有机溶剂提取或精制后，药品中就可能残留有机溶剂，有机溶剂对人的身体的危害性是很大的，《中国药典》对药物中残留的有机溶剂的剂量有着严格的限制。

**（5）与生产器皿接触**　在生产中使用的金属催化剂、金属器皿、管道及其他不耐酸碱的金属工具，生产中起到催化作用的金属离子，都可能使最终的药物产物中引入各种如铝、铁、铅、铜、锌等金属杂质。

因此，要减少药物中的杂质，一方面要控制原料质量，另一方面要改进生产工艺条件，减少或避免这些杂质的产生。

### （二）在药物贮藏过程中引入

药物因保管不善或贮藏时间过长，在外界条件如温度、湿度、日光、空气等影响下，或者因微生物的作用，可能引起药物发生水解、氧化、分解、异构化、晶型转变、聚合、潮解和发霉等变化，使药物中产生相关的杂质，这些杂质不仅使药物的外观性状发生改变，而且会降低药物的稳定性和质量，甚至失去疗效或对人体产生毒害。

例如阿司匹林在空气中水解成水杨酸和醋酸；乙醚在日光、空气及湿气作用下易氧化分解为醛及有毒的过氧化物；四环素在酸性条件下，可形成有毒的差向四环素；重酒石酸肾上腺素左旋体在高温时可消旋化等。

因此，严格控制药物的贮藏条件，是保证药物质量的一个重要方面。《中国药典》根据药物的性质规定了其贮藏条件，一般在室温下避光密闭保存，或贮藏于阴凉干燥，以保证其相对的稳定性。

## 三、杂质的分类

对药物中的杂质进行分类是为了更好地判断药物中的杂质的性质，有针对性地快速准确地控制杂质的限量，确保药物在使用中的安全性和有效性。

### （一）按杂质的来源分类

药物中的杂质按照其来源分为一般杂质和特殊杂质。一般杂质是指在自然界中分布较广泛，在多种药物生产和贮藏过程中容易引入的杂质，如酸、碱、水分、氯化物、硫酸盐、铁盐、砷盐、重金属等，《中国药典》对其检查方法在通则中加以规定。特殊杂质是指某些个别药物在生产和贮藏中，因其本身的理化特性或生产工艺不同而引入的杂质，如阿司匹林中的游离水杨酸，肾上腺素中的肾上腺酮等，其检查方法在《中国药典》中各药品的检查项下。

### （二）按杂质的毒性分类

药物中的杂质按照其毒性可以分为信号杂质和有害杂质。信号杂质本身无害，但其含量能够反映药物的纯度情况，并提示生产工艺和贮藏是否合理和稳定，如氯化物、硫酸盐等。有害杂质对人体有毒性作用，如 $Hg^{2+}$、$Sb^+$、$Pb^{2+}$、$Ag^+$、$Sn^{2+}$ 等重金属离子过量存在，常导致机体中毒，影响药物安全性，质量标准中应严格控制其在药物中的限量。

### （三）按杂质的结构分类

药物中的杂质按照其结构特点可以分为无机杂质和有机杂质。无机杂质有氯化物、硫酸盐、钾盐、铁盐、重金属等；有机杂质如有机药物引入的原料、中间体、副产物、分解产物、异构体和残留溶剂等。

## 四、杂质的限量检查方法及杂质限量计算

单从杂质的含量来看，似乎杂质越少越好，但从杂质来源考虑，完全除去药物的杂质，既不可能也没有必要。所以在不影响疗效和不发生毒副作用的原则下，对于药物中可能存在的杂质，允许有一定限度。在药物杂质的检查中，大多数情况下没有必要准确检测药物中杂质的实际含量，只要把杂质的量控制在限量以内，能够保证用药安全、有效，不影响药物的稳定性即可。

### （一）检查方法

药物的杂质检查方法按操作和比较方法的不同，大致分为以下三种。

**1. 对照法**

对照法是指取一定量的待检测的杂质制成对照品溶液，与一定量的供试品溶液在相同条件和程序下处理，对结果进行比较，从而确定药物中杂质的含量是否超过对照品中杂质的含量。应用此方法时，要注意对照品与供试品溶液在处理时应该遵循平行操作原则，即两者所用的试剂、反应条件、试验过程等都要相同，以保证结果的可比性。此法操作简便，不需要测定杂质的准确含量。

**2. 灵敏度法**

灵敏度法是在供试品溶液中加入检测试剂，在一定反应条件下，观察有无阳性反应出现，如果不出现阳性反应，药品的杂质含量就符合标准。即以检测条件下待检测杂质反应的灵敏度来控制杂质限量。该法特点是不需要对照物质。例如检查葡萄糖中蛋白质的方法如下：取本品 1.0g，加水 10mL 溶解后，加磺基水杨酸溶液（1→5）3mL，不得发生沉淀。

**3. 比较法**

比较法是指取供试品一定量按照药典中规定的方法进行检查，通常采用比较获得的数值大小判定结果。本法的特点是能准确测得杂质的量并与规定限量比较，精确度较高。不需对照物质。

### （二）杂质限量计算

药物中所含杂质的最大允许量称为杂质限量。通常用百分之几或百万分之几来表示。

$$杂质限量 = \frac{杂质最大允许量}{供试品的量} \times 100\%$$

因一定量的供试品（S）中所含杂质的量是通过一定量标准溶液进行比较，杂质最大允许量＝标准溶液体积（V）×标准溶液浓度（C），所以杂质限量（L）计算公式可表示为：

$$L = \frac{C \times V}{S} \times 100\%$$

式中，$L$ 为杂质限量，%（g/g）；$C$ 为标准溶液的浓度，mg/mL 或 g/mL；$V$ 为标准溶液的取样体积，mL；$S$ 为供试品的取样量，g。

微课：杂质限量

课件：药物杂质相关知识的学习

---

【练习思考】

**一、判断题**

1. （　　）葡萄糖原药中的氯化物、硫酸盐是一般杂质也是有害杂质。

2. （　　）检查一般杂质时选用的纳氏比色管为同一厂家和批号。

## 二、填空题

1. 按照杂质的来源药物中杂质分为（　　　　）和（　　　　）。

2. 按照杂质的性质药物中杂质分为（　　　　）和（　　　　）。

3. 按照杂质的结构药物中杂质分为（　　　　）和（　　　　）。

4. 药物中杂质的来源主要有（　　　　　　）和（　　　　　　）两个方面。

## 三、单项选择题

1. 下列关于药物中杂质及杂质限量的叙述正确的是（　　　）。

A. 杂质限量是指药物中所含杂质的最大允许量

B. 杂质的来源主要是由生产过程中引入的，其他方面不考虑

C. 杂质限量通常只用百万分之几表示

D. 检查杂质，必须用标准溶液进行对比

2.（　　　）是指取供试品一定量按照药典中规定的方法检查，通常采用比较获得的数值大小判定结果。

A. 对照法　　　　　　B. 比较法　　　　　　C. 灵敏度法　　　　　　D. 比浊法

3.（　　　）是指取一定量的待检测的杂质制成对照品溶液，与一定量的供试品溶液在相同条件和程序下处理，对结果进行比较，以确定杂质的含量是否超过对照品中杂质的含量。

A. 对照法　　　　　　B. 比较法　　　　　　C. 灵敏度法　　　　　　D. 比浊法

4.（　　　）是指在检测条件下，以待检测杂质反应的灵敏度作为该杂质最大允许量。

A. 对照法　　　　　　B. 比较法　　　　　　C. 灵敏度法　　　　　　D. 比浊法

5. 检查维生素 C 中的重金属时，若取样量为 2.0g，要求含重金属不得过百万分之十，应吸取标准铅溶液（每 1mL 相当于 0.01mg 的 Pb）（　　　）。

A. 0.2mL　　　　　　B. 20mL　　　　　　C. 1mL　　　　　　D. 2mL

## 四、多项选择题

1. 药物杂质中的有害杂质是（　　　　）。

A. 氯化物　　　　　　B. 砷盐　　　　　　C. 硫酸盐　　　　　　D. 氰化物

2. 易在药物生产过程中引入的杂质是（　　　　）。

A. 副产物　　　　　　B. 原料　　　　　　C. 重金属　　　　　　D. 中间体

3. 药物杂质限量常用的表示方法有（　　　　）。

A. 百分之几　　　　　B. mol/L　　　　　C. mg　　　　　D. 百万分之几

## 五、思考题

《中国药典》规定检查砷盐时，取标准砷溶液 2.0mL（每 1mL 相当于 $1\mu g$ 的 As）制备标准砷斑，依法检查溴化钠中的砷盐，规定含砷量不得超过 0.0004％。应取供试品多少克？

# 任务2 药物中氯化物与硫酸盐的检查

## 【任务目标】

❖ 知识目标：

1. 了解氯化物与硫酸盐检查测定的意义。
2. 熟悉氯化物与硫酸盐检查的原理。
3. 掌握氯化物与硫酸盐检查的操作及注意事项。

❖ 能力目标：

能独立依据药品质量标准检查药物中的氯化物与硫酸盐，正确记录并判断测定结果。

❖ 素质目标：

1. 树立强烈的药物质量与安全意识、规范操作意识及环保意识。
2. 塑造正确的职业精神，对待杂质检查具备精益求精的工匠精神。
3. 养成不畏困难、勇于探索、严谨认真的学习态度。

## 【任务导入】

车间送来葡萄糖请验单（见图4-1），要求检查其氯化物、硫酸盐是否合格，应如何开展工作？

## 【知识学习】

### 一、查阅质量标准

查阅《中国药典》（2020年版）二部葡萄糖的氯化物、硫酸盐检查。

葡萄糖【检查】 取本品0.60g，依法检查，与标准氯化钠溶液6.0mL制成的对照液比较，不得更浓（0.01%）；取本品2.0g，依法检查，与标准硫酸钾溶液2.0mL制成的对照液比较，不得更浓（0.01%）（通则0801和通则0802，见图4-2）。

---

**请验单**

品　　名：葡萄糖

批　　号：********

数　　量：********

规　　格：50kg/桶

检验项目：氯化物、硫酸盐

请验单位：********

请　验　人：********

请验日期：********

图4-1　葡萄糖请验单

---

**0801　氯化物检查法**

除另有规定外，取各品种项下规定量的供试品，加水溶解使成25mL，再加稀硝酸10mL；溶液如不澄清，应滤过；置50mL纳氏比色管中，加水使约40mL，摇匀，即得供试品溶液。另取该品种项下规定量的标准氯化钠溶液，置50mL纳氏比色管中，加稀硝酸10mL，加水使成40mL，摇匀，即得对照溶液。于供试品溶液与对照溶液中，分别加入硝酸银试液1.0mL，用水稀释使成50mL，摇匀，在暗处放置5分钟，同置黑色背景上，从比色管上方向下观察、比较，即得。

**0802　硫酸盐检查法**

除另有规定外，取各品种项下规定量的供试品，加水溶解使成约40mL；置50mL纳氏比色管中，加稀盐酸2mL，摇匀，即得供试品溶液。另取该品种项下规定量的标准硫酸钾溶液，置50mL纳氏比色管中，加水使成约40mL，加稀盐酸2mL，摇匀，即得对照溶液。于供试品溶液与对照溶液中，分别加入25%氯化钡溶液5mL，用水稀释至50mL，充分摇匀，放置10分钟，同置黑色背景上，从比色管上方向下观察、比较，即得。

图4-2　0801氯化物检查法和0802硫酸盐检查法

## 二、解读质量标准

### （一）一般杂质的检查

一般杂质的检查采用对照法、灵敏度法或比较法。实际检查中对照法应用较多，在检查时要特别注意在仪器、试剂、操作等方面的平行性，以保证结果的可比性。如果结果不合格或与限度接近，难以下结论，应再重复两次试验后比较。

### （二）氯化物检查意义与原理

氯化物在自然界中分布广泛，在药物生产过程中极易引入。少量的氯化物对人体无害，不会影响药物的稳定性，常被作为一种信号杂质，主要作用是反映药物的纯净程度及生产过程、流通过程、贮藏过程是否正常。

氯化物在酸性溶液中与硝酸银试液反应，生成白色的氯化银浑浊液或沉淀。采用对照法，将待测溶液与硝酸银反应生成的白色浑浊和一定量的标准氯化钠溶液（限量）在相同过程和条件下的反应生成的浑浊进行比较，来判断供试品中氯化物是否符合限量规定。

$$反应方程式：Ag^+ + Cl^- \longrightarrow AgCl\downarrow （白色沉淀）$$

### （三）硫酸盐检查意义与原理

硫酸盐在自然界存在广泛，在许多药物的生产中都可能引入。硫酸盐检查的意义与氯化物相似，也起到信号杂质的作用。

利用硫酸盐在酸性溶液中与氯化钡生成硫酸钡的白色浑浊，与一定量的标准硫酸钾在反应条件和过程相同的情况下生成的浑浊进行比较，来判断供试品中硫酸盐是否符合限量规定。

$$反应方程式：\qquad SO_4^{2-} + Ba^{2+} \longrightarrow BaSO_4\downarrow （白色沉淀）$$

**↻ 课堂互动**　如何检查葡萄糖中的氯化物与硫酸盐？

## 【任务准备】

**1. 仪器和用具**

纳氏比色管（50mL）、水浴锅、移液管、玻璃棒、分析天平等。

**2. 试药和试剂**

葡萄糖、标准氯化钠溶液（10μL/mL）、稀硝酸、硝酸银试液、标准硫酸钾溶液（100μg/mL）、稀盐酸、25%氯化钡溶液、新煮沸并放冷的纯化水等。

## 【任务实施】

**1. 氯化物检查**

**（1）供试品溶液的制备**　取葡萄糖0.60g，加水溶解使成25mL（溶液如显碱性，可滴加硝酸使成中性）；再加稀硝酸10mL；溶液如不澄清，应滤过；置50mL纳氏比色管中，加水使成约40mL，摇匀，即得供试品溶液。

**（2）对照溶液的制备**　另取标准氯化钠溶液（每1mL相当于10μg的Cl⁻）（称取氯化钠0.165g，置1000mL量瓶中，加水适量使溶解并稀释至刻度，摇匀，作为贮备液。临用前，精密量取贮备液10mL，置100mL量瓶中，加水稀释至刻度，摇匀，即得标准氯化钠溶液）6.0mL，置50mL纳氏比色管中，加稀硝酸10mL，加水使成约40mL，摇匀，即得对照溶液。

**（3）观察比较**　于供试品溶液与对照溶液中，分别加入硝酸银试液1.0mL，用水稀释至50mL，摇匀，在暗处放置5分钟，同置黑色背景上，从比色管上方向下观察、比浊。

供试品溶液如带颜色，除另有规定外，可取供试品溶液两份，分别置50mL纳氏比色管中，一份中加硝酸银试液1.0mL，摇匀，放置10分钟，如显浑浊，可反复滤过，至滤液完全澄清，再加规定量的标准氯化钠溶液与水适量使成 50mL，摇匀，在暗处放置 5 分钟，作为对照溶液；另一份中加硝酸银试液 1.0mL 与水适量使成 50mL，摇匀，在暗处放置 5 分钟，按上述方法与对照溶液比较。

**2. 硫酸盐检查**

**（1）供试品溶液的制备**　取葡萄糖 2.0g，加水溶解使成约 40mL（溶液如显碱性，可滴加盐酸使成中性）；溶液如不澄清，应滤过；置 50mL 纳氏比色管中，加稀盐酸 2mL，摇匀，即得供试品溶液。

**（2）对照溶液的制备**　另取标准硫酸钾溶液（每 1mL 相当于 $100\mu g$ 的 $SO_4^{2-}$）（称取硫酸钾 0.181g，置 1000mL 量瓶中，加水适量使溶解并稀释至刻度，摇匀，即得标准硫酸钾溶液）2.0mL，置 50mL 纳氏比色管中，加水使成约 40mL，加稀盐酸 2mL，摇匀，即得对照溶液。

**（3）观察比较**　于供试溶液与对照溶液中，分别加入 25% 氯化钡溶液 5mL，用水稀释至 50mL，充分摇匀，放置 10 分钟，同置黑色背景上，从比色管上方向下观察、比浊。

供试品溶液如带颜色，除另有规定外，可取供试品溶液两份，分别置 50mL 纳氏比色管中，一份中加 25% 氯化钡溶液 5mL，摇匀，放置 10 分钟，如显浑浊，可反复滤过，至滤液完全澄清，再加规定量的标准硫酸钾溶液与水适量使成 50mL，摇匀，放置 10 分钟，作为对照溶液；另一份中加 25% 氯化钡溶液 5mL 与水适量使成 50mL，摇匀，放置 10 分钟，按上述方法与对照溶液比较，即得。

**3. 记录原始数据**

氯化物与硫酸盐的检查原始记录见表 4-1。

表 4-1　氯化物与硫酸盐的检查原始记录

| 样品名称 | | 葡萄糖 | | 检验日期 | ***** |
|---|---|---|---|---|---|
| 样品编号 | | ***** | | 室温 | 20℃ |
| 仪器用具 | | 纳氏比色管(50mL)、水浴锅、移液管、分析天平等 | | | |
| 数据处理 | 编号 | 供试品的取样量 /g | 标准氯化钠溶液的取样体积 /mL | 标准硫酸钾溶液的取样体积 /mL | |
| | 1 | 0.60 | 6.0 | — | |
| | 2 | 2.0 | — | 2.0 | |
| 结果比较 | 1. 氯化物的检查:供试品溶液不得比对照溶液更浓。<br>2. 硫酸盐的检查:供试品溶液不得比对照溶液更浓。 | | | | |
| 备注 | 1. 限度检查应该遵循平行操作原则。即供试管与对照管的实验条件应尽可能一致,包括实验用具的选择、试剂与试液的量取方法及加入顺序、反应时间的长短等。<br>2. 在比浊前,应使纳氏比色管内试剂充分混匀。比浊方法是将两管同置于黑色背景上,从上向下垂直观察;或将两管同置于白色背景上,从侧面或自上而下观察。<br>3. 一般情况下,可取 1 份供试品进行检查。如结果不符合规定或在限度边缘时,应对供试品和对照管各复检 2 份,方可判定结果 | | | | |

检验员：　　　　　　　　　　　　　　　　　　　　　　　　　复核员：

**4. 结果判定**

氯化物与硫酸盐检查供试品溶液的浊度均不比对照溶液更浓。

结果判断：本品的氯化物与硫酸盐的检查符合规定（规定：供试品溶液不得比对照溶液更浓）。

## 【任务评价】

根据药物的氯化物与硫酸盐的检查评价表（见表 4-2），对学生完成任务情况评分。

表 4-2　药物的氯化物与硫酸盐检查评价表

| 序号 | 评价标准 | 赋分/分 | 得分/分 |
|---|---|---|---|
| 1 | 遵守实训室规则,着装规范 | 10 | |
| 2 | 严格遵守药典,查阅标准正确 | 10 | |
| 3 | 操作前准备充分 | 10 | |
| 4 | 规范配制供试品溶液 | 10 | |
| 5 | 规范配制对照溶液 | 10 | |
| 6 | 正确观察溶液的浑浊 | 10 | |
| 7 | 诚信书写原始记录 | 10 | |
| 8 | 正确判定结果并对异常情况进行分析 | 10 | |
| 9 | 操作结束后清场合格,具有环保意识 | 10 | |
| 10 | 操作规范并及时解决操作中的突发事件 | 10 | |
| | 合计 | 100 | |

## 注意事项

**1. 氯化物检查注意事项**

（1）氯化物检查时加硝酸主要是可避免 $SO_4^{2-}$、$CO_3^{2-}$、$PO_4^{3-}$、$C_2O_4^{2-}$ 等杂质离子的干扰,加速氯化银沉淀的生成,并且可改善氯化银浑浊的均一性,提高检查的准确度。并且加入硝酸的量不能过多,50mL 中以 10mL 为宜,加入过量的硝酸会加大氯化银的溶解,会降低反应的灵敏性。

（2）检查过程中,为了避免光线使单质银析出,在观察前应在暗处放置 5 分钟。如果供试品是碱性,应先中和为中性,再作检查;如果供试品中含 $I^-$（如检查碘化钠中的氯化物）,$I^-$ 也能与硝酸银形成沉淀,干扰检查。可在碘化钠溶液中加入一定量的浓过氧化氢溶液和磷酸,加热煮沸,使 $I^-$ 氧化成 $I_2$,待挥发、溶液澄明无色后,再依法检查。也可利用 AgI 沉淀不溶于稀氨水溶液,而氯化银沉淀在稀氨水溶液溶解,除去碘化物的干扰。

（3）氯化物的检测浓度范围:在测定的条件下,氯化物浓度以 50mL 中含有 0.05～0.08mgCl$^-$（即相当于标准氯化钠溶液 5～8mL）为宜,所显浑浊梯度明显。试验时,应根据限量规定,取用适宜的供试品量,使氯化物的浓度处在适宜比浊的范围内。

（4）氯化物检查时供试品溶液如不澄清,需要过滤,过滤时滤纸如有氯化物,可预先用含有硝酸的水溶液洗净滤纸中的氯化物后再滤过。

（5）供试品溶液如带颜色,可按《中国药典》（2020 年版）通则 0801 氯化物检查法和通则 0802 硫酸盐检查法所规定的内消色方法处理。

**2. 硫酸盐检查注意事项**

（1）硫酸盐检查过程中,在 50mL 溶液中按药典方法加入 2mL 稀盐酸,溶液的 pH 值约为 1 为宜,可得到最佳的反应灵敏度,pH 过大或过小灵敏度均会下降。此方法,在盐酸酸性条件下反应,可防止 $BaCO_3$、$Ba_3(PO_4)_2$ 等沉淀的生成。

（2）硫酸盐检查,适宜的比浊浓度范围为每 50mL 溶液中含有 0.1～0.5mg 的 $SO_4^{2-}$,相当于标准硫酸钾溶液 1～5mL,所显浑浊梯度明显。试验时,应根据限量规定,取用适宜的供试品量,使硫酸盐的浓度处在适宜比浊的范围内。

（3）氯化钡溶液的浓度在 10%～25% 范围内所呈硫酸钡的浑浊较稳定。硫酸盐检查时加入氯化钡后,应该立即充分摇匀,防止局部过浓,使产生的浑浊不均匀。

（4）硫酸盐检查试验操作中使用的滤纸如含有 $SO_4^{2-}$,可预先用含有盐酸的酸性水洗净,然后再滤过。

（5）在操作中注意要平行的原则；在进行浑浊观察时，应该以黑色为背景，从比色管的上面观察。

微课：葡萄糖的氯化物与硫酸盐检查

课件：药物中氯化物与硫酸盐的检查

## 【练习思考】

### 一、判断题

1. （　　） 在进行浑浊观察时，应该以白色为背景，从比色管的上面观察。
2. （　　） 在检查硫酸盐时，加入氯化钡后，应该立即充分摇匀，防止局部过浓，使产生的浑浊不均匀。
3. （　　） 硫酸盐杂质检查中所用的酸溶液是稀盐酸。

### 二、填空题

1. 氯化物检查时，加硝酸的量不能过多，50mL 中以（　　）为宜，加入过多的会加大氯化银的溶解度，会降低反应的灵敏性。
2. 硫酸盐检查过程中，在 50mL 溶液中按药典方法加入（　　）稀盐酸，溶液的 pH 值约为（　　），可得到最佳的反应灵敏度，pH 过大或过小灵敏度均下降。

### 三、单项选择题

1. 药物氯化物检查，适宜的比浊浓度范围是（　　）。
A. $50 \sim 80 \mu g/50mLCl^-$
B. $10 \sim 50 \mu g/50mLCl^-$
C. $0.5 \sim 0.8 mg/50mLCl^-$
D. $0.1 \sim 0.5 \mu g/50mLCl^-$
2. 氯化物杂质检查中所用的酸溶液是（　　）。
A. 稀硝酸　　　　　B. 稀硫酸　　　　　C. 稀盐酸　　　　　D. 稀醋酸
3. 硫酸盐杂质检查中所用的酸溶液是（　　）。
A. 稀硝酸　　　　　B. 稀硫酸　　　　　C. 稀盐酸　　　　　D. 稀醋酸
4. 硫酸盐检查中所用 $BaCl_2$ 试液的浓度为（　　）。
A. 20%　　　　　B. 10%　　　　　C. 25%　　　　　D. 15%
5. 氯化物检查所用的对照溶液是标准（　　）溶液。
A. NaCl　　　　　B. $K_2SO_4$　　　　　C. $Pb(NO_3)_2$　　　　　D. $As_2O_3$
6. 药物中氯化物杂质检查的一般意义在于（　　）。
A. 它是有疗效的物质
B. 它是对药物疗效有不利影响的物质
C. 它是对人体健康有害的物质
D. 可以考核生产工艺中容易引入的杂质

# 任务 3 药物中铁盐的检查

## 【任务目标】

❖ 知识目标：

  1. 了解铁盐的检查意义。
  2. 熟悉铁盐的检查原理。
  3. 掌握药物中铁盐的检查方法及注意事项。

❖ 能力目标：

  能独立依据药品质量标准检查药物中的铁盐，正确记录并判断测定结果。

❖ 素质目标：

  1. 树立强烈的药物质量与安全意识、规范操作意识及环保意识。
  2. 具备遵守职业道德、遵循标准规范的科研态度。
  3. 培养勇于探索的科研精神和敢于担当的职业使命。

## 【任务导入】

  车间送来葡萄糖请验单（见图 4-3），要求检查其铁盐是否合格，应如何开展工作？

## 【知识学习】

## 一、查阅质量标准

  查阅《中国药典》（2020 年版）二部葡萄糖的铁盐检查方法。

  葡萄糖【检查】铁盐　取本品 2.0g，加水 20mL 溶解后，加硝酸 3 滴，缓慢煮沸 5 分钟，放冷，用水稀释制成 45mL，加硫氰酸铵溶液（30→100）3.0mL，摇匀，如显色，与标准铁溶液 2.0mL 用同一方法制成的对照液比较，不得更深（0.001％）（通则 0807，见图 4-4）。

---

**0807　铁盐检查法**

　　除另有规定外，取各品种项下规定量的供试品，加水溶解使成 25mL，移置 50mL 纳氏比色管中，加稀盐酸 4mL 与过硫酸铵 50mg，用水稀释使成 35mL 后，加 30% 硫氰酸铵溶液 3mL，再加水适量稀释成 50mL，摇匀；如显色，立即与标准铁溶液一定量制成的对照溶液比较，即得。

---

图 4-4　0807 铁盐检查法

## 二、解读质量标准

### （一）铁盐检查的意义

  铁盐在药物生产过程中很容易引入，主要是指 $Fe^{3+}$、$Fe^{2+}$，$Fe^{3+}$ 是一种氧化剂，可氧化具有还原性的药物；两者也还可催化某些氧化还原反应的发生，药物中微量铁盐的存在可能会加速

---

**请验单**

品　　名：葡萄糖

批　　号：*********

数　　量：*********

规　　格：50kg/桶

检验项目：铁盐

请验单位：*********

请 验 人：*********

请验日期：*********

图 4-3　葡萄糖请验单

药物的氧化和降解，故应该控制药物中的铁盐。

### （二）铁盐检查原理

在《中国药典》（2020 年版）四部通则中规定采用硫氰酸盐法检查铁盐，铁盐在酸性的环境与硫氰酸盐生成可溶性红色的硫氰酸铁配位离子，再与一定量标准铁溶液用同法处理后进行比色，用颜色的深浅来判断铁盐是否超过限量。反应方程式如下：

$$Fe^{3+} + 6SCN^- \xrightarrow{H^+} [Fe(SCN)_6]^{3-}（反应产物为红色）$$

↻ **课堂互动**　如何检查枸橼酸锌中的铁盐？

## 【任务准备】

**1. 仪器**

纳氏比色管（50mL）、移液管、玻璃棒、分析天平等。

**2. 试药和试剂**

葡萄糖、硫酸铁铵、硝酸、30%硫氰酸铵、过硫酸铵、新煮沸并放冷的纯化水等。

## 【任务实施】

**1. 供试品溶液的制备**

取葡萄糖 2.0g，加水 20mL 溶解后，置 50mL 纳氏比色管中，加硝酸 3 滴，缓慢煮沸 5 分钟，放冷，用水稀释制成 45mL，加硫氰酸铵溶液（30→100）3.0mL，摇匀，即得供试品溶液。

**2. 对照溶液的制备**

另取标准铁溶液（每 1mL 相当于 10μg 的 Fe）（称取硫酸铁铵 [FeNH$_4$(SO$_4$)$_2$·12H$_2$O] 0.863g，置 1000mL 量瓶中，加水溶解后，加硫酸 2.5mL，用水稀释至刻度，摇匀，作为贮备液。临用前，精密量取贮备液 10mL，置 100mL 量瓶中，加水稀释至刻度，摇匀，即得标准铁溶液）2.0mL，加水 20mL 溶解后，置 50mL 纳氏比色管中，加硝酸 3 滴，缓慢煮沸 5 分钟，放冷，用水稀释制成 45mL，加硫氰酸铵溶液（30→100）3.0mL，摇匀，即得对照溶液。

**3. 观察比较**

（1）如供试品溶液显色，立即与标准铁溶液一定量制成的对照溶液平行操作比较。

（2）如供试管与对照管色调不一致时，可分别移至分液漏斗中，各加正丁醇 20mL 提取，待分层后，将正丁醇层移至 50mL 纳氏比色管中，再用正丁醇稀释至 25mL，比较，即得。

（3）在白色的背景下，快速比较两者的颜色。

**4. 记录原始数据**

铁盐的检查原始记录见表 4-3。

表 4-3　铁盐的检查原始记录

| 样品名称 | | 葡萄糖 | | 检验日期 | ***** |
|---|---|---|---|---|---|
| 样品编号 | | ***** | | 室温 | 20℃ |
| 仪器用具 | | 纳氏比色管(50mL)、移液管、分析天平等。 | | | |
| 数据处理 | 编号 | 供试品的取样量/g | | 标准铁溶液的取样体积/mL | |
| | 1 | 10.0 | | 2.0 | |
| | 2 | 10.0 | | 2.0 | |
| 结果比较 | | 供试管溶液的颜色比对照品管的颜色浅 | | | |
| 备注 | | 在白色的背景下，供试管与对照管颜色比较，不得更深 | | | |

检验员：　　　　　　　　　　　　　　　　　　　　　　　　　　复核员：

**5. 结果判定**

供试管溶液的颜色比对照品管的颜色浅。

结果判断：本品的铁盐的检查符合规定（规定：供试品溶液不得比对照溶液更深）。

## 【任务评价】

根据药物中铁盐的检查评价表（见表 4-4），对学生完成任务情况评分。

表 4-4  药物中铁盐的检查评价表

| 序号 | 评价标准 | 赋分/分 | 得分/分 |
|---|---|---|---|
| 1 | 遵守实训室规则,着装规范 | 10 | |
| 2 | 严格遵守药典,查阅标准正确 | 10 | |
| 3 | 操作前准备充分 | 10 | |
| 4 | 规范配制供试品溶液 | 10 | |
| 5 | 规范配制对照溶液 | 10 | |
| 6 | 正确比较溶液的颜色 | 10 | |
| 7 | 诚信书写原始记录 | 10 | |
| 8 | 正确判定结果并对异常情况进行分析 | 10 | |
| 9 | 操作结束后清场合格,具有环保意识 | 10 | |
| 10 | 操作规范并及时解决操作中的突发事件 | 10 | |
| | 合计 | 100 | |

### 注意事项

（1）在配制标准铁贮备液时，加入 2.5mL 的硫酸使呈酸性防止铁盐的水解。标准铁贮备液应放在阴凉处，如出现浑浊或其他不正常情况，就不能再用。

（2）铁盐检查在盐酸酸性条件下进行，一方面防止铁盐的水解，另一方面可以避免醋酸盐、磷酸盐、砷酸盐等弱酸盐的干扰。以 50mL 溶液中含稀盐酸 4mL 为宜。又由于硝酸具氧化性，可使 $SCN^-$ 受到破坏，因此用稀盐酸酸化。

（3）$Fe^{3+}$ 适宜的反应浓度是 50mL 中含 $10\sim50\mu g$ 的 $Fe^{3+}$（相当于标准铁溶液 $1\sim5mL$），在此范围内色泽梯度明显。目视比色时以此范围为宜，易于比色。

（4）铁盐与硫氰酸根离子反应是可逆的，所以加过量的硫氰酸铵试液，不仅可以增加生成的配位离子的稳定性，还可以提高反应的灵敏度，消除相应干扰。

（5）为了抑制某些酸根阴离子如 $Cl^-$、$SO_4^{2-}$、$PO_4^{3-}$ 等与 $Fe^{3+}$ 形成有色配位化合物而干扰检查，通过增加反应的酸度或硫氰酸铵的加入量的方法，可以消除此干扰。此外，由于硫氰酸铁配位离子在正丁醇等有机溶剂中的溶解度大，因此，也可用正丁醇提取后进行比色。这样既能增加颜色深度，提高显色反应灵敏度，又能排除这些干扰物质的影响。

（6）加入的过硫酸铵可氧化供试溶液中的 $Fe^{2+}$ 成 $Fe^{3+}$，同时可防止硫氰酸铁被还原或分解褪色。但葡萄糖、糊精等药物在检查过程中加硝酸处理，则不再加过硫酸铵。

微课：葡萄糖中的铁盐检查

课件：药物中铁盐的检查

一、判断题

1.（　　）《中国药典》（2020年版）四部通则中规定采用硫氰酸盐法检查铁盐。

2.（　　）加入的过硫酸铵即可以氧化供试溶液中的 $Fe^{2+}$ 成 $Fe^{3+}$，同时可防止硫氰酸铁被还原或分解褪色。

二、填空题

1.在进行溶液浊度观察时，（　　）是通过俯视的方法比较液层的浑浊程度判定。

2.在进行溶液颜色观察时，（　　）是通过平视的方法比较溶液的颜色深浅判定。

3.在配制标准铁贮备液时，加入2.5mL的（　　）使呈酸性防止铁盐的水解。

4.铁盐与（　　）反应是可逆的，所以加过量的（　　）试液，可提高反应的灵敏度。

三、单项选择题

1.在铁盐检查中，加入过硫酸铵的作用是（　　）。

A. 氧化　　　　　B. 还原　　　　　C. 催化　　　　　D. 显色剂

2.在铁盐检查时，如果供试管与对照管色调不一致时，可分别移至分液漏斗中，各加
（　　）20mL提取，待分层后，将（　　）层移至50mL纳氏比色管中，再用正丁醇稀释至25mL，比较。

A. 正丁醇　　　　B. 乙醇　　　　　C. 丙二醇　　　　D. 异丁醇

3.在铁盐杂质检查中所用的酸溶液是（　　）。

A. 稀硝酸　　　　B. 稀硫酸　　　　C. 稀盐酸　　　　D. 稀醋酸

4.$Fe^{3+}$ 适宜的反应浓度是50mL中含（　　）的 $Fe^{3+}$，在此范围内色泽梯度明显，易于区别。

A. $0.1\sim0.5\mu g$　　B. $10\sim50mg$　　C. $0.5\sim0.8mg$　　D. $10\sim50\mu g$

# 任务4 药物的炽灼残渣检查

## 【任务目标】

❖ 知识目标：

1. 了解炽灼残渣的检查意义。
2. 熟悉炽灼残渣的概念。
3. 掌握药物中炽灼残渣的检查方法及注意事项。

❖ 能力目标：

能独立依据药品质量标准检查药物的炽灼残渣，正确记录并判断测定结果。

❖ 素质目标：

1. 树立强烈的药物质量与安全意识、规范操作意识及环保意识。
2. 具有严谨务实、勤勉笃行的学习态度，遵循标准规范的职业素养。
3. 培养学生分析问题、解决问题的职业能力。

## 【任务导入】

车间送来葡萄糖请验单（见图4-5），要求检查其炽灼残渣是否合格，应如何开展工作？

```
                请验单
品    名：葡萄糖
批    号：********
数    量：********
规    格：50kg/桶
检验项目：炽灼残渣
请验单位：********
请 验 人：********
请验日期：********
```

图4-5 葡萄糖请验单

## 【知识学习】

### 一、查阅质量标准

查阅《中国药典》（2020年版）二部葡萄糖的炽灼残渣检查方法。

葡萄糖【检查】炽灼残渣 取本品1.0g，依法检查，遗留残渣不得过0.1%（通则0841，见图4-6）。

---

**0841 炽灼残渣检查法**

取供试品1.0~2.0g或各药品项下规定的重量，置已炽灼至恒重的坩埚中，精密称定，缓缓炽灼至完全炭化，放冷至室温；除另有规定外，加硫酸0.5~1mL使湿润，低温加热至硫酸蒸气除尽后，在700~800℃炽灼使完全灰化，移置干燥器内，放冷至室温，精密称定后，再在700~800℃炽灼至恒重，即得。

---

图4-6 0841炽灼残渣检查法

### 二、解读质量标准

#### （一）炽灼残渣的概念

炽灼残渣是指药物经高温加热分解挥发或直接挥发后遗留下的不挥发的无机物，经加硫酸和炽灼后所得的硫酸盐残渣。

#### （二）炽灼残渣检查的意义

炽灼残渣检查用于检查不含金属的有机物中无机金属杂质，个别受热分解或挥发的无机药物也可做此项检查，如氯化铵。因此，炽灼残渣检查用于控制有机药物和挥发性无机药物中存在的非挥发性无机杂质。

**↻ 课堂互动** 如何检查葡萄糖中的炽灼残渣？

## 【任务准备】

### 1. 仪器和用具
高温炉、坩埚、不锈钢长柄坩埚钳、分析天平、干燥器、通风柜等。

### 2. 试药和试剂
葡萄糖、硫酸（AR级）等。

## 【任务实施】

### 1. 空坩埚恒重
取洁净坩埚置高温炉内，将坩埚盖斜盖于坩埚上，经加热至 700～800℃ 炽灼约 30～60 分钟，停止加热，待高温炉温度冷却至约 300℃，取出坩埚，置适宜的干燥器内，盖好坩埚盖，放冷至室温（一般约需 60 分钟），精密称定坩埚重量（精确至 0.1mg）。再以同样条件重复操作，直至恒重，备用。

### 2. 称取供试品
取供试品葡萄糖 1.0g，置已炽灼至恒重的坩埚内，精密称定。

### 3. 炭化
将盛有供试品葡萄糖的坩埚置电炉上缓缓灼烧（应避免供试品受热骤然膨胀或燃烧而逸出），缓缓炽灼至供试品全部炭化呈黑色即完全炭化，放冷至室温（以上操作应在通风柜内进行）。

### 4. 灰化
除另有规定外，滴加硫酸 0.5～1.0mL，使炭化物全部湿润，低温加热至硫酸蒸气除尽后，白烟完全消失（以上操作应在通风柜内进行）。将坩埚置高温炉内，坩埚盖斜盖于坩埚上，在 700～800℃ 炽灼约 60 分钟，使供试品完全灰化。

### 5. 恒重
按"1. 空坩埚恒重"的操作方法自"停止加热，待高温炉……"起，依法操作，直至恒重。

### 6. 记录原始数据
炽灼残渣的检查原始记录见表 4-5。

表 4-5　炽灼残渣的检查原始记录

| 样品名称 | | 葡萄糖 | | 检验日期 | ***** |
|---|---|---|---|---|---|
| 样品编号 | | ***** | | 室温 | 20℃ |
| 仪器用具 | | 高温炉、坩埚、不锈钢长柄坩埚钳、分析天平、干燥器等 | | | |
| 数据处理 | 编号 | 供试品的重量/g | 恒重空坩埚/g | 恒重残渣及坩埚/g | 炽灼残渣/% |
| | 1 | 0.9986 | 11.2420 | 11.2428 | 0.08 |
| | 2 | 0.9978 | 11.3475 | 11.3482 | 0.07 |
| 结果计算 | 炽灼残渣(%) = $\dfrac{\text{残渣及坩埚重} - \text{空坩埚重}}{\text{供试品重量}} \times 100\%$ | | | | |
| 备注 | 炽灼至恒重，除另有规定外，系指在规定温度下连续两次炽灼后的重量差异在 0.3mg 以下。第二次炽灼时间不少于 30min | | | | |

检验员：　　　　　　　　　　　　　　　　　　　　　　　　　　　复核员：

**7. 结果判定**

(1) 炽灼残渣（%）$= \dfrac{11.2428 - 11.2420}{0.9986} \times 100\% = 0.08\%$

(2) 炽灼残渣（%）$= \dfrac{11.3482 - 11.3475}{0.9978} \times 100\% = 0.07\%$

平均值：0.075%

结果判断：本品的炽灼残渣的检查符合规定（规定：遗留残渣不得过 0.1%）。

## 【任务评价】

根据药物中炽灼残渣的检查评价表（见表 4-6），对学生完成任务情况评分。

表 4-6　药物中炽灼残渣检查评价表

| 序号 | 评价标准 | 赋分/分 | 得分/分 |
|:---:|:---|:---:|:---:|
| 1 | 遵守实训室规则,着装规范 | 10 | |
| 2 | 严格遵守药典,查阅标准正确 | 10 | |
| 3 | 操作前准备充分 | 10 | |
| 4 | 空坩埚恒重操作规范 | 10 | |
| 5 | 规范称取供试品 | 10 | |
| 6 | 规范炭化、灰化操作 | 10 | |
| 7 | 诚信书写原始记录 | 10 | |
| 8 | 正确判定结果并对异常情况进行分析 | 10 | |
| 9 | 操作结束后清场合格,具有环保意识 | 10 | |
| 10 | 操作规范并及时解决操作中的突发事件 | 10 | |
| | 合计 | 100 | |

### 注意事项

（1）炭化与灰化的前一段操作应在通风柜内进行。供试品放入高温炉前，务必完全炭化并除尽硫酸蒸气。必要时，高温炉应加装排气管道。

（2）炭化时，应控制温度，缓慢炽灼，避免供试品骤然膨胀而逸出。炽灼至供试品全部炭化呈黑色，不再生浓烟为止。灰化时，应加热至蒸汽除尽，白烟完全消失，残渣为灰白色。坩埚取出时由于温度极高，应在炉口稍冷后再置于干燥器中，不能把刚取出的坩埚置于冷处，以防止坩埚炸裂。

（3）供试品的取用量应根据待测药物的规定的残渣限度决定取样量。除另有规定外，一般残渣的量最好是 1~2mg，如规定限量为 0.1%，取样 1g 左右；如规定限量为 0.05%，取样以 2g 为宜；如规定限量在 1% 以上者，取样可在 1g 以下；如遇贵重的药品或样品少时，可考虑减少取样。

（4）坩埚从高温炉取出时的温度、先后次序、在干燥器内的放冷时间以及称量顺序，均应先后一致，以保证各个坩埚放置的时间大致相同，并且坩埚不能混淆，因此坩埚应编码标记，盖子与坩埚应编码一致。此外，同一干燥器内同时放置的坩埚最好不要过多，否则不易达到恒重。

（5）坩埚放冷后干燥器内易形成负压，应小心开启干燥器，以免吹散坩埚内的轻质残渣。

（6）炽灼残渣如需留作重金属检查，炽灼温度必须控制在 500～600℃。

（7）如供试品中含有碱金属或氟元素时可腐蚀瓷坩埚，应使用铂坩埚。在高温条件下夹取铂坩埚时，宜用钳头包有铂层的坩埚钳。

（8）本品的炽灼残渣数值小于或等于限度时，判为符合规定（当限度规定为≤0.2%，而实验结果符合规定时，报告数据应为"小于0.2%"或"为0.2%"）；其数值大于限度值时，判为不符合规定。

微课：葡萄糖的炽灼残渣检查

课件：药物的炽灼残渣检查

## 【练习思考】

**一、判断题**

1. （　　）应根据待测药物的规定的残渣限度决定取样量。一般残渣的量最好是 1～2mg，如规定限量为 0.1%，取样 1g 以下。

2. （　　）坩埚称量顺序应与坩埚从高炉取出的先后次序一致，以保证各个坩埚放置的时间大致相同，并且坩埚不能混淆，所以每个坩埚应做编号标记。

3. （　　）炽灼残渣检查过程中，炭化与灰化的前一段操作应在通风柜内进行。

4. （　　）炽灼残渣检查时，供试品的取用量应根据炽灼残渣限量和称量误差决定。样品量过多，炭化和灰化时间太长；样品量过少，称量误差增大。

5. （　　）炽灼残渣检查，供试品放入高温炉前，务必完全炭化但不必除尽硫酸蒸气。

**二、填空题**

1. （　　）是指药物经高温加热分解挥发或直接挥发后遗留下的不挥发的无机物，经加硫酸和炽灼后所得的（　　）。

2. 炽灼残渣检查法用于检查不含金属的（　　）中（　　）。

3. 炽灼残渣检查时如供试品分子结构中含有（　　）或（　　），则应使用（　　）。

4. 炽灼残渣检查用于控制有机药物和挥发性无机药物中存在的（　　）。

**三、单项选择题**

1. 恒重系指供试品连续两次干燥或炽灼后的重量差为（　　）。

A. 0.6mg 以下　　　　B. 0.5mg 以下　　　　C. 0.4mg 以下　　　　D. 0.3mg 以下

2. 如果炽灼残渣留作重金属检查，则炽灼温度应在（　　）。

A. 400～500℃　　　　B. 350～450℃　　　　C. 500～600℃　　　　D. 700～800℃

3. 供试品中含有碱金属或氟元素时，应使用（　　）。

A. 铂坩埚　　　　B. 铜坩埚　　　　C. 瓷坩埚　　　　D. 石英坩埚

# 任务 5　药物中重金属的检查

## 【任务目标】

❖ 知识目标：

1. 了解重金属的检查意义。
2. 熟悉重金属的概念及重金属检查方法（第一法）硫代乙酰胺法检查原理。
3. 掌握药物中重金属检查方法（第一法）硫代乙酰胺法操作及注意事项。

❖ 能力目标：

能独立依据药品质量标准检查药物中的重金属，正确记录并判断测定结果。

❖ 素质目标：

1. 树立强烈的药物质量与安全意识、规范操作意识及环保意识。
2. 培养诚实守信、恪尽职守、勇于担当的职业素养。

## 【任务导入】

车间送来乳酸请验单（见图 4-7），要求检查其重金属是否合格，应如何开展工作？

```
                        请验单
品    名：乳酸
批    号：********
数    量：********
规    格：500mL/瓶
检验项目：重金属
请验单位：********
请 验 人：********
请验日期：********
```

图 4-7　乳酸请验单

## 【知识学习】

## 一、查阅质量标准

查阅《中国药典》（2020 年版）二部乳酸的重金属检查方法。

乳酸【检查】重金属　取本品 2.0g，加水 10mL 与酚酞指示液 1 滴，滴加氨试液适量至溶液显粉红色，加稀盐酸 3mL 与水适量使成 25mL，依法检查，重金属不得过百万分之十（通则 0821，见图 4-8）。

---

**0821　重金属检查法（第一法）**

除另有规定外，取 25mL 纳氏比色管三支，甲管中加标准铅溶液一定量与醋酸盐缓冲液（pH3.5）2mL 后，加水或各药品项下规定的溶剂稀释成 25mL，乙管中加入按各药品项下规定的方法制成的供试品溶液 25mL，丙管中加入与乙管相同重量的供试品，加配制供试品溶液的溶剂适量使溶解，再加与甲管相同的标准铅溶液与醋酸盐缓冲液（pH3.5）2mL 后，用溶剂稀释成 25mL；若供试品溶液带颜色，可在甲管中滴加少量的稀焦糖溶液或其他无干扰的有色溶液，使之与乙管、丙管一致；再在甲、乙、丙三管中分别加硫代乙酰胺试液各 2mL，摇匀，放置 2 分钟，同置白纸上，自上向下透视，当丙管中显出的颜色不浅于甲管时，乙管中显示的颜色与甲管比较，不得更深。如丙管中显出的颜色浅于甲管，应取样按第二法重新检查。

---

图 4-8　0821 重金属检查法（第一法）

## 二、解读质量标准

### （一）重金属的概念

重金属系指在试验条件下能与硫代乙酰胺（$CH_3CSNH_2$）或硫化钠作用显色的金属杂质，如银、铅、汞、铜、镉、锑、锡、砷、锌和镍等。重金属的毒性在于它们可与人体内酶蛋白上的巯基和过硫键结合，使蛋白质变性，酶失去活性，组织细胞出现结构和功能上的损害。如铅主要损害神经系统、造血系统、血管和消化系统；汞能损害肾脏，造成肾功能衰竭等。

### （二）重金属检查的意义

在药物中的重金属离子一方面对机体有较大的毒害作用，另一方面参与药物的化学反应，影响药物的稳定性，所以应该严格控制金属离子在药物中的限量。由于在药物生产中遇到铅的机会很多，且铅易在体内积聚从而导致中毒，故重金属检查一般以铅为代表，作为限量对照。

### （三）重金属检查方法（第一法）硫代乙酰胺法检查原理

重金属检查是利用重金属离子与显色剂反应生成不溶性的有色重金属硫化物微粒，比较供试品溶液和对照品溶液（取规定量的标准铅溶液制成）所呈颜色的深浅，从而来判断供试品中重金属的限量是否符合规定。

重金属检查方法（第一法）硫代乙酰胺法，适用于溶于水、稀酸和乙醇的药物中的重金属检查。

硫代乙酰胺在酸性（pH3.5 的醋酸盐缓冲液）条件下水解，产生 $H_2S$，与微量重金属离子作用生成黄色至棕黑色的金属硫化物均匀的混悬液，与一定量的标准 $Pb^{2+}$ 溶液在相同条件下反应生成有色的悬浮液比色，以判断供试品中的重金属是否超出限量。

反应方程式为：$CH_3CSNH_2 + H_2O \longrightarrow CH_3CONH_2 + H_2S$

$$H_2S + Pb^{2+} \longrightarrow PbS\downarrow + 2H^+$$

↻ **课堂互动** 如何检查乳酸中的重金属？

## 【任务准备】

**1. 仪器和用具**

纳氏比色管（25mL）、比色管架、量筒（10mL）、量瓶（100mL、1000mL）、分析天平等。

**2. 试药和试剂**

乳酸、硝酸铅、硝酸、醋酸盐缓冲液（pH3.5）、硫代乙酰胺试液、盐酸等。

## 【任务实施】

**1. 标准铅溶液的制备**

称取硝酸铅 0.1599g，置 1000mL 量瓶中，加硝酸 5mL 与水 50mL 溶解后，用水稀释至刻度，摇匀，作为贮备液（每 1mL 相当于 $100\mu g$ 的 Pb）。

临用前，精密量取标准铅贮备液 10mL，置 100mL 量瓶中，加水稀释至刻度，摇匀，即得（每 1mL 相当于 $10\mu g$ 的 Pb）标准铅溶液。

**2. 纳色比色管的选择**

取规格相同符合检查要求的 25mL 纳氏比色管 3 支。

**3. 甲管溶液的制备**

甲管中加标准铅溶液 2mL 与醋酸盐缓冲液（pH3.5）2mL 后，加水或各药品项下规定的溶剂稀释成 25mL。

**4. 乙管溶液的制备**

乙管中取乳酸 2.0g，加水 10mL 与酚酞指示液 1 滴，滴加氨试液适量至溶液显粉红色，加稀盐酸 3mL 与水适量使成 25mL。

**5. 丙管溶液的制备**

丙管中加入与乙管相同重量的供试品，加配制供试品溶液的溶剂适量使溶解，再加与甲管相同量的标准铅溶液 2mL 与醋酸盐缓冲液（pH3.5）2mL 后，用溶剂稀释成 25mL。

如若供试品溶液带颜色，可在甲管中滴加少量的稀焦糖溶液或其他无干扰的有色溶液，使之与乙管、丙管一致。

### 6. 显色观察

再在甲、乙、丙三管中分别加硫代乙酰胺试液各 2mL，摇匀，放置 2 分钟，同置白纸上，自上向下透视。

当丙管中显出的颜色不浅于甲管时，乙管中显示的颜色与甲管比较，不得更深。如丙管中显出的颜色浅于甲管，应取样按第二法（炽灼法）重新检查。

如在甲管中滴加稀焦糖溶液或其他无干扰的有色溶液，仍不能使颜色一致时，应取样按第二法（炽灼法）检查。

### 7. 记录原始数据

重金属的检查原始记录见表 4-7。

表 4-7　重金属的检查原始记录

| 样品名称 | | 乳酸 | | 检验日期 | ***** |
|---|---|---|---|---|---|
| 样品编号 | | ***** | | 室温 | 20℃ |
| 仪器用具 | | 纳氏比色管(25mL)、量筒(10mL)、量瓶(100mL、1000mL)、分析天平等 | | | |
| 数据处理 | 编号 | 供试品的取样量/g | 标准铅溶液体积/mL | 醋酸盐缓冲液体积/mL | 硫代乙酰胺试液体积/mL |
| | 甲 | — | 2.0 | 2.0 | 2.0 |
| | 乙 | 2.0 | — | — | 2.0 |
| | 丙 | 2.0 | 2.0 | 2.0 | 2.0 |
| 结果比较 | | 同置白纸上，自上向下透视，丙管中显出的颜色深于甲管，乙管中显出的颜色比甲管浅 | | | |
| 备注 | | 在白色的背景下，快速比较两者的颜色，供试管应浅于对照品管的颜色 | | | |

检验员：　　　　　　　　　　　　　　　　　　　　　　　　　　　复核员：

### 8. 结果判定

同置白纸上，自上向下透视，丙管中显出的颜色深于甲管，乙管中显出的颜色比甲管浅。

结果判断：本品的重金属的检查符合规定（规定：当丙管中显出的颜色不浅于甲管时，乙管中显示的颜色与甲管比较，不得更深）。

## 【任务评价】

根据药物中重金属的检查评价表（见表 4-8），对学生完成任务情况评分。

表 4-8　药物中重金属的检查评价表

| 序号 | 评价标准 | 赋分/分 | 得分/分 |
|---|---|---|---|
| 1 | 遵守实训室规则，着装规范 | 5 | |
| 2 | 严格遵守药典，查阅标准正确 | 5 | |
| 3 | 操作前准备充分 | 10 | |
| 4 | 规范配制标准铅溶液 | 10 | |
| 5 | 规范配制甲、乙、丙三管溶液 | 10 | |
| 6 | 规范进行平行操作 | 10 | |
| 7 | 认真观察实验现象，正确比色 | 10 | |

| 序号 | 评价标准 | 赋分/分 | 得分/分 |
|---|---|---|---|
| 8 | 诚信书写原始记录 | 10 | |
| 9 | 正确判定结果并对异常情况进行分析 | 10 | |
| 10 | 操作结束后清场合格,具有环保意识 | 10 | |
| 11 | 操作规范并及时解决操作中的突发事件 | 10 | |
| | 合计 | 100 | |

## 注意事项

(1) 配制供试品溶液时,如使用的盐酸超过 1mL,氨试液超过 2mL,或加入其他试剂进行处理者,除另有规定外,甲管溶液应取同样同量的试剂置瓷皿中蒸干后,加醋酸盐缓冲液(pH3.5) 2mL 与水 15mL,微热溶解后,移置纳氏比色管中,加标准铅溶液一定量,再用水或各品种项下规定的溶剂稀释成 25mL。

(2) 供试品如含高铁盐影响重金属检查时,可在甲、乙、丙三管中分别加入相同量的维生素 C 0.5g~1.0g,将高铁离子还原成为亚铁离子消除干扰,再照上述方法检查。

(3) 标准铅溶液(每 1mL 相当于 $10\mu g$ 的 Pb)应在临用前精密量取标准铅贮备液新鲜配制,以防止硝酸铅水解而造成误差;配制与贮存标准铅溶液使用的玻璃容器,均不得含有铅。

(4) 硫代乙酰胺试液与重金属反应的最佳 pH 值是 3.5。因此,配制醋酸盐缓冲液(pH= 3.5)时,要用 pH 计调节,如果供试品用强酸溶解或在处理中用了强酸,则应在加入醋酸盐缓冲溶液前加氨试液至对酚酞指示液显中性。硫代乙酰胺试液加入量以 2.0mL 时呈色最深,显色剂的最佳显色时间为 2 分钟。

(5) 如果供试品溶液有颜色,可在对照管中加稀焦糖溶液(取蔗糖或葡萄糖约 5g,置瓷蒸发皿或瓷坩埚中,在不断搅拌下,加热至棕色糊状,放冷,用水溶解成约 25mL,滤过,贮于滴瓶中备用)或其他干扰的有色溶液,使之与供试液颜色一致,而后加入硫代乙酰胺试液。

微课:乳酸的重金属检查

课件:药物中的重金属检查

## 【练习思考】

**一、判断题**

1. ( ) 重金属检查中第一法硫代乙酰胺法中可用硫酸调节溶液的酸度。

2. ( ) 硫代乙酰胺法测定重金属可产生黄棕色供比色分析。

3. ( ) 硫化钠法,适用于能溶于酸而不溶于碱(或在碱中即生成沉淀)的药物中的重金属限量检查。

4. ( ) 重金属是药物杂质中的有害杂质。

5. ( ) 重金属检查第二法灼烧灰化样品的温度应控制在 500~600℃。

**二、填空题**

1. 重金属检查法中,35mL 溶液中,所含待测杂质的适宜检测量为 ( )。

2. 2020 年版《中国药典》收载的重金属检查法中,第一法为 ( )。

3. 在重金属检查中，标准铅液的用量一般为（        ）。

4. 在酸性溶液中检查重金属常用（        ）作显色剂。

5. 2020 年版《中国药典》中收载重金属检查法第三法溶液的条件为（        ）。

### 三、单项选择题

1. 采用 $Na_2S$ 作显色剂检查重金属的条件是（        ）。

A. 弱酸性　　　　　　　B. 碱性　　　　　　　　C. 中性　　　　　　　　D. 强酸性

2. 在药品的生产过程中出现的机会较多，而且在人体内又易积蓄中毒的重金属杂质是（        ）。

A. 银　　　　　　　　　B. 铅　　　　　　　　　C. 汞　　　　　　　　　D. 铜

3. 重金属检查中，加入硫代乙酰胺时溶液控制最佳的 pH 值是（        ）。

A. 1.5　　　　　　　　　B. 3.5　　　　　　　　　C. 7.5　　　　　　　　　D. 9.5

4. 标准铅溶液应在临用前取贮备液新鲜稀释配制，其目的是（        ）。

A. 防止硝酸铅还原　　B. 防止硝酸铅氧化　　C. 防止硝酸铅水解　　D. 防止二氧化氮释放

5. 2020 年版《中国药典》中收载重金属检查法的第三法所采用的显色剂是（        ）。

A. 硫代乙酰胺　　　　　B. 氯化钡　　　　　　　C. 硫化钠　　　　　　　D. 氯化铝

### 四、多项选择题

1. 下列属于重金属的是（        ）。

A. 银　　　　　　　　　B. 铅　　　　　　　　　C. 汞　　　　　　　　　D. 钠

2. 关于硫代乙酰胺法错误的叙述是（        ）。

A. 是检查氯化物的方法　　　　　　　　　　B. 是检查重金属的方法

C. 反应结果是以黑色为背景　　　　　　　　D. 在弱酸性条件下水解，产生硫化氢

3. 重金属检查中，供试液如带色，可采用的方法是（        ）。

A. 加稀焦糖液调整标准溶液颜色　　　　　　B. 加指示剂调整标准溶液颜色

C. 用除去重金属的供试品液配制标准溶液　　D. 尽量稀释供试品液

### 五、思考题

自主学习《中国药典》（2020 年版）四部通则中重金属检查法（第二法及第三法），设计其检验流程。

# 任务 6 药物中砷盐的检查

## 【任务目标】

❖ 知识目标：

1. 了解砷盐的检查意义。
2. 熟悉砷盐检查第一法（古蔡氏法）的检查原理。
3. 掌握药物中砷盐检查第一法（古蔡氏法）操作及注意事项。

❖ 能力目标：

能独立依据药品质量标准检查药物的砷盐，正确记录并判断测定结果。

❖ 素质目标：

1. 树立强烈的药物质量与安全意识、规范操作意识及环保意识。
2. 对待砷盐检查具备实事求是的科研态度，缜密严谨的检验思维。
3. 塑造职业使命感情和自强不息的爱国情怀。

## 【任务导入】

车间送来葡萄糖请验单（见图 4-9），要求检查其砷盐是否合格，应如何开展工作？

```
              请验单
 品    名：葡萄糖
 批    号：********
 数    量：********
 规    格：50kg/桶
 检验项目：砷盐
 请验单位：********
 请 验 人：********
 请验日期：********
```

图 4-9 葡萄糖请验单

## 【知识学习】

### 一、查阅质量标准

查阅《中国药典》（2020 年版）二部葡萄糖中砷盐的检查方法。

葡萄糖【检查】取本品 2.0g，依法检查（通则 0822 第一法，见图 4-10），应符合规定（0.0001%）。

---

**0822  砷盐检查法第一法**

取按各药品项下规定方法制成的供试品溶液，置 A 瓶（古蔡氏法检查砷装置图 4-11）中，照标准砷斑的制备，自 "再加碘化钾试液 5mL" 起，依法操作。将生成的砷斑与标准砷斑比较，不得更深。

---

图 4-10  0822 砷盐检查法第一法

### 二、解读质量标准

#### （一）砷盐检查的意义

砷盐大多是在药物生产中使用无机试剂及搪瓷容器时引入，对人体有剧毒。许多药物在质量控制中要求检查砷盐。砷盐检查法系指药物中微量砷盐（以 As 计算）的限量检查。通过比较供试品溶液与规定量的标准砷溶液在相同条件下处理所呈现的颜色深浅来判断供试品中砷盐是否符合限量规定。只能用于药物中砷盐的限量检查，不能测定砷盐的准确含量。

### （二）砷盐检查第一法（古蔡氏法）检查原理

第一法（古蔡氏法）是利用金属锌与酸反应生成新生态的氢，与供试品中微量的亚砷酸盐反应生成具有挥发性的砷化氢，砷化氢与溴化汞试纸反应生成黄色至棕色的砷斑，再与相同条件下一定量的标准砷溶液所产生的砷斑比较，从而来判定供试品中砷盐是否超过限量。

砷盐与锌和盐酸作用产生砷化氢气体：

$$As^{3+} + 3Zn + 3H^+ \longrightarrow AsH_3\uparrow + 3Zn^{2+}（反应快）$$

$$AsO_3^{3-} + 3Zn + 9H^+ \longrightarrow AsH_3\uparrow + 3Zn^{2+} + 3H_2O（反应快）$$

$$AsO_4^{3-} + 4Zn + 11H^+ \longrightarrow AsH_3\uparrow + 4Zn^{2+} + 4H_2O（反应慢）$$

砷化氢与溴化汞试纸作用，生成黄色至棕色的砷斑：

$$AsH_3 + 2HgBr_2 \longrightarrow 2HBr + AsH(HgBr)_2（黄色）$$

$$AsH_3 + 3HgBr_2 \longrightarrow 3HBr + AsH(HgBr)_3（棕色）$$

**课堂互动** 如何检查葡萄糖中的砷盐？

## 【任务准备】

**1. 仪器和用具**

古蔡氏法检查砷装置（图 4-11）、恒温水浴锅、量筒（10mL）、量瓶（100mL、1000mL）、分析天平、定量滤纸等。

**2. 试药和试剂**

葡萄糖、溴化钾溴试液、盐酸、碘化钾、锌粒、稀硫酸、20％氢氧化钠溶液、酸性氯化亚锡试液、溴化汞试纸、醋酸铅棉花等。

## 【任务实施】

**1. 仪器装置**

如图 4-11 所示。A 为 100mL 标准磨口锥形瓶；B 为中空的标准磨口塞，上连导气管 C（外径 8.0mm，内径 6.0mm），全长约 180mm；D 为具孔的有机玻璃旋塞，其上部为圆形平面，中央有一圆孔，孔径与导气管 C 的内径一致，其下部孔径与导气管 C 的外径相适应，将导气管 C 的顶端套入旋塞下部孔内，并使管壁与旋塞的圆孔相吻合，黏合固定。E 为中央具有圆孔（孔径 6.0mm）的有机玻璃旋塞盖，与 D 紧密吻合。

**2. 导气管的准备**

在导气管 C 中装入醋酸铅棉花 60mg（装管高度为 60~80mm），再于旋塞 D 的顶端平面上放一片溴化汞试纸（试纸大小以能覆盖孔径而不露出平面外为宜），盖上旋塞盖 E 并旋紧，即得。

**3. 标准砷斑的制备**

精密量取标准砷溶液（每 1mL 相当于 1μg 的 As。称取三氧化二砷 0.132g，置 1000mL 量瓶中，加 20％氢氧化钠溶

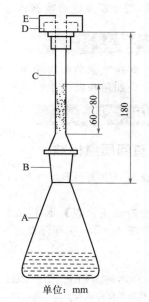

图 4-11 古蔡氏法检查砷盐仪器装置图（单位：mm）
A—磨口锥形瓶；B—磨口塞（中有一孔）；C—导气管；D—有机玻璃旋塞；E—有机玻璃旋塞盖

液 5mL 溶解后，用适量的稀硫酸中和，再加稀硫酸 10mL，用水稀释至刻度，摇匀，作为标准砷贮备液。临用前，精密量取标准砷贮备液 10mL，置 1000mL 量瓶中，加稀硫酸 10mL，用水稀释至刻度，摇匀，即得标准砷溶液）2mL，置 A 瓶中，加盐酸 5mL 与水 21mL，再加碘化钾试液 5mL 与酸性氯化亚锡试液 5 滴，在室温放置 10 分钟后，加锌粒 2g，立即将按照上法装妥的导

气管 C 密塞于 A 瓶上，并将 A 瓶置 25～40℃水浴中，反应 45 分钟，取出溴化汞试纸，即得。

若供试品需经有机破坏后再行检砷，则应取标准砷溶液代替供试品，照该药品项下规定的方法同法处理后，依法制备标准砷斑。

**4. 供试液的制备**

取葡萄糖 2.0g，加水 5mL 溶解后，加稀硫酸 5mL 与溴化钾溴试液 0.5mL，置水浴上加热约 20 分钟，使保持稍过量的溴存在，必要时，再补加溴化钾溴试液适量，并随时补充蒸散的水分，放冷，加盐酸 5mL 与水适量使成 28mL，即得。

**5. 供试品砷斑的制备**

取按该药品项下规定方法制成的供试品溶液，置 A 瓶中，照标准砷斑的制备，自"再加碘化钾试液 5mL"起，依法操作。

**6. 供试品砷斑与标准砷斑的比较**

将生成的砷斑与标准砷斑比较，不得更深。

**7. 记录原始数据**

砷盐的检查原始记录见表 4-9。

表 4-9　砷盐的检查原始记录

| 样品名称 | | 葡萄糖 | | 检验日期 | ***** |
|---|---|---|---|---|---|
| 样品编号 | | ***** | | 室温 | 20℃ |
| 仪器用具 | | 古蔡氏法检查砷装置、恒温水浴锅、量筒(10mL)、量瓶(100mL、1000mL)、分析天平、定量滤纸等 | | | |
| 数据处理 | 编号 | 供试品砷斑 | | 标准砷斑 | |
| | 1 | | | | |
| | 2 | | | | |
| 结果比较 | | 供试品砷斑的颜色比标准砷斑浅 | | | |
| 备注 | | 若供试品需经有机破坏后再行检砷，则应取标准砷溶液代替供试品，照该药品项下规定的方法同法处理后，依法制备标准砷斑 | | | |

检验员：　　　　　　　　　　　　　　　　　　　　　　　　　复核员：

**8. 结果判定**

供试品砷斑的颜色比标准砷斑浅。

结果判断：本品的砷盐的检查符合规定（规定：将生成的砷斑与标准砷斑比较，供试品砷斑的颜色不得比标准砷斑更深，应符合规定 0.0001%）。

【任务评价】

根据药物中重金属的检查评价表（见表 4-10），对学生完成任务情况评分。

表 4-10　药物中砷盐的检查评价表

| 序号 | 评价标准 | 赋分/分 | 得分/分 |
|---|---|---|---|
| 1 | 遵守实训室规则,着装规范 | 5 | |
| 2 | 严格遵守药典,查阅标准正确 | 5 | |

| 序号 | 评价标准 | 赋分/分 | 得分/分 |
|---|---|---|---|
| 3 | 操作前准备充分 | 5 | |
| 4 | 准确配制标准砷溶液 | 10 | |
| 5 | 准确取样 | 10 | |
| 6 | 准确制备供试品砷斑与标准砷斑 | 10 | |
| 7 | 依法操作规范,合理控制实验条件 | 10 | |
| 8 | 认真观察实验现象,正确比色 | 10 | |
| 9 | 诚信书写原始记录 | 10 | |
| 10 | 正确判定结果并对异常情况进行分析 | 10 | |
| 11 | 操作结束后清场合格,具有环保意识 | 5 | |
| 12 | 操作规范并及时解决操作中的突发事件 | 10 | |
| | 合计 | 100 | |

## 注意事项

**1. 碘化钾和氯化亚锡的作用**

药物中存在的微量砷通常以三价的亚砷酸盐或五价的砷酸盐存在,由于五价砷在酸性溶液中被金属锌还原生成砷化氢的速度比生成三价砷的速度慢,因此,在反应溶液中加入碘化钾及酸性氯化亚锡,能将五价砷还原为三价砷,加快反应速度。同时碘化钾被氧化生成的碘又可被氯化亚锡还原为碘离子,碘离子又可再被利用,与产生的锌离子形成稳定的配位离子,有利于砷化氢的不断生成。

$$AsO_4^{3-} + 2I^- + 2H^+ \longrightarrow AsO_3^{3-} + I_2 + H_2O$$
$$AsO_4^{3-} + Sn^{2+} + 2H^+ \longrightarrow AsO_3^{3-} + Sn^{4+} + H_2O$$
$$I_2 + Sn^{2+} \longrightarrow 2I^- + Sn^{4+}$$
$$4I^- + Zn^{2+} \longrightarrow [ZnI_4]^{2-}$$

此外,碘化钾和氯化亚锡的存在,还可抑制锑化氢的生成,原因是锑化氢也能与溴化汞试纸作用,生成有色的锑斑。在实验条件下,$100\mu g$ 的锑存在也不会对本检查产生干扰。

氯化亚锡还能与金属锌作用,在锌粒表面形成锌-锡齐,起到去极化作用,有利于氢气均匀连续地生成,有利于砷斑的形成,增加反应的灵敏度和准确度。

**2. 醋酸铅棉花的作用**

醋酸铅棉花是用来除去供试品和锌粒中可能存在的少量硫化物,在酸性溶液中生成的硫化氢气体能与溴化汞试纸作用生成硫化汞的色斑,干扰检查结果。

**3. 标准砷斑的制备及砷斑色泽的控制**

由于砷斑不稳定,标准砷斑和供试品砷斑制备应同时平行进行,同时周围环境应保持干燥及避光,反应完毕立即比较。标准砷溶液应于实验当天配制,标准砷贮备液存放时间一般不宜超过一年。砷斑色泽的深度随砷化氢的量而定,药典规定标准砷斑为 2mL 标准砷溶液(相当于 $2\mu g$ 的 As)所形成的色斑,此浓度得到的砷斑色度适中,清晰、便于分辨。

**4. 锌粒的使用**

本法应使用无砷锌粒,锌粒大小影响反应速度,为使反应速度及产生砷化氢气体适宜,所用锌粒应以能通过一号筛(粒径为 2mm 左右)的锌粒为宜。反应温度一般控制在 30℃ 左右，冬季可置温水浴中。如果反应太快，宜适当降低反应温度，使砷化氢气体能被均匀产生。

**5. 溴化汞试纸的质量**

制备溴化汞试纸所用滤纸的质量对生成砷斑的色泽有影响，必须选用质量较好，组织疏松的中速定量滤纸，所显砷斑色调鲜明，便于观察比较。因此，溴化汞试纸应新鲜制备。

课件：药物中砷盐的检查

## 【练习思考】

**一、判断题**

1.（　　）砷盐检查法中，在检砷装置导气管中塞入醋酸铅棉花的作用是吸收溴化氢。

2.（　　）古蔡氏法检查砷盐所用锌粒的大小以能过一号筛为宜。

3.（　　）古蔡氏法检砷时，产生的砷化氢气体与硫化汞作用生成砷斑。

**二、填空题**

1. 2020 年版《中国药典》收载了两种砷盐检查法，分别是（　　　　　）和（　　　　　）。

2. 砷盐检查法中加入碘化钾试液的目的是（　　　　　　　）。

3. 砷盐检查中标准砷溶液的浓度为（　　　　　），一般用量为（　　　　　）。

4. 古蔡氏法检查砷盐仪器装置由（　　　　）、（　　　　　）、（　　　　）、（　　　　　）、（　　　　）等五部分组成。

**三、单项选择题**

1. Ag-DDC 法检查砷盐中砷化氢与 Ag-DDC 的氯仿溶液作用生成的物质是（　　　）。

A. 砷斑　　　　　　　B. 锑斑　　　　　　　C. 胶态砷　　　　　　D. 红色胶态银

2. 关于古蔡氏法下列说法错误的是（　　　）。

A. 锌粒为还原剂，将砷盐还原为砷化氢气体

B. 砷化氢气体遇到溴化汞试纸生成黄色至黄褐色的砷斑

C. 比较供试品砷斑与标准砷斑面积大小与颜色深浅

D. 在检砷器的导气管中装入醋酸铅棉花吸收锑化氢，消除其干扰

3. 古蔡氏法检查砷盐，判断结果的依据是（　　　）

A. 砷化氢气体的产生　　　　　　　　B. 砷化氢气体的多少

C. 是否有砷斑产生　　　　　　　　　D. 供试品砷斑和标准砷斑颜色深浅

4. 砷盐检查法中，制备砷斑所采用的滤纸是（　　　）。

A. 氯化汞试纸　　　B. 溴化汞试纸　　　C. 氯化铅试纸　　　D. 溴化铅试纸

5. 砷盐检查第一法（古蔡法）中，醋酸铅棉花的作用是（　　　）。

A. 将 $As^{5+}$ 还原为 $As^{3+}$　　　　　　B. 过滤空气

C. 除 $H_2S$　　　　　　　　　　　　　D. 抑制锑化氢的产生

6. 砷盐检查中，需要在导气管中塞一段醋酸铅棉花，此段棉花不宜过紧也不宜太松，一般要求是（　　　）。

A. 60mg 棉花装管高度 60～80mm　　　　B. 60mg 棉花装管高度 100～120mm

C. 100mg 棉花装管高度 50mm　　　　　D. 150mg 棉花装管高度 100mm

7. 砷盐检查法中，反应温度一般控制在（　　）。

A. 10～20℃　　　　　　B. 20～30℃　　　　　　C. 25～35℃　　　　　　D. 25～40℃

8. 砷盐检查法第二法（Ag-DDC法）中，标准砷溶液（1μgAs/mL）的取用量为（　　）。

A. 1mL　　　　　　　　B. 2mL　　　　　　　　C. 3mL　　　　　　　　D. 5mL

#### 四、多项选择题

1. 关于古蔡氏法检查砷盐的叙述，正确的有（　　）。

A. 反应生成的砷化氢遇溴化汞试纸，产生黄色至棕色的砷斑

B. 加碘化钾使五价砷还原为三价砷

C. 金属锌与酸作用可生成新生态的氢

D. 加酸性氯化亚锡可防止碘还原为碘离子

2. 砷盐检查法中，影响反应的主要因素有（　　）。

A. 反应液的酸度　　　B. 反应温度　　　C. 反应时间　　　D. 锌粒大小

3. 在砷盐检查中，$H_2S$ 是由一些硫化物在酸性介质中反应后产生的，这些硫化物常来源于（　　）。

A. 氯化亚锡中　　　B. 锌粒　　　C. KI中　　　D. 样品

#### 五、思考题

自主学习《中国药典》（2020年版）四部通则中砷盐检查法（第二法），设计其检验流程。

# 任务 7　药物的干燥失重检查

## 【任务目标】

❖ 知识目标：

1. 了解干燥失重的概念。
2. 熟悉干燥失重的检查方法。
3. 掌握药物中干燥失重的检查操作及注意事项。

❖ 能力目标：

能独立依据药品质量标准检查药物的干燥失重，正确记录并判断测定结果。

❖ 素质目标：

1. 树立强烈的药物质量与安全意识、规范操作意识及环保意识。
2. 对待干燥失重检查具备细致入微、实事求是的科研精神。
3. 培养学生严谨勤勉的职业素养与爱国主义情怀。

## 【任务导入】

车间送来葡萄糖请验单（见图 4-12），要求检查其干燥失重是否合格，应如何开展工作？

```
                请验单
  品　　名：葡萄糖
  批　　号：********
  数　　量：********
  规　　格：50kg/桶
  检验项目：干燥失重
  请验单位：********
  请 验 人：********
  请验日期：********
```

图 4-12　葡萄糖请验单

## 【知识学习】

### 一、查阅质量标准

查阅《中国药典》（2020 年版）二部葡萄糖的干燥失重检查方法。

葡萄糖【检查】干燥失重　取本品，在 105℃ 干燥至恒重，减失重量为 7.5%～9.5%（通则 0831，见图 4-13）。

---

**0831　干燥失重测定法**

取供试品，混合均匀，取约 1g 或各药品项下规定的重量，置与供试品同样条件下干燥至恒重的扁形称量瓶中，精密称定，除另有规定外，照各药品项下规定的条件干燥至恒重。由减失的重量和取样量计算供试品的干燥失重。

---

图 4-13　0831 干燥失重测定法

### 二、解读质量标准

#### （一）干燥失重的概念

药品的干燥失重是指药品在规定的条件下，经干燥而减失的质量，主要是指水分，也包括其他挥发性的物质，如甲醇、乙醇、乙醚等。

#### （二）干燥失重检查方法

干燥失重检查方法有烘箱干燥法、恒温减压干燥法以及干燥器干燥法，烘箱干燥法适用于受热较稳定的药品，恒温减压干燥法适用于水分较难除尽的药物，干燥器干燥法则适用于不能加热干燥的药物。

↻ **课堂互动** 如何检查葡萄糖的干燥失重？

## 【任务准备】

### 1. 仪器和用具

扁形称量瓶、烘箱（控温精度±1℃）、干燥器、分析天平等。

### 2. 试药和试剂

葡萄糖、五氧化二磷、无水氯化钙或硅胶等。

## 【任务实施】

### 1. 称取供试品

取供试品，混合均匀（如为较大的结晶，应先迅速捣碎使成 2mm 以下的小粒），取约 1g 或各品种项下规定的重量，置与供试品相同条件下干燥至恒重的扁形称量瓶中，精密称定。

### 2. 干燥

供试品干燥时，应平铺在扁形称量瓶中，厚度不可超过 5mm，如为疏松物质，厚度不可超过 10mm 放入烘箱，在 105℃ 干燥至恒重。

### 3. 称重

置烘箱内干燥的供试品，应在干燥后取出置干燥器中放冷至室温，然后称定重量。

### 4. 恒重

称定后的供试品按"干燥与称重"的操作方法进行操作，直至恒重。

### 5. 记录与计算

记录干燥的温度、压力，干燥剂的种类，干燥和放冷至室温时间，称量及恒重数据等。

由减失的重量和取样量计算供试品的干燥失重。

计算公式：

$$干燥失重(\%) = \frac{m_1 - m_2}{m_1 - m_0} \times 100\%$$

式中，$m_0$ 为恒重的称量瓶重量，g；$m_1$ 为干燥前供试品＋称量瓶重量，g；$m_2$ 为干燥后供试品＋称量瓶重量，g。

### 6. 记录原始数据

干燥失重的检查原始记录见表 4-11。

表 4-11 干燥失重的检查原始记录

| 样品名称 | | 葡萄糖 | | 检验日期 | | ***** |
|---|---|---|---|---|---|---|
| 样品编号 | | ***** | | 干燥温度 | | 105℃ |
| 仪器用具 | | 扁形称量瓶、烘箱（控温精度±1℃）、干燥器、分析天平等 | | | | |
| 数据处理 | 编号 | 恒重的称量瓶重量/g | 干燥前供试品＋称量瓶重量/g | 干燥后供试品＋称量瓶重量/g | 干燥失重/% | 平均值/% |
| | 1 | 20.1780 | 21.1782 | 21.0982 | 8.0 | 8.0 |
| | 2 | 20.1998 | 21.1996 | 21.1196 | 8.0 | |
| 结果计算 | 干燥失重%＝$\frac{m_1 - m_2}{m_1 - m_0} \times 100\%$ | | | | | |

| 备注 | 1. 由减失的重量和取样量计算供试品的干燥失重；<br>2. 干燥失重计算结果与《中国药典》（2020 年版）二部规定限度的有效数位一致 |
|---|---|

检验员：　　　　　　　　　　　　　　　　　　　　　　　　　　　　　复核员：

### 7. 结果判定

（1）干燥失重 $=\dfrac{21.1782-21.0982}{21.1782-20.1780}\times100\%=8.0\%$

（2）干燥失重 $=\dfrac{21.1996-21.1196}{21.1996-20.1998}\times100\%=8.0\%$

平均值：8.0%

结果判断：本品的干燥失重测定符合规定（规定：在 105℃ 干燥至恒重，减失重量为 7.5%～9.5%）。

## 【任务评价】

根据药物中干燥失重的检查评价表（见表 4-12），对学生完成任务情况评分。

表 4-12　药物中干燥失重的检查评价表

| 序号 | 评价标准 | 赋分/分 | 得分/分 |
|---|---|---|---|
| 1 | 遵守实训室规则,着装规范 | 10 | |
| 2 | 严格遵守药典,查阅标准正确 | 10 | |
| 3 | 操作前准备充分 | 10 | |
| 4 | 规范称取供试品 | 10 | |
| 5 | 规范干燥操作 | 10 | |
| 6 | 规范恒重操作 | 10 | |
| 7 | 诚信书写原始记录 | 10 | |
| 8 | 正确判定结果并对异常情况进行分析 | 10 | |
| 9 | 操作结束后清场合格,具有环保意识 | 10 | |
| 10 | 操作规范并及时解决操作中的突发事件 | 10 | |
| | 合计 | 100 | |

### 注意事项

（1）供试品如未达规定的干燥温度即熔化时，除另有规定外，应先将供试品在低于熔化温度 5～10℃ 的温度下干燥至大部分水分除去后，再按规定条件干燥。生物制品应先将供试品于较低的温度下干燥至大部分水分除去后，再按规定条件干燥。

（2）干燥器中常用的干燥剂为五氧化二磷、无水氯化钙或硅胶；恒温减压干燥器中常用的干燥剂为五氧化二磷。应及时更换干燥剂，使其保持在有效状态。

（3）供试品如为膏状，可先在称量瓶中置一小玻璃棒及洗净的粗砂粒，在规定的条件下干燥至恒重，加入供试品精密称定，用玻璃棒搅匀，干燥过程中搅拌数次，直到恒重。

（4）干燥失重测定，往往多个供试品同时进行，因此称量瓶宜先用适宜的方法编码标记，瓶与瓶盖的编码一致；称量瓶放入干燥箱的位置，取出冷却、称重的顺序，应该先后一致，这样更容易获得恒重。

微课：葡萄糖的干燥失重测定

课件：药物的干燥失重检查

## 【练习思考】

### 一、判断题

1. （    ）干燥失重测定法中，供试品干燥时，应平铺在扁形称量瓶中，厚度不超过 5mm。

2. （    ）当用减压干燥器或恒温减压干燥器时，除另有规定外，压力应在 2.67kPa（20mmHg）以下。

3. （    ）供试品如未达规定的干燥温度即熔化时，应先将供试品于较高的温度下干燥至大部分水分除去后，再按规定条件干燥。

### 二、填空题

1. 当使用恒温减压干燥箱时，供试品应置于邻近（        ）的部位，以避免因箱内温度不均匀而造成误差。

2. 恒温减压干燥器中常用的干燥剂为（        ）。应及时更换干燥剂，使其保持在有效状态。

3. 置烘箱内干燥的供试品，应在干燥后取出置（        ）中，放冷至（        ），然后称定重量。

### 三、单项选择题

1. "干燥失重"是指在规定的条件下，测定药品中所含能被驱去的（        ），从而减失重量的百分率。

A. 水分　　　　　　　　　　　　　　B. 甲醇

C. 乙醇　　　　　　　　　　　　　　D. 水分和其他挥发性物质

2. 干燥失重测定，往往多个供试品同时进行，因此称量并宜先用适宜的方法编码标记，瓶与瓶盖的编码一致；称量瓶放入干燥箱的位置，取出冷却、称重的顺序，应该先后一致，这样则更容易获得（        ）。

A. 恒重　　　　　B. 重量　　　　　C. 水分量　　　　　D. 取样量

### 四、多项选择题

1. 药物干燥失重检查法有（        ）。

A. 干燥剂干燥法　　　B. 吸附指示剂法　　　C. 恒温减压干燥法　　　D. 费休氏法

2. 干燥器中常用的干燥剂有（        ）。

A. 无水氯化钙　　　B. 硅胶　　　C. 五氧化二磷　　　D. 无水碳酸钠

### 五、思考题

自主学习《中国药典》（2020 年版）四部通则中干燥失重测定法，设计其检验流程。

# 任务 8　药物中水分测定

## 【任务目标】

❖ 知识目标：

1. 了解水分测定法的概念。
2. 熟悉水分测定的意义及费休氏法中容量滴定法测定水分的原理。
3. 掌握费休氏法中容量滴定法测定药物中水分的操作及注意事项。

❖ 能力目标：

能独立依据药品质量标准检查药物的水分测定，正确记录并判断测定结果。

❖ 素质目标：

1. 树立强烈的药物质量与安全意识、规范操作意识及环保意识。
2. 对待水分测定具备尽职尽责、持之以恒、勤勉笃行、科学严谨的职业态度。
3. 培养诚信负责、敢于担当、守正创新的职业素养。

## 【任务导入】

车间送来注射用普鲁卡因青霉素请验单（见图 4-14），要求检查其水分是否合格，应如何开展工作？

## 【知识学习】

### 一、查阅质量标准

查阅《中国药典》（2020 年版）二部注射用普鲁卡因青霉素的水分测定方法。

注射用普鲁卡因青霉素【检查】水分　取本品，照水分测定法（通则 0832 第一法 1，见图 4-15）测定，含水分不得过 3.5%。

```
                  请验单
品　　名：注射用普鲁卡因青霉素
批　　号：********
数　　量：********
规　　格：40万单位/支
检验项目：水分
请验单位：********
请 验 人：********
请验日期：********
```

图 4-14　注射用普鲁卡因青霉素请验单

---

**0832　水分测定法（第一法 1）**

精密称取供试品适量（约消耗费休氏试液 1～5mL），除另有规定外，溶剂为无水甲醇，用水分测定仪直接测定。或精密称取供试品适量，置干燥的具塞锥形瓶中，加溶剂适量，在不断振摇（或搅拌）下用费休氏试液滴定至溶液由浅黄色变为红棕色，或用永停滴定法（通则 0701）指示终点；另做空白试验。

---

图 4-15　0832 水分测定法（第一法 1）

### 二、解读质量标准

#### （一）水分测定法的概念

水分测定法系指采用规定的方法测定药物中的水分含量（%）。

#### （二）水分测定的意义

药物中水分含量的多少，对其理化性质、稳定性以及临床疗效等均有影响，是控制药物质量的一项重要指标。水分含量如果超过一定的限度，不仅会引起制剂变色、软化、潮解、黏结、变形等，使药物发生霉变或化学成分产生水解，而且还会使含药量相对减少，影响药品的疗效。水分含量如果过少，又可造成比如片剂松片、蜜丸太硬而服用不便等现象。此外，药物中的含水量还可以反映出制剂的生产工艺是否稳定，包装及贮存条件是否适宜等。故对药物中的水分进行限量控制是十分必要的。

### （三）费休氏法——容量滴定法原理

《中国药典》（2020年版）限量检查法中对制剂中水分检查共收载了五种测定法，即第一法（费休氏法）、第二法（烘干法）、第三法（减压干燥法）、第四法（甲苯法）和第五法（气相色谱法）。

卡尔·费休法简称费休氏法，因此费休水分测定法又叫卡尔·费休水分滴定法。费休水分测定法为非水氧化还原滴定反应，采用的标准滴定液称费休氏试液，是由碘、二氧化硫、吡啶和甲醇按一定比例组成。

容量滴定法是第一法（费休氏法）中的第1种方法。容量滴定法是根据碘和二氧化硫在吡啶和甲醇溶液中与水定量反应的原理来测定水分。

↻ **课堂互动** 如何测定注射用普鲁卡因青霉素的水分？

### 【任务准备】

**1. 仪器和用具**

水分测定仪、电子天平、具塞锥形瓶等。

**2. 试药和试剂**

注射用普鲁卡因青霉素、无水甲醇（分析纯）、费休氏试液（安全型无吡啶）等。

### 【任务实施】

**1. 费休氏试液的制备**

称取碘（置硫酸干燥器内48小时以上）110g，置干燥的具塞锥形瓶（或烧瓶）中，加无水吡啶160mL，注意冷却，振摇至碘全部溶解，加无水甲醇300mL，称定重量，将锥形瓶（或烧瓶）置冰浴中冷却，在避免空气中水分侵入的条件下，通入干燥的二氧化硫至重量增加72g，再加无水甲醇使成1000mL，密塞，摇匀，在暗处放置24小时。费休氏试液应遮光，密封，阴凉干燥处保存。临用前应标定滴定度。

**2. 费休氏试液的标定**

精密称取纯化水10～30mg，用水分测定仪直接标定。或精密称取纯化水10～30mg，置干燥的具塞锥形瓶中，除另有规定外，加无水甲醇适量，在避免空气中水分侵入的条件下，用费休氏试液滴定至溶液由浅黄色变为红棕色，或用电化学方法〔如永停滴定法（通则0701）等〕指示终点。

另做空白试验，按下式计算：

$$F = \frac{W}{A - B}$$

式中，$F$ 为每1mL费休氏试液相当于水的重量，mg；$W$ 为称取纯化水的重量，mg；$A$ 为滴定所消耗费休氏试液的容积，mL；$B$ 为空白所消耗费休氏试液的容积，mL。

**3. 供试品的水分测定**

精密称取注射用普鲁卡因青霉素适量（约消耗费休氏试液1～5mL），除另有规定外，溶剂为无水甲醇，用水分测定仪直接测定或精密称取注射用普鲁卡因青霉素适量，置干燥的具塞锥形瓶中，加溶剂适量，在不断振摇（或搅拌）下用费休氏试液滴定至溶液由浅黄色变为红棕色，或用永停滴定法（通则0701）指示终点。

另做空白试验，按下式计算：

$$供试品中的水分含量(\%)=\frac{(A-B)F}{W}\times100\%$$

式中，$A$ 为供试品所消耗费休氏试液的体积，mL；$B$ 为空白所消耗费休氏试液的体积，mL；$F$ 为每 1mL 费休氏试液相当于水的重量，mg；$W$ 为供试品的重量，mg。

**4. 滴定终点判断**

滴定终点的指示可采用下列两种方法。

**(1) 目视法** 观察滴定过程中溶液颜色的变化，化学计量点前后溶液颜色由浅黄色变为红棕色，即为滴定终点。当供试品本身有色而干扰终点判断时，应采用永停滴定法。

**(2) 永停滴定法** 用作水分测定法第一法的终点指示时，可调节电流计的初始电流为 $5\sim10\mu A$，待滴定到电流突增至 $50\sim150\mu A$，并持续数分钟不退回，即为滴定终点。

**5. 记录原始数据**

水分测定的原始记录见表4-13。

表 4-13  水分测定的原始记录

| 样品名称 | | 注射用普鲁卡因青霉素 | | | 检验日期 | | ***** |
| --- | --- | --- | --- | --- | --- | --- | --- |
| 样品编号 | | ***** | | | 温度 | | 20℃ |
| 仪器用具 | | 水分测定仪、电子天平、具塞锥形瓶等 | | | | | |
| 数据处理 | 编号 | 纯化水的重量/mg | 滴定所消耗费休氏试液的容积/mL | 空白所消耗费休氏试液的体积/mL | 费休试液的滴定度 $F$/(mg/mL) | | 平均费休试液的滴定度 $F$/(mg/mL) |
| | 1 | 10.32 | 3.2372 | 0.1012 | 3.2908 | | |
| | 2 | 10.16 | 3.1781 | 0.1012 | 3.3020 | | 3.2987 |
| | 3 | 10.27 | 3.1202 | 0.1012 | 3.3033 | | |
| | 编号 | 供试品取样量/g | 消耗费休氏试液的体积/mL | 空白所消耗费休氏试液的体积/mL | 水分含量/% | | 平均水分含量/% |
| | 1 | 0.2616 | 2.3215 | 0.1012 | 2.8 | | 2.8 |
| | 2 | 0.2628 | 2.3250 | 0.1012 | 2.8 | | |
| 结果计算 | | 供试品水分含量(%)$=\frac{(A-B)F}{W}\times100\%$ | | | | | |
| 备注 | | 样品的酸碱性、样品处理、样品量及费休氏试剂的滴定度、副反应、漂移值等对水分测定仪测量准确度都有很大的影响，在实际用该法测定水分含量时一定要考虑以上因素的影响 | | | | | |

检验员：　　　　　　　　　　　　　　　　　　　　　　　　复核员：

**6. 结果判定**

$$水分含量\quad 1(\%)=\frac{(2.3215-0.1012)\times3.2987}{0.2616\times1000}\times100\%=2.8\%$$

$$水分含量\quad 2(\%)=\frac{(2.3250-0.1012)\times3.2987}{0.2628\times1000}\times100\%=2.8\%$$

$$平均水分含量(\%)=2.8\%$$

结果判断：本品的水分测定符合规定〔规定：照水分测定法（通则0832第一法1）测定，含水分不得过3.5%〕。

**【任务评价】**

根据药物中水分测定的检查评价表（见表4-14），对学生完成任务情况评分。

表 4-14　药物水分测定的检查评价表

| 序号 | 评价标准 | 赋分/分 | 得分/分 |
|---|---|---|---|
| 1 | 遵守实训室规则，着装规范 | 10 | |
| 2 | 严格遵守药典，查阅标准正确 | 10 | |
| 3 | 操作前准备充分 | 10 | |
| 4 | 规范标定费休氏试液的滴定度 | 10 | |
| 5 | 规范精密称定供试品的质量 | 10 | |
| 6 | 规范测定药物中的水分含量 | 10 | |
| 7 | 诚信书写原始记录 | 10 | |
| 8 | 正确判定结果并对异常情况进行分析 | 10 | |
| 9 | 操作结束后清场合格，具有环保意识 | 10 | |
| 10 | 操作规范并及时解决操作中的突发事件 | 10 | |
| | 合计 | 100 | |

## 注意事项

（1）费休氏试液亲水力极强，因此在配制、标定及滴定中所用仪器应干燥，并能避免空气中水分的侵入；测定应在干燥处进行。

（2）供试品取样量可根据费休氏试液的 $F$ 值及供试品含水限量来决定，一般以取相当于消耗费休试液 $1\sim5mL$ 的供试品量为宜。费休氏试液的 $F$ 值应在 $4.0mg/mL$ 以上，$F$ 值降低至 $3.0mg/mL$ 以下时，滴定终点不敏锐，不宜再用。整个操作应迅速。不应在阴雨天或空气湿度太大时进行此项测定。

（3）对热稳定的供试品，亦可将水分测定仪和市售卡氏干燥炉联用测定水分。即将一定量的供试品在干燥炉或样品瓶中加热，并用干燥气体将蒸发出的水分导入水分测定仪中测定。

（4）如供试品吸湿性较强，可称取供试品适量置干燥的容器中，密封（可在干燥的隔离箱中操作），精密称定，用干燥的注射器注入适量无水甲醇或其他适宜溶剂，精密称定总重量，振摇使供试品溶解，测定该溶液水分。洗净并烘干容器，精密称定其重量。同时测定溶剂的水分。按下式计算：

$$供试品水分含量（\%）=\frac{(W_1-W_3)c_1-(W_1-W_2)c_2}{W_2-W_3}\times100\%$$

式中，$W_1$ 为供试品、溶剂和容器的重量，g；$W_2$ 为供试品、容器的重量，g；$W_3$ 为容器的重量，g；$c_1$ 为供试品溶液的水分含量，g/g；$c_2$ 为溶剂的水分含量，g/g。

课件：药物中水分测定

## 【练习思考】

**一、判断题**

1.（　　）药品中的水分包括结晶水和吸附水。过多的水分可使药物的含量降低，还可导致药物的水解、霉变，从而直接影响其理化性状及生理作用。

2.（　　）费休氏试液，是由碘、二氧化碳、吡啶和乙醇按一定比例组成。

3.（　　）观察滴定过程中溶液颜色的变化，化学计量点前溶液呈浅黄色，化学计量点后稍过量一滴的费休氏试液使溶液呈红棕色，即溶液由浅黄色变为红棕色即为滴定终点。

4.（　　）费休氏试液的亲油力极强，因此在配制、标定及滴定中所用试剂及仪器均应干燥，并避免吸收空气中的水分。

**二、填空题**

1.甲苯法测定药物中的水分，是通过测定供试品在甲苯（　　　　）条件下被蒸馏出的水量和取样量，计算供试品含水量的方法。

2.烘干法测定不含或少含（　　　　）成分的药物中的水分。

**三、单项选择题**

1.采用烘干法测定中药样品中的水分含量，应干燥至两次称重的差异不超过（　　）。

A. 0.2mg　　　　　　　B. 0.3mg　　　　　　　C. 0.5mg　　　　　　　D. 5mg

2.采用甲苯法测定水分时，测定前甲苯需用水饱和，目的是（　　）。

A. 减少甲苯与微量水混溶　　　　　　B. 减少甲苯的挥发

C. 增加甲苯在水中的溶解度　　　　　D. 减少水的挥发

**四、多项选择题**

1.下列可用作药物的水分测定方法的有（　　）。

A. 常压烘干法　　　　B. 甲苯法　　　　　C. 减压干燥法　　　　D. 卡氏滴定法

2.含有挥发性成分的药物的水分测定方法有（　　）。

A. 减压干燥法　　　　B. 气相色谱法　　　　C. 烘干法　　　　D. 甲苯法

**五、思考题**

自主学习《中国药典》（2020年版）四部通则中水分测定法，设计其检验流程。

# 任务 9  药物中易炭化物检查

## 【任务目标】

❖ 知识目标：

　　1. 了解易炭化物概念。
　　2. 熟悉易炭化物检查的原理。
　　3. 掌握药物中易炭化物的检查操作及注意事项。

❖ 能力目标：

　　能独立依据药品质量标准检查药物中的易炭化物，正确记录并判断测定结果。

❖ 素质目标：

　　1. 树立强烈的药物质量与安全意识、规范操作意识及环保意识。
　　2. 对待易炭化物具备实事求是、科学严谨、一丝不苟、勇于探索的实验态度。
　　3. 培养诚信负责、敢于担当、守正创新的职业素养。

## 【任务导入】

　　车间送来阿司匹林请验单（见图 4-16），要求检查其易炭化物是否合格，应如何开展工作？

| 请验单 | |
| --- | --- |
| 品　　名： | 阿司匹林 |
| 批　　号： | ******** |
| 数　　量： | ******** |
| 规　　格： | 25kg/桶 |
| 检验项目： | 易炭化物 |
| 请验单位： | ******** |
| 请 验 人： | ******** |
| 请验日期： | ******** |

图 4-16　阿司匹林请验单

## 【知识学习】

### 一、查阅质量标准

　　查阅《中国药典》（2020 年版）二部阿司匹林的易炭化物检查方法。

　　阿司匹林【检查】　取本品 0.50g，依法检查（通则 0842，见图 4-17），与对照液比较，不得更深。

---

**0842　易炭化物检查法**

　　取内径一致的比色管两支：甲管中加各品种项下规定的对照溶液 5mL；乙管中加硫酸［含 $H_2SO_4$ 94.5%～95.5%（g/g）］5mL 后，分次缓缓加入规定量的供试品，振摇使溶解。除另有规定外，静置 15 分钟后，将甲、乙两管同置白色背景前，平视观察，乙管中所显颜色不得较甲管更深。

---

图 4-17　0842 易炭化物检查法

### 二、解读质量标准

#### （一）易炭化物的概念

　　易炭化物系指药物中所夹杂的遇硫酸易炭化或易氧化而呈色的有机杂质。

#### （二）易炭化物检查的原理

　　易炭化物，亦称硫呈色物，是指不易炭化有机药品在制造过程中所残留的或在贮存期分解所产生的有机杂质。将一定量的供试品加浓硫酸溶解，炭化后产生的颜色，与某药物规定的标准比色液比较，不得更深，以控制药物易炭化物的限量。

> **课堂互动** 如何检查阿司匹林的易炭化物？

## 【任务准备】

**1. 仪器和用具**

比色管、分析天平等。

**2. 试药和试剂**

阿司匹林、硫酸94.5%～95.5%（g/g）、比色用氯化钴液、比色用重铬酸钾液、比色用硫酸铜液、纯化水等。

## 【任务实施】

**1. 比色管编号**

取内径、色泽一致的比色管两支，分别编号为甲管和乙管。

**2. 对照液的制备**

甲管中加比色用氯化钴液0.25mL、比色用重铬酸钾液0.25mL、比色用硫酸铜液0.40mL，加水使成5mL。

**3. 供试液的制备**

乙管中加硫酸［含 $H_2SO_4$94.5%～95.5%（g/g）］5mL后，分次缓缓加入0.50g的供试品，振摇使溶解。

**4. 观察比色**

除另有规定外，静置15分钟后，将甲、乙两管同置白色背景前，平视观察。

**5. 记录原始数据**

易炭化物检查的原始记录见表4-15。

表4-15  易炭化物检查的原始记录

| 样品名称 | | 阿司匹林 | | 检验日期 | ***** |
|---|---|---|---|---|---|
| 样品编号 | | ***** | | 室温 | 20℃ |
| 仪器用具 | | 比色管、分析天平等 | | | |
| 数据处理 | 编号 | 供试品的取样量/g | 比色用氯化钴液取样体积/mL | 比色用重铬酸钾液取样体积/mL | 比色用硫酸铜液取样体积/mL |
| | 1 | 0.50 | 0.25 | 0.25 | 0.40 |
| | 2 | 0.50 | 0.25 | 0.25 | 0.40 |
| 结果比较 | 乙管中所显颜色浅于甲管 | | | | |
| 备注 | 1. 乙管中所显颜色浅于甲管，判为符合规定；乙管中所显颜色深于甲管，则判为不符合规定。2. 当判定有困难时，可交换甲、乙管的位置进行观察比较 | | | | |

检验员：　　　　　　　　　　　　　　　　　　　　　　　复核员：

**6. 结果判定**

乙管中所显颜色浅于甲管。

结果判断：本品的易炭化物检查符合规定（规定：照通则0842  易炭化物检查法测定，乙管中所显颜色不得较甲管更深）。

根据药物中水分测定的检查评价表（见表 4-16），对学生完成任务情况评分。

表 4-16  药物易炭化物的检查评价表

| 序号 | 评价标准 | 赋分/分 | 得分/分 |
|---|---|---|---|
| 1 | 遵守实训室规则,着装规范 | 10 | |
| 2 | 严格遵守药典,查阅标准正确 | 10 | |
| 3 | 操作前准备充分 | 10 | |
| 4 | 规范配制对照液 | 10 | |
| 5 | 规范制备供试液 | 10 | |
| 6 | 正确观察比色 | 10 | |
| 7 | 诚信书写原始记录 | 10 | |
| 8 | 正确判定结果并对异常情况进行分析 | 10 | |
| 9 | 操作结束后清场合格,具有环保意识 | 10 | |
| 10 | 操作规范并及时解决操作中的突发事件 | 10 | |
| | 合计 | 100 | |

## 注意事项

（1）比色管应干燥、洁净,如乙管加硫酸后,在加入供试品之前已经显色,应该重新洗涤比色管,干燥后再使用。

（2）乙管中必须先加硫酸而后再加供试品,从而防止供试品黏结在管底部,不容易溶解完全。

（3）必须分次向乙管缓缓加入供试品,边加边振摇,使供试品溶解完全,避免因一次性加入量过多而导致供试品结成团块,被硫酸炭化包裹后溶解困难。

（4）供试品如为固体,应先研成细粉。如需加热才能溶解时,可取供试品与硫酸混合均匀,加热溶解后,放冷,再移置比色管中。

（5）易炭化物与硫酸呈现的颜色,与硫酸浓度、温度和放置时间有关,操作中应对实验条件进行严格控制。

微课：阿司匹林的易炭化物检查

课件：药物中易炭化物检查

## 【练习思考】

**一、判断题**

1.（　　）易炭化物系指药物中所夹杂的遇硫酸易炭化或易氧化而呈色的无机杂质。

2.（　　）将一定量的供试品加稀硫酸溶解,炭化后产生的颜色,与某药物规定的标准比色液比较,不得更深,以控制药物易炭化物的限量。

3.（　　　）易炭化物检查时，乙管中加入供试品时最好一次性加入。

## 二、填空题

1. 易炭化物，亦称（　　　　），是指不易炭化（　　　　）在制造过程中所残留的或在贮存期间分解所产生的（　　　　）。

2. 易炭化物与硫酸呈现的颜色，与（　　　）、（　　　）和（　　　）有关，操作中应对实验条件进行严格控制。

3. 供试品如为固体，应先研成细粉。如需加热才能溶解时，可取供试品与（　　　）混合均匀，加热溶解后，放冷，再移置（　　　）中。

## 三、单项选择题

1. 易炭化物系指药物中所夹杂的遇（　　　）易炭化或易氧化而呈色的有机杂质。

A. 盐酸　　　　　B. 硫酸　　　　　C. 硝酸　　　　　D. 磷酸

2. 易炭化物检查法中使用的硫酸的浓度是（　　　）。

A. 含 $H_2SO_4$ 94.5%～95.5%（g/g）　　　　B. 含 $H_2SO_4$ 94.5%～95.5%（g/mL）

C. 含 $H_2SO_4$ 94.5%～95.5%（mL/g）　　　　D. 含 $H_2SO_4$ 95.5%～96.5%（g/g）

3. 药物中的易炭化物检查，除另有规定外，静置（　　　）后，将甲、乙两管同置白色背景前，平视观察，乙管中所显颜色不得较甲管更深。

A. 10min　　　　B. 20min　　　　C. 15min　　　　D. 25min

# 任务 10   药物中残留溶剂测定

## 【任务目标】

❖ 知识目标：

1. 了解残留溶剂的概念。
2. 熟悉残留溶剂的测定方法。
3. 掌握药物中残留溶剂测定法的第二法操作及注意事项。

❖ 能力目标：

能独立依据药品质量标准检查药物中的残留溶剂，正确记录并判断测定结果。

❖ 素质目标：

1. 树立强烈的药物质量与安全意识、规范操作意识及环保意识。
2. 对待残留溶剂测定，具备刻苦钻研、实事求是、精益求精、科研严谨的实验态度。

## 【任务导入】

车间送来克林霉素磷酸酯请验单（见图 4-18），要求检查其残留溶剂是否合格，应如何开展工作？

```
              请验单
品   名：克林霉素磷酸酯
批   号：********
数   量：********
规   格：1kg/袋
检验项目：残留溶剂
请验单位：********
请 验 人：********
请验日期：********
```

图 4-18   克林霉素磷酸酯请验单

## 【知识学习】

## 一、查阅质量标准

查阅《中国药典》（2020 年版）二部克林霉素磷酸酯的残留溶剂的测定。

克林霉素磷酸酯【检查】残留溶剂　照残留溶剂法（通则 0861，见图 4-19）测定。

---

**0861   残留溶剂测定法第二法（毛细管柱顶空进样程序升温法）**

色谱条件　柱温一般先在 40℃维持 8 分钟，再以每分钟 8℃的升温速率升至 120℃，维持 10 分钟；以氮气为载气，流速为每分钟 2.0mL；以水为溶剂时顶空瓶平衡温度为 70～85℃，顶空瓶平衡时间通常为 30～60 分钟；进样口温度为 200℃；如采用 FID 检测器，进样口温度为 250℃。

具体到某个品种的残留溶剂检查时，可根据该品种项下残留溶剂的组成调整升温程序。

测定法　取对照品溶液和供试品溶液，分别连续进样不少于 2 次，测定待测峰的峰面积。

---

图 4-19   0861 残留溶剂测定法

## 二、解读质量标准

### （一）残留溶剂的概念

药品中的残留溶剂系指在原料药或辅料的生产中，以及在制剂制备过程中使用的，但在工艺过程中未能完全去除的有机溶剂，一般具有已知的毒性。

《中国药典》（2020 年版）将药品中常见的残留溶剂分成四类，其名称及限度参照《中国药典》的规定，除另有规定外，第一、第二、第三类溶剂的残留限度应符合其规定；对其他溶剂（第四类），应根据生产工艺的特点，制定相应的限度，使其符合药品生产质量管理规范（GMP）或其他基本的质量要求。

### （二）残留溶剂测定方法

残留溶剂测定有三种方法，分别是第一法：毛细管柱顶空进样等温法；第二法：毛细管柱顶空进样程序升温法；第三法：溶液直接进样法。

↻ **课堂互动** 如何测定克林霉素磷酸酯的残留溶剂？

## 【任务准备】

#### 1. 仪器和用具

气相色谱仪、色谱柱（6％氰丙基苯基-94％二甲基聚硅氧烷为固定液的毛细管柱）、量瓶（10mL）等。

#### 2. 试药和试剂

克林霉素磷酸酯、10％氢氧化钠溶液、1％氢氧化钠溶液、乙醇、丙酮、三氯甲烷、吡啶等。

## 【任务实施】

#### 1. 供试品溶液的制备

取克林霉素磷酸酯约 1.0g，精密称定，置 10mL 量瓶中，加水 2mL 与 10％氢氧化钠溶液 1mL 使溶解，用水稀释至刻度，摇匀，精密量取 2mL 置顶空瓶中，密封。

#### 2. 对照品溶液的制备

**（1）对照品贮备溶液的制备** 取乙醇、丙酮、三氯甲烷与吡啶各适量，精密称定，用 1％氢氧化钠溶液定量稀释制成每 1mL 中各约含乙醇 25mg、丙酮 25mg、三氯甲烷 0.3mg 与吡啶 1mg 的混合溶液，作为对照品贮备溶液。

**（2）对照品溶液的制备** 精密量取上述各对照品贮备溶液适量，用 1％氢氧化钠溶液定量稀释制成每 1mL 中各约含乙醇 0.5mg、丙酮 0.5mg、三氯甲烷 6μg 与吡啶 20μg 的混合溶液，精密量取 2mL，置顶空瓶中，密封。

#### 3. 色谱条件

以 6％氰丙基苯基-94％二甲基聚硅氧烷为固定液（或极性相近）的毛细管柱为色谱柱，起始温度为 50℃，维持 10 分钟，然后以每分钟 10℃ 的速率升温至 90℃，再以每分钟 30℃ 的速率升温至 210℃，维持 2 分钟；进样口温度为 250℃；检测器温度为 300℃；顶空瓶平衡温度为 100℃，平衡时间为 15 分钟。

#### 4. 系统适用性要求

对照品溶液色谱图中，各峰间的分离度均应符合要求。

（1）用待测物的色谱峰计算，毛细管色谱柱的理论板数一般不低于 5000；填充柱的理论板数一般不低于 1000。

（2）色谱图中，待测物色谱峰与其相邻色谱峰的分离度应大于 1.5。

（3）以内标法测定时，对照品溶液连续进样 5 次，所得待测物与内标物峰面积之比的相对标准偏差（RSD）应不大于 5％；若以外标法测定，所得待测物峰面积的 RSD 应不大于 10％。

#### 5. 测定

取供试品溶液与对照品溶液分别顶空进样，记录色谱图。

#### 6. 记录原始数据

残留溶剂测定的原始记录见表 4-17。

表 4-17　残留溶剂测定的原始记录

| 样品名称 | 克林霉素磷酸酯 | | | 检验日期 | ***** |
|---|---|---|---|---|---|
| 样品编号 | ***** | | | 室温 | 20℃ |
| 仪器用具 | 气相色谱仪、色谱柱(6％氰丙基苯基-94％二甲基聚硅氧烷为固定液的毛细管柱)等 | | | | |
| 数据处理 | 编号 | 乙醇含量/% | 丙酮含量/% | 三氯甲烷含量/% | 吡啶含量/% |
| | 1 | 0.0018 | 0.0007 | 未检出 | 0.0011 |
| | 2 | 0.0016 | 0.0008 | 未检出 | 0.0013 |
| | 3 | 0.0017 | 0.0009 | 未检出 | 0.0012 |
| 结果比较 | 乙醇(小于 0.5％)、丙酮(小于 0.5％)、三氯甲烷(小于 0.006％)、吡啶(小于 0.02％) | | | | |
| 备注 | 专属性实验、线性和范围、精密度、定量限与检测限、溶液的稳定性均应符合标准规定 | | | | |

检验员：　　　　　　　　　　　　　　　　　　　　　　　　　　　　　复核员：

**7. 结果判定**

按外标法以峰面积计算，供试品中的乙醇、丙酮、三氯甲烷与吡啶的溶剂平均残留量分别为：0.0017％（小于 0.5％）、0.0008％（小于 0.5％）、三氯甲烷未检出（小于 0.006％）、0.0012％（小于 0.02％）。

结果判断：本品的残留溶剂检查符合规定（规定：照通则 0861 残留溶剂测定法测定，按外标法以峰面积计算，乙醇、丙酮、三氯甲烷与吡啶的残留量均应符合规定）。

## 【任务评价】

根据药物中残留溶剂测定的检查评价表（见表 4-18），对学生完成任务情况评分。

表 4-18　药物中残留溶剂测定评价表

| 序号 | 评价标准 | 赋分/分 | 得分/分 |
|---|---|---|---|
| 1 | 遵守实训室规则,着装规范 | 10 | |
| 2 | 严格遵守药典,查阅标准正确 | 10 | |
| 3 | 操作前准备充分 | 10 | |
| 4 | 规范制备供试品和对照品溶液 | 10 | |
| 5 | 色谱条件正确 | 10 | |
| 6 | 规范操作气相色谱仪 | 10 | |
| 7 | 诚信书写原始记录 | 10 | |
| 8 | 正确判定结果并对异常情况进行分析 | 10 | |
| 9 | 操作结束后清场合格,具有环保意识 | 10 | |
| 10 | 操作规范并及时解决操作中的突发事件 | 10 | |
| 合计 | | 100 | |

## 注意事项

（1）当需要检查的有机溶剂数量较多，且极性差异较大时，可采用程序升温法。

（2）除另有规定外，顶空条件的选择如下。

① 应根据供试品中残留溶剂的沸点选择顶空平衡温度。对沸点较高的残留溶剂，通常选

择较高的平衡温度；但此时应兼顾供试品的热分解特性，尽量避免供试品产生的挥发性热分解产物对测定的干扰。

②顶空平衡时间一般为30～45分钟，以保证供试品溶液的气、液两相有足够的时间达到平衡。顶空平衡时间通常不宜过长，如超过60分钟，可能引起顶空瓶的气密性变差，导致定量准确性的降低。

③对照品溶液与供试品溶液必须使用相同的顶空条件。

（3）定量方法的验证　当采用顶空进样时，供试品与对照品处于不完全相同的基质中，故应考虑气液平衡过程中的基质效应（供试品溶液与对照品溶液组成差异对顶空气液平衡的影响）。由于标准加入法可以消除供试品溶液基质与对照品溶液基质不同所致的基质效应的影响，故通常采用标准加入法验证定量方法的准确性；当标准加入法与其他定量方法的结果不一致时，应以标准加入法的结果为准。

（4）干扰峰的排除　供试品中的未知杂质或其挥发性热降解物易对残留溶剂的测定产生干扰。干扰作用包括在测定的色谱系统中未知杂质或其挥发性热降解物与待测物的保留值相同（共出峰）；或热解产物与待测物的结构相同（如甲氧基热裂解产生甲醇）。当测定的残留溶剂超出限度，但未能确定供试品中是否有未知杂质或其挥发性热降解物对测定有干扰作用时，应通过试验排除干扰作用的存在。对第一类干扰作用，通常采用在另一种极性不同的色谱柱系统中对相同供试品再进行测定，比较不同色谱系统中测定结果的方法。如两者结果一致，则可以排除测定中有共出峰的干扰；如两者结果不一致，则表明测定中有共出峰的干扰。对第二类干扰作用，通常要通过测定已知不含该溶剂的对照样品来加以判断。

（5）含氮碱性化合物的测定　普通气相色谱仪中的不锈钢管路、进样器的衬管等对有机胺等含氮碱性化合物具有较强的吸附作用，致使其检出灵敏度降低，应采用惰性的硅钢材料或镍钢材料管路；采用溶液直接进样法测定时，供试品溶液应不呈酸性，以免待测物与酸反应后不易汽化。

通常采用弱极性的色谱柱或其填料预先经碱处理过的色谱柱分析含氮碱性化合物，如果采用胺分析专用柱进行分析，效果更好。

对不宜采用气相色谱法测定的含氮碱性化合物，可采用其他方法如离子色谱法等测定。

（6）检测器的选择　对含卤素元素的残留溶剂如三氯甲烷等，采用电子捕获检测器（ECD），易得到高的灵敏度。

（7）由于不同的实验室在测定同一供试品时可能采用了不同的实验方法，当测定结果处于合格与不合格边缘时，以采用内标法或标准加入法为准。

课件：药物中残留溶剂测定

## 【练习思考】

**一、判断题**

1.（　　）药品中的残留溶剂系指在原料药或辅料的生产中，以及在制剂制备过程中使用的，但在工艺过程中未能完全去除的有机溶剂。

2.（　　）固定液为100%的二甲基聚硅氧烷的毛细管柱是极性色谱柱。

3.（　　）固定液为聚乙二醇（PEG-20M）的毛细管柱是极性色谱柱。

## 二、填空题

1. 供试品溶液的制备采取顶空进样时，对于非水溶性药物，可采用（　　　　）、（　　　　）或其他适宜溶剂。

2. 毛细管柱顶空进样程序升温法测定药物中的残留溶剂，柱温一般先在（　　　　）℃维持（　　　　）分钟，再以每分钟（　　　　）℃的升温速率升至（　　　　）℃，维持（　　　　）分钟。

3. 测定林霉素磷酸酯中的残留溶剂，按（　　　　）以峰面积计算，（　　　　）、（　　　　）、（　　　　）与（　　　　）的残留量均应符合规定。

## 三、单项选择题

1. 第一法（毛细管柱顶空进样等温法）测定药物中的残留溶剂时，柱温一般为（　　　　）。
A. 40～70℃　　　　　　B. 40～100℃　　　　　　C. 100～110℃　　　　　　D. 100～120℃

2. 第二法（毛细管柱顶空进样程序升温法）测定药物中的残留溶剂时，是以（　　　　）为载气。
A. 氮气　　　　　　　　B. 氧气　　　　　　　　C. 氢气　　　　　　　　D. 氦气

3. 对含卤素元素的残留溶剂如三氯甲烷等进行测定时，采用检测器（　　　　），易得到高的灵敏度。
A. 电子捕获检测器（ECD）　　　　　　　　B. 火焰离子化检测器（FID）
C. 氢火焰离子化检测器（FID）　　　　　　D. 热导检测器（TCD）

## 四、思考题

自主学习《中国药典》（2020年版）四部通则中残留溶剂测定法（第一法和第三法），设计其检验流程。

# 任务 11　药物中特殊杂质检查

## 【任务目标】

❖ 知识目标：

1. 了解特殊杂质的概念。
2. 熟悉特殊杂质检查方法。
3. 掌握药物中特殊杂质的检查操作及注意事项。

❖ 能力目标：

能独立依据药品质量标准检查药物的特殊杂质，正确记录并判断测定结果。

❖ 素质目标：

1. 树立强烈的药物质量与安全意识、规范操作意识及环保意识。
2. 对待特殊杂质检查具有刻苦钻研、实事求是、科学严谨、认真细致的实验态度。
3. 培养诚实守信、勇于担当的职业素养。

## 【任务导入】

车间送来肾上腺素请验单（见图 4-20），要求检查酮体是否合格，应如何开展工作？

```
                请验单
品    名：肾上腺素
批    号：********
数    量：********
规    格：10kg/桶
检验项目：酮体
请验单位：********
请 验 人：********
请验日期：********
```

图 4-20　肾上腺素请验单

## 【知识学习】

## 一、查阅质量标准

查阅《中国药典》（2020 年版）二部肾上腺素的酮体的检查。

肾上腺素【检查】酮体　取本品，加盐酸溶液（9→2000）制成每 1mL 中含 2.0mg 的溶液，照紫外-可见分光光度法（通则 0401，见图 4-21），在 310nm 的波长处测定，吸光度不得过 0.05。

---

**0401 紫外-可见分光光度法**

测定时，除另有规定外，应以配制供试品溶液的同批溶剂为空白对照，采用 1cm 的石英吸收池，在规定的吸收峰波长±2nm 以内测试几个点的吸光度，或由仪器在规定波长附近自动扫描测定，以核对供试品的吸收峰波长位置是否正确。

---

图 4-21　0401 紫外-可见分光光度法

## 二、解读质量标准

### （一）特殊杂质检查的概述

药物中的特殊杂质一般是指在药物生产和储存中，由于药物本身的结构性质、生产方式及工艺条件可能引入的杂质。如引入的原料、副产物、中间体、分解产物等有机物，因此其性质和结构在一定程度上与药物相近。药物中的特殊杂质随药物的不同而有很大的差异，常见的特殊杂质有生物碱、氨基酸、酯类等有机物。

### （二）特殊杂质的检查方法

特殊杂质的检查是利用特殊杂质与药物之间理化性质及生理作用方面的差异选择适宜的检查方法。常用的特殊杂质检查方法一般有物理法、化学法、光谱法和色谱法。

**（1）物理法** 利用药物与特殊杂质在臭味、挥发性、溶解性、旋光性及颜色等方面的物理性质差异，对杂质直接进行检查，以控制杂质限量。

**（2）化学法** 利用药物与杂质之间酸碱性质的差异、杂质与一定的试剂产生沉淀或颜色、杂质与一定试剂反应产生气体、药物与杂质在氧化还原性质上的差异，对杂质直接进行检查，以控制杂质限量。

**（3）光谱法** 由于药物和杂质的结构不同，对光吸收的性质就有差异，可利用杂质与药物对光选择性吸收的差异进行杂质检查。常用的方法有紫外分光光度法、比色法、红外分光光度法及原子吸收分光光度法，其中紫外分光光度法应用较多。

《中国药典》（2020年版）肾上腺素中酮体的检查原理：利用酮体在310nm处有最大吸收，而肾上腺素在这个波长下几乎没有吸收，所以利用肾上腺素和酮体光谱行为的差异，在310nm处测吸光度，检查肾上腺素中酮体的限量。

**（4）色谱法** 利用药物与杂质在吸附和分配性质上的差异将两者分离，同时又可检测，在杂质检查中应用广泛。常用的方法有薄层色谱法、高效液相色谱法、气相色谱法。

**↻ 课堂互动** 如何检查肾上腺素中的酮体？

## 【任务准备】

**1. 仪器和用具**

紫外-可见分光光度计、比色皿、量筒（1mL、10mL）等。

**2. 试药和试剂**

肾上腺素、盐酸溶液（9→2000）等。

## 【任务实施】

**1. 仪器预热**

紫外-可见分光光度计开机预热30min。

**2. 盐酸溶液（9→2000）的制备**

取盐酸9mL加水至1000mL。

**3. 供试品溶液的制备**

取本品，加盐酸溶液（9→2000）制成每1mL中含2.0mg的溶液。

**4. 测定吸光度**

取供试品溶液，照紫外-可见光分光光度法，在310nm的波长处测定吸光度。

**5. 记录原始数据（见表4-20）**

药物中特殊杂质检查的原始记录见表4-19。

表4-19 药物中特殊杂质检查的原始记录

| 样品名称 | 肾上腺素 | 检验日期 | ***** |
|---|---|---|---|
| 样品编号 | ***** | 室温 | 20℃ |
| 仪器 | 紫外-可见分光光度计、比色皿、量筒(1mL、10mL)等 | | |

| 数据处理 | 编号 | 供试品的取样量 /g | 测定波长 /nm | 测定吸光度 | 吸光度平均值 |
|---|---|---|---|---|---|
| | 1 | 0.1999 | 310 | 0.010 | 0.010 |
| | 2 | 0.1998 | 310 | 0.010 | |
| 结果比较 | 肾上腺素中的酮体吸光度小于0.05 | | | | |
| 备注 | 1. 吸收池必须洁净，并注意配对使用。量瓶、移液吸管均应校正、洗净后使用。<br>2. 吸收池放入样品室时应注意方向相同。用后用溶剂或水冲洗干净，晾干防尘保存 | | | | |

检验员：　　　　　　　　　　　　　　　　　　　　　　　　　　　　　　　复核员：

**6. 结果判定**

$A_1 = 0.010$，$A_2 = 0.010$

平均值 $\overline{A} = 0.010$

结果判断：本品的酮体检查符合规定（规定：在310nm的波长处测定，吸光度不得过0.05）。

## 【任务评价】

根据药物中特殊杂质检查的评价表（见表4-20），对学生完成任务情况评分。

表4-20 药物中特殊杂质检查评价表

| 序号 | 评价标准 | 赋分/分 | 得分/分 |
|---|---|---|---|
| 1 | 遵守实训室规则，着装规范 | 10 | |
| 2 | 严格遵守药典，查阅标准正确 | 10 | |
| 3 | 操作前准备充分 | 10 | |
| 4 | 供试品溶液的制备准确 | 10 | |
| 5 | 规范使用仪器 | 10 | |
| 6 | 规范测定待测样的吸光度 | 10 | |
| 7 | 诚信书写原始记录 | 10 | |
| 8 | 正确判定结果并对异常情况进行分析 | 10 | |
| 9 | 操作结束后清场合格，具有环保意识 | 10 | |
| 10 | 操作规范并及时解决操作中的突发事件 | 10 | |
| 合计 | | 100 | |

### 注意事项

（1）比色皿使用时应手持比色皿磨砂面。

（2）待测液制备好后应尽快测量，避免有色物质分解，影响测量结果。

（3）测得的吸光度最好控制在0.2～0.8之间，超过1.0时要做适当稀释。

（4）开关试样室盖时动作要轻缓。

（5）吸收池应配对使用，否则会引入测定误差。装入样品溶液的体积以池体积的4/5为宜。

微课：肾上腺素的酮体的检查

课件：药物中特殊杂质检查

## 【练习思考】

### 一、判断题

1.（　　）药物中的特殊杂质一般是指在药物生产和储存中引入的原料、副产物、中间体、分解产物等有机物，但其性质和结构一定程度上与药物相近。

2.（　　）杂质对照品法检查药物中的特殊杂质时，适用于已知样品中含有的杂质或可能含有的杂质，并能制备杂质对照品的情况。

3.（　　）对于药物中的杂质的结构不能确定或无杂质对照品的情况下，可采用对照药物法检查特殊杂质。

### 二、填空题

1.《中国药典》（2020年版）检查葡萄糖乙醇溶液的澄清度，是利用药物和其杂质（　　　）的差异，而进行的杂质检查。

2.某些药物自身无色，但从生产中引入了有色的有关物质，或其分解产物有颜色。采用检查（　　　）的方法，可以控制药物中有色杂质的量。

3.利用对光吸收性质的差异，选择（　　　）作为检查药物中特殊杂质的方法。

### 三、单项选择题

1.《中国药典》（2020年版）硫酸阿托品中"莨菪碱"的检查方法，是通过限定药物溶液的（　　　）值来控制相应杂质的量。

A. 溶解度　　　　　　B. 旋光度　　　　　　C. 浓度　　　　　　D. 吸光度

2.《中国药典》（2020年版）肾上腺素中酮体的检查，就是利用酮体在（　　　）处有最大吸收，而肾上腺素在这个波长下几乎没有吸收，所以利用肾上腺素和酮体光谱行为的差异，在此波长处测吸光度，检查肾上腺素中酮体的限量。

A. 310nm　　　　　　B. 350nm　　　　　　C. 520nm　　　　　　D. 600nm

3.《中国药典》（2020年版）盐酸吗啡中阿扑吗啡限量检查，是利用药物与杂质之间的（　　　）进行检查。

A. 颜色的差异　　　　　　　　　　B. 吸附或分配性质的差异
C. 对光吸收性质的差异　　　　　　D. 氧化还原电位的差异

4.《中国药典》（2020年版）异烟肼中游离肼的检查，是利用药物与杂质之间的（　　　）进行检查。

A. 颜色的差异　　　　　　　　　　B. 吸附或分配性质的差异
C. 对光吸收性质的差异　　　　　　D. 氧化还原电位的差异

# >>> 项目5 <<<

# 药物制剂的常规检查

## 【项目介绍】

　　药物以制剂的形式供临床使用，药物在制备成制剂的过程中，为了保证药物制剂的稳定性、均一性、有效性和安全性，更好地对药物制剂的质量进行控制和评价，《中国药典》（2020年版）四部"制剂通则"中对收载的剂型规定有相应的检查项目，这些检查项目称为制剂的常规检查项目，如片剂的重量差异、崩解时限等；注射剂的装量差异、可见异物、无菌等；胶囊剂的装量差异、崩解时限等；颗粒剂的粒度、干燥失重、装量差异等。除了制剂的常规检查项目外，对某些制剂还需做一些特殊的检查，如小剂量的片剂、胶囊剂还需做含量均匀度检查；对水溶性较差的片剂，需进行溶出度测定。本项目主要介绍重量差异、装量差异、含量均匀度、崩解时限、溶出度、可见异物、无菌和微生物限度8个制剂常规检查项目。

## 【知识导图】

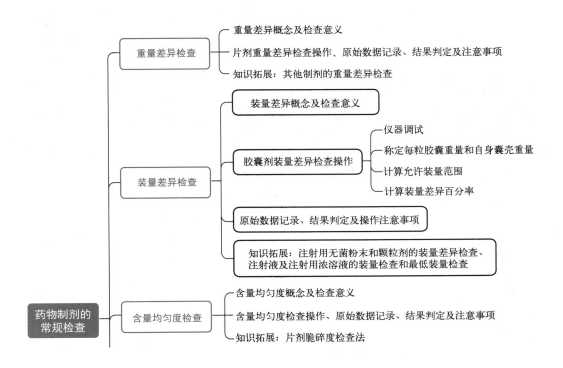

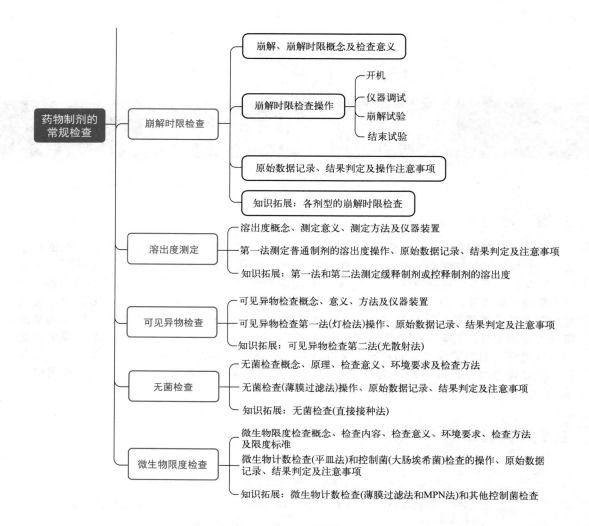

## 【1+X证书考点】

本项目对接药物制剂生产 1＋X 职业技能等级标准中重量差异检查、崩解时限检查、装量差异检查、可见异物检查、无菌检查 5 个考核项目。

# 任务 1　重量差异检查

## 【任务目标】

❖ 知识目标：

1. 了解重量差异检查的意义。
2. 熟悉重量差异的概念和操作注意事项。
3. 掌握片剂重量差异检查的操作方法和结果判定标准。

❖ 能力目标：

能依据药品质量标准检查药品的重量差异，正确记录并判断检查结果。

❖ 素质目标：

1. 具有"依法检测、质量第一"的职业观念。
2. 具有认真负责、遵守操作规程、诚实守信和严谨细致的工作态度。

## 【任务导入】

车间送来维生素 C 片请验单（见图 5-1），要求检查其重量差异是否合格，应如何开展工作？

| 请验单 | |
| --- | --- |
| 品　　名：维生素 C 片 | |
| 批　　号：********* | |
| 数　　量：********* | |
| 规　　格：0.1g/片 | |
| 检验项目：重量差异 | |
| 请验单位：********* | |
| 请 验 人：********* | |
| 请验日期：********* | |

图 5-1　维生素 C 片请验单

## 【知识学习】

### 一、查阅质量标准

查阅《中国药典》（2020 年版）二部维生素 C 片的重量差异检查。

维生素 C 片【检查】其他　应符合片剂项下有关的各项规定（通则 0101，见图 5-2）。

---

**0101　片剂**

**【重量差异】**　照下述方法检查，应符合规定。

**检查法**　取供试品 20 片，精密称定总重量，求得平均片重后，再分别精密称定每片的重量，每片重量与平均片重比较（凡无含量测定的片剂或有标示片重的中药片剂，每片重量应与标示片重比较），按表中的规定，超出重量差异限度的不得多于 2 片，并不得有 1 片超出限度 1 倍。

表 5-1　片剂的重量差异限度

| 平均片重或标示片重 | 重量差异限度 |
| --- | --- |
| 0.30g 以下 | ±7.5% |
| 0.30g 及 0.30g 以上 | ±5% |

图 5-2　0101 片剂

## 二、解读质量标准

### （一）重量差异的概念

重量差异指按规定称量方法测得片剂每片的重量与平均片重（凡无含量测定的片剂或有标示片重的中药片剂，每片重量应与标示片重比较）之间的差异程度。通则 0101 中规定的方法适用于片剂的重量差异检查。凡规定检查含量均匀度的片剂，一般不再进行重量差异的检查。

### （二）重量差异检查的意义

在药品生产中，由于药品本身的性质，以及工艺、设备和管理等原因，允许药品的重量在一定限度内存在偏差。若超限，则难以保证临床用药剂量的准确；若剂量过小，则不能达到预期的疗效；若剂量过大，则可能会引起严重的不良反应，甚至中毒事故。因此，进行重量差异检查，对于控制各片重量的一致性，保证用药剂量的准确性，具有十分重要的意义。

↻ **课堂互动** 维生素 C 片如何进行重量差异检查？

## 【任务准备】

### 1. 仪器和用具

分析天平（感量 0.1mg，适用于平均片重 0.30g 以下的片剂；感量 1mg，适用于平均片重 0.30g 或 0.30g 以上的片剂）、称量瓶、弯头或平头手术镊。

### 2. 试药和试剂

维生素 C 片。

## 【任务实施】

### 1. 仪器调试

打开电子天平，查看天平是否水平放置，天平自我校准，归零；确定天平的感量。

### 2. 称取平均片重

取空称量瓶，精密称定重量；再取供试品 20 片，置此称量瓶中，精密称定。两次称量值之差即为 20 片供试品的总重量，除以 20，得平均片重（$\overline{m}$）。保留三位有效数字，修约至两位有效数字，选择重量差异限度。

### 3. 称取每片重量

从已称定总重量的 20 片供试品中，依次用镊子取出 1 片，分别精密称定 20 片供试品每片的重量。

### 4. 计算允许片重范围

按表 5-1 规定的重量差异限度，求出允许片重范围：$\overline{m} \times (1 -$ 重量差异限度$) \sim \overline{m} \times (1 +$ 重量差异限度$)$。

### 5. 计算重量差异百分率

遇有超出允许片重范围并处于边缘者，应再与平均片重相比较，计算出该片重量差异的百分率，再根据表 5-1 规定的重量差异限度作为判定的依据（避免在计算允许重量范围时受数值修约的影响）。

$$重量差异百分率 = \frac{超出允许片重范围的片重 - 平均片重}{平均片重} \times 100\%$$

### 6. 记录原始数据

重量差异检查原始记录见表 5-2。

表 5-2　重量差异检查原始记录

| 样品名称 | 维生素 C 片 | | | | | 检验日期 | | ××年××月××日 | |
|---|---|---|---|---|---|---|---|---|---|
| 样品编号 | ***** | | | | | 温湿度/(℃,%) | | 25℃,45% | |
| 天平 | 美国奥豪斯 FR224CN | | | | | | | | |
| 数据处理 | 空称量瓶重量/g | | 43.7994 | | 空称量瓶重量＋20 片供试品重量/g | | | | 47.4174 |
| | 20 片总重量/g | | 3.6180 | | 平均片重($\overline{m}$)/g | | | | 0.181 |
| | 编号 | 1 | 2 | 3 | 4 | 5 | 6 | 7 | 8 | 9 | 10 |
| | 片重/g | 0.1811 | 0.1799 | 0.1801 | 0.1829 | 0.1799 | 0.1801 | 0.1792 | 0.1788 | 0.1813 | 0.1827 |
| | 编号 | 11 | 12 | 13 | 14 | 15 | 16 | 17 | 18 | 19 | 20 |
| | 片重/g | 0.1814 | 0.1806 | 0.1805 | 0.1825 | 0.1804 | 0.1796 | 0.1828 | 0.1822 | 0.1799 | 0.1821 |
| 结果计算 | 允许片重范围:$\overline{m}$×(1－重量差异限度)～$\overline{m}$×(1＋重量差异限度) | | | | | | | | |
| 备注 | 平均片重修约至两位有效数字,选择重量差异限度 | | | | | | | | |

检验员:　　　　　　　　　　　　　　　　　　　　　复核员:

## 7. 结果判定

20 片平均片重＝3.6180/20＝0.181g≈0.18g

重量差异限度:0.18g＜0.30g,重量差异限度选择±7.5%

$$允许片重范围＝\overline{m}×(1－重量差异限度)～\overline{m}×(1＋重量差异限度)$$
$$＝0.181×(1－7.5\%)～0.181×(1＋7.5\%)$$
$$＝0.167425～0.194575g≈0.167～0.195g$$

20 片均在规定限度范围内,均未超出允许片重范围。

结果判断:符合规定(规定:超出重量差异限度的不得多于 2 片,并不得有 1 片超出限度 1 倍)。

## 【任务评价】

根据药物的重量差异检查评价表(见表 5-3),对学生完成任务情况评分。

表 5-3　药物的重量差异检查评价表

| 序号 | 评价标准 | 赋分/分 | 得分/分 |
|---|---|---|---|
| 1 | 遵守实训室规则,着装规范 | 5 | |
| 2 | 严格遵守药典,查阅标准正确 | 5 | |
| 3 | 操作前准备充分 | 10 | |
| 4 | 规范称取 20 片供试品总重量 | 10 | |
| 5 | 规范称取各片重量 | 15 | |
| 6 | 诚信书写原始记录 | 10 | |
| 7 | 计算平均片重及允许片重范围过程正确 | 15 | |
| 8 | 正确判定结果并对异常情况进行分析 | 10 | |
| 9 | 操作结束后清场合格,具有环保意识 | 10 | |
| 10 | 操作规范并及时解决操作中的突发事件 | 10 | |
| | 合计 | 100 | |

**注意事项**

(1) 在称量前后，均应仔细查药片数。称量过程中，应避免用手直接接触药片。已取出的药片，不得再放回供试品原包装容器内。

(2) 偶有检出超出重量差异限度的药片，宜另器保存，供必要时复核用。

(3) 糖衣片应在包衣前检查片芯的重量差异，符合规定后方可包衣。包衣后不再检查重量差异。

(4) 薄膜衣片在包衣后也应检查重量差异。

**课堂互动** 某片剂重约为 0.5g，20 片的总重为 10.6061g，各片的片重分别为 0.5271g、0.5388g、0.5417g、0.5316g、0.5418g、0.5591g、0.5488g、0.5478g、0.5489g、0.5420g、0.5407g、0.4098g、0.5513g、0.5084g、0.5318g、0.5505g、0.5247g、0.5422g、0.5432g、0.5488g，计算该片剂的重量差异是否符合规定。

 **榜样力量**

梁晓天：现代谱学巧解药物结构

 **知识拓展**

### 其他制剂的重量差异检查

《中国药典》（2020 年版）四部通则规定除片剂需做重量差异检查外，栓剂、丸剂、贴剂、膜剂和锭剂也需要进行重量差异检查，其检验数量、重量差异限度和结果判断要求如表 5-4 所示。

表 5-4　栓剂、丸剂、贴剂、膜剂和锭剂的重量差异检查

| 剂型 | | 供试品数量 | 平均重量或标示重量 | 重量差异限度 | 结果判断 |
|---|---|---|---|---|---|
| 栓剂 | | 10 粒 | 1.0g 及 1.0g 以下<br>1.0g 以上至 3.0g<br>3.0g 以上 | ±10%<br>±7.5%<br>±5% | 超出重量差异限度的不得多于 1 粒，并不得超出限度 1 倍 |
| 丸剂 | 滴丸 | 20 丸 | 0.03g 及 0.03g 以下<br>0.03g 以上至 0.1g<br>0.1g 以上至 0.3g<br>0.3g 以上 | ±15%<br>±12%<br>±10%<br>±7.5% | 超出重量差异限度的不得多于 2 丸，并不得有 1 丸超出限度 1 倍 |
| | 糖丸 | 20 丸 | 0.03g 及 0.03g 以下<br>0.03g 以上至 0.3g<br>0.3g 以上 | ±15%<br>±10%<br>±7.5% | 超出重量差异限度的不得多于 2 丸，并不得有 1 丸超出限度 1 倍 |
| | 其他丸剂 | 10 份（丸重 1.5g 及 1.5g 以上的以 1 丸为 1 份；丸重 1.5g 以下的 10 丸为 1 份） | 0.05g 及 0.05g 以下<br>0.05g 以上至 0.1g<br>0.1g 以上至 0.3g<br>0.3g 以上至 1.5g<br>1.5g 以上至 3g<br>3g 以上至 6g<br>6g 以上至 9g<br>9g 以上 | ±12%<br>±11%<br>±10%<br>±9%<br>±8%<br>±7%<br>±6%<br>±5% | 超出重量差异限度的不得多于 2 份，并不得有 1 份超出限度 1 倍 |

| 剂型 | 供试品数量 | 平均重量或标示重量 | 重量差异限度 | 结果判断 |
| --- | --- | --- | --- | --- |
| 贴剂 | 20 片 | — | ±5% | 超出重量差异限度的不得多于 2 片,并不得有 1 片超出限度 1 倍 |
| 膜剂 | 20 片 | 0.02g 及 0.02g 以下<br>0.02g 以上至 0.20g<br>0.20g 以上 | ±15%<br>±10%<br>±7.5% | 超出重量差异限度的不得多于 2 片,并不得有 1 片超出限度的 1 倍 |
| 锭剂 | 照丸剂重量差异项下方法 | | | |

🔄 **课堂互动** 哪些制剂需要检查重量差异?有何意义?

微课:维生素 C 片的重量差异检查

课件:重量差异检查

## 【练习思考】

**一、单项选择题**

1. 某片剂的平均片重为 0.25g,其重量差异限度规定为（　　）。

A. ±7.5%　　　　B. ±5.0%　　　　C. ±5.5%　　　　D. ±7.0%

2. 片剂进行重量差异检查时其检验量一般为（　　）。

A. 5 片　　　　B. 10 片　　　　C. 15 片　　　　D. 20 片

3. 在片剂重量差异检查中,除另有规定外,0.3g 以上药物差异限度应在（　　）。

A. ±7.5%　　　　B. ±5.0%　　　　C. ±10%　　　　D. ±15%

4. 凡规定检查含量均匀度的片剂,可不进行（　　）的检查。

A. 重量差异　　　　B. 崩解时限　　　　C. 溶出度　　　　D. 装量差异

5. 薄膜衣片在包衣后也应检查（　　）。

A. 装量差异　　　　B. 溶散时限　　　　C. 脆碎度　　　　D. 重量差异

6. 糖衣片的重量差异检查方法为（　　）。

A. 与普通片一样

B. 取普通片的 2 倍量进行检查

C. 包衣前检查片芯的重量差异,包衣后再检查

D. 包衣前检查片芯,包衣后不再检查

**二、计算题**

某片剂重约为 0.25g,20 片的总重为 4.9890g,各片的片重分别为 0.2381g、0.2541g、0.2468g、0.2632g、0.2512g、0.2546g、0.2623g、0.2492g、0.2355g、0.2524g、0.2483g、0.2453g、0.2512g、0.2513g、0.2385g、0.2483g、0.2464g、0.2580g、0.2412g、0.2531g,计算该片剂的重量差异是否符合规定。

**三、思考题**

自主学习《中国药典》(2020 年版)四部通则中贴剂和膜剂的重量差异检查法,设计其检验流程。

# 任务 2　装量差异检查

## 【任务目标】

❖ 知识目标：

1. 了解装量差异检查的意义。
2. 熟悉装量差异检查的概念和操作注意事项。
3. 掌握胶囊剂装量差异检查的操作方法和结果判定标准。

❖ 能力目标：

能依据药品质量标准检查药品的装量差异，正确记录并判断检查结果。

❖ 素质目标：

1. 具有"依法检测、质量第一"的职业观念。
2. 具有认真负责、遵守操作规程和实事求是的工作态度。

## 【任务导入】

车间送来诺氟沙星胶囊请验单（见图 5-3），要求检查其装量差异是否合格，应如何开展工作？

| 请验单 | |
| --- | --- |
| 品　　名： | 诺氟沙星胶囊 |
| 批　　号： | ******** |
| 数　　量： | ******** |
| 规　　格： | 0.1g/粒 |
| 检验项目： | 装量差异 |
| 请验单位： | ******** |
| 请 验 人： | ******** |
| 请验日期： | ******** |

图 5-3　诺氟沙星胶囊请验单

## 【知识学习】

### 一、查阅质量标准

查阅《中国药典》（2020 年版）二部诺氟沙星胶囊的装量差异检查。

诺氟沙星胶囊【检查】其他　应符合胶囊剂项下有关的各项规定（通则 0103，见图 5-4）。

---

**0103　胶囊剂**

【装量差异】　照下述方法检查，应符合规定。

检查法　除另有规定外，取供试品 20 粒（中药取 10 粒），分别精密称定重量，倾出内容物（不得损失囊壳），硬胶囊囊壳用小刷或其他适宜的用具拭净；软胶囊或内容物为半固体或液体的硬胶囊囊壳用乙醚等易挥发性溶剂洗净，置通风处使溶剂挥尽，再分别精密称定囊壳重量，求出每粒内容物的装量与平均装量。每粒装量与平均装量相比较（有标示装量的胶囊剂，每粒装量应与标示装量比较），超出装量差异限度的不得多于 2 粒，并不得有 1 粒超出限度 1 倍。

表 5-5　胶囊剂的装量差异限度

| 平均装量或标示装量 | 装量差异限度 |
| --- | --- |
| 0.30g 以下 | ±10% |
| 0.30g 及 0.30g 以上 | ±7.5%（中药±10%） |

图 5-4　0103 胶囊剂

---

## 二、解读质量标准

### （一）装量差异的概念

装量差异指按规定称量方法测得胶囊剂每粒装量与平均装量相比较（有标示装量的胶囊剂，每粒装量应与标示装量比较）的差异程度。通则 0103 中规定的方法适用于胶囊剂的装量差异检查。凡规定检查含量均匀度的胶囊剂，一般不再进行装量差异的检查。

### （二）装量差异检查的意义

在药品生产中，由于药品本身的性质，以及工艺、设备和管理等原因，允许药品的装量在一定限度内存在偏差。若超限，则难以保证临床用药剂量的准确；若剂量过小，则不能达到预期的疗效；若剂量过大，则可能会引起严重的不良反应，甚至中毒事故。因此，进行装量差异检查，对于控制药品装量的一致性，保证用药剂量的准确性，具有十分重要的意义。

↻ **课堂互动** 诺氟沙星胶囊如何进行装量差异检查？

## 【任务准备】

### 1. 仪器和用具

分析天平（感量 0.1mg，适用于平均装量 0.30g 以下的胶囊剂；感量 1mg 适用于平均装量 0.30g 或 0.30g 以上的胶囊剂）、称量瓶、脱脂棉、弯头或平头手术镊。

### 2. 试药和试剂

诺氟沙星胶囊。

## 【任务实施】

### 1. 仪器调试

打开电子天平，查看天平是否水平放置，天平自我校准，归零；确定天平的感量。

### 2. 称定每粒胶囊重量和自身囊壳重量

取供试品 20 粒，精密称定 1 粒重量，取开囊帽，倾出内容物（不得损失囊壳），用脱脂棉将囊壳内外拭净，精密称定该囊壳重量，可求出该粒内容物的装量，结果保留三位有效数字，如此重复操作，测定 20 粒内容物的装量，最后求出平均装量为 20 粒装量的平均值。

### 3. 计算允许装量范围

按表 5-5 规定的装量差异限度，求出允许装量范围：平均装量×（1－装量差异限度）～平均装量×（1＋装量差异限度）。

### 4. 计算装量差异百分率

遇有超出允许装量范围并处于边缘者，应再与平均装量或标示装量相比较，计算出该粒装量差异的百分率，再根据表 5-5 规定的装量差异限度作为判定的依据（避免在计算允许装量范围时受数值修约的影响）。

$$装量差异百分率 = \frac{超出允许装量范围的胶囊 - 平均装量}{平均装量} \times 100\%$$

### 5. 记录原始数据

装量差异检查原始记录见表 5-6。

表 5-6　装量差异检查原始记录

| 样品名称 | 诺氟沙星胶囊 | 检验日期 | ××年××月××日 |
|---|---|---|---|
| 样品编号 | ***** | 温湿度/（℃，%） | 25℃，45% |

| 天平 | 美国奥豪斯 FR224CN | | | | | | | | | |
|---|---|---|---|---|---|---|---|---|---|---|
| 数据处理 | 编号 | 1 | 2 | 3 | 4 | 5 | 6 | 7 | 8 | 9 | 10 |
| | 每粒重/g | 0.2763 | 0.2924 | 0.2677 | 0.2746 | 0.2723 | 0.2787 | 0.2819 | 0.2714 | 0.2731 | 0.2786 |
| | 胶囊壳重/g | 0.0628 | 0.0616 | 0.0600 | 0.0572 | 0.0578 | 0.0580 | 0.0614 | 0.0608 | 0.0586 | 0.0634 |
| | 内容物重/g | 0.214 | 0.231 | 0.208 | 0.217 | 0.214 | 0.221 | 0.220 | 0.211 | 0.214 | 0.215 |
| | 编号 | 11 | 12 | 13 | 14 | 15 | 16 | 17 | 18 | 19 | 20 |
| | 每粒重/g | 0.2786 | 0.2698 | 0.2813 | 0.2756 | 0.2725 | 0.2846 | 0.2778 | 0.2745 | 0.2793 | 0.2804 |
| | 胶囊壳重/g | 0.0634 | 0.0533 | 0.0655 | 0.0601 | 0.0573 | 0.0632 | 0.0594 | 0.0592 | 0.0643 | 0.0642 |
| | 内容物重/g | 0.215 | 0.216 | 0.216 | 0.216 | 0.215 | 0.221 | 0.218 | 0.215 | 0.215 | 0.216 |

| 结果计算 | 平均装量＝每粒内容物重量之和/20<br>允许装量范围:平均装量×(1−装量差异限度)～平均装量×(1+装量差异限度) |
|---|---|
| 备注 | 每粒内容物重量保留三位有效数字,平均装量保留三位有效数字 |

检验员：　　　　　　　　　　　　　　　　　　　　　　　　　　　　复核员：

### 6. 结果判定

20 粒平均装量＝(0.214＋0.231＋0.208＋0.217＋0.214＋0.221＋0.220＋0.211＋0.214＋
0.215＋0.215＋0.216＋0.216＋0.216＋0.215＋0.221＋0.218＋0.215＋
0.215＋0.216)/20＝0.2164g≈0.216g

装量差异限度：0.22g＜0.30g，装量差异限度选择±10％。

允许装量范围＝平均装量×(1−装量差异限度)～平均装量×(1+装量差异限度)
＝0.216×(1−10％)～0.216×(1+10％)＝0.1944～0.2376g≈0.194～0.238g

20 粒均在规定限度范围内，均未超出允许装量范围。

结果判断：符合规定（规定：超出装量差异限度的不得多于 2 粒，并不得有 1 粒超出限度 1 倍）。

## 【任务评价】

根据药物的装量差异检查评价表（见表 5-7），对学生完成任务情况评分。

表 5-7　药物的装量差异检查评价表

| 序号 | 评价标准 | 赋分/分 | 得分/分 |
|---|---|---|---|
| 1 | 遵守实训室规则,着装规范 | 5 | |
| 2 | 严格遵守药典,查阅标准正确 | 5 | |
| 3 | 操作前准备充分 | 10 | |
| 4 | 规范称取每粒胶囊重量 | 10 | |
| 5 | 规范称取每粒胶囊内容物重量 | 15 | |
| 6 | 诚信书写原始记录 | 10 | |
| 7 | 计算平均装量及允许装量范围过程正确 | 15 | |
| 8 | 正确判定结果并对异常情况进行分析 | 10 | |
| 9 | 操作结束后清场合格,具有环保意识 | 10 | |
| 10 | 操作规范并及时解决操作中的突发事件 | 10 | |
| | 合计 | 100 | |

(1) 每粒胶囊的两次称量中，应注意编号顺序以及囊体和囊帽的对应，不得混淆。

(2) 在称量前后，均应仔细查对胶囊数。称量过程中，应避免用手直接接触供试品。已取出的胶囊，不得再放回供试品原包装容器内。

🌱 **知识拓展**

《中国药典》（2020 年版）四部通则规定除胶囊剂需做装量差异检查外，注射剂（注射用无菌粉末）、颗粒剂、眼用制剂、鼻用制剂、丸剂等剂型也需进行装量差异检查。下面主要以注射用无菌粉末和颗粒剂的装量差异检查、注射液及注射用浓溶液的装量检查、最低装量检查法为例讲述其操作方法和结果判定。

**1. 注射用无菌粉末的装量差异检查**

**(1) 操作方法** 取供试品 5 瓶（支），除去标签、铝盖，容器外壁用乙醇擦净，干燥，开启时注意避免玻璃屑等异物落入容器中，分别迅速精密称定；容器为玻璃瓶的注射用无菌粉末，首先小心开启内塞，使容器内外气压平衡，盖紧后精密称定。然后倾出内容物，容器用水或乙醇洗净，在适宜条件下干燥后，再分别精密称定每一容器的重量，求出每瓶（支）的装量与平均装量。

**(2) 结果判定** 每瓶（支）装量与平均装量相比较（如有标示装量，则与标示装量相比较），应符合表 5-8 中规定，如有 1 瓶（支）不符合规定，应另取 10 瓶（支）复试，应符合规定。

表 5-8　注射用无菌粉末的装量差异限度

| 平均装量或标示装量 | 装量差异限度 |
| --- | --- |
| 0.05g 及 0.05g 以下 | ±15% |
| 0.05g 以上至 0.15g | ±10% |
| 0.15g 以上至 0.50g | ±7% |
| 0.50g 以上 | ±5% |

**2. 颗粒剂的装量差异检查**

**(1) 操作方法** 取供试品 10 袋（瓶），除去包装，分别精密称定每袋（瓶）内容物的重量，求出每袋（瓶）内容物的装量与平均装量。

**(2) 结果判定** 每袋（瓶）装量与平均装量相比较［凡无含量测定的颗粒剂或有标示装量的颗粒剂，每袋（瓶）装量应与标示装量比较］，超出装量差异限度的颗粒剂不得多于 2 袋（瓶），并不得有 1 袋（瓶）超出装量差异限度 1 倍（表 5-9）。

表 5-9　颗粒剂的装量差异限度

| 平均装量或标示装量 | 装量差异限度 |
| --- | --- |
| 1.0g 及 1.0g 以下 | ±10% |
| 1.0g 以上至 1.5g | ±8% |
| 1.5g 以上至 6.0g | ±7% |
| 6.0g 以上 | ±5% |

**3. 注射液及注射用浓溶液的装量检查**

**(1) 操作方法** 供试品标示装量不大于 2mL 者，取供试品 5 支（瓶）；2mL 以上至 50mL

者，取供试品 3 支（瓶）。开启时注意避免损失，将内容物分别用相应体积的干燥注射器及注射针头抽尽，然后缓慢连续地注入经标化的量入式量筒内（量筒的大小应使待测体积至少占其额定体积的 40%，不排尽针头中的液体），在室温下检视。测定油溶液、乳状液或混悬液时，应先加温（如有必要）摇匀，再用干燥注射器及注射针头抽尽后，同前法操作，放冷（加温时），检视。

**（2）结果判定** 每支（瓶）的装量均不得少于其标示装量，判为符合规定；如有少于其标示装量者，即判为不符合规定。

**4. 最低装量检查法**

本法适用于固体、半固体和液体制剂。除制剂通则中规定检查重（装）量差异的制剂及放射性药品外，按下述方法检查，应符合规定（通则 0942）。

**（1）重量法**

① 操作方法：重量法适用于标示装量以重量计的制剂。除另有规定外，取供试品 5 个（50g 以上者 3 个），除去外盖和标签，容器外壁用适宜的方法清洁并干燥，分别精密称定重量，除去内容物，容器用适宜的溶剂洗净并干燥，再分别精密称定空容器的重量，求出每个容器内容物的装量与平均装量。

② 结果判定：每个容器内容物的装量与平均装量均应符合表 5-10 的有关规定。如有 1 个容器装量不符合规定，则另取 5 个（50g 以上者 3 个）复试，应全部符合规定。

表 5-10　最低装量检查法有关规定

| 标示装量 | 注射液及注射用浓溶液 | | 口服及外用固体、半固体、液体；黏稠液体 | |
| --- | --- | --- | --- | --- |
| | 平均装量 | 每个容器装量 | 平均装量 | 每个容器装量 |
| 20g(mL)以下 | — | — | 不少于标示装量 | 不少于标示装量的 93% |
| 20g(mL)至 50g(mL) | — | — | 不少于标示装量 | 不少于标示装量的 95% |
| 50g(mL)以上 | 不少于标示装量 | 不少于标示装量的 97% | 不少于标示装量 | 不少于标示装量的 97% |

注：对于以容量计的小规格标示装量制剂，可改用重量法或按品种项下的规定方法检查。平均装量与每个容器装量（按标示装量计算百分率），取三位有效数字进行结果判断。

**（2）容量法**

① 操作方法：容量法适用于标示装量以容量计的制剂。除另有规定外，取供试品 5 个（50mL 以上者 3 个），开启时注意避免损失，将内容物转移至预经标化的干燥量入式量筒中（量具的大小应使待测体积至少占其额定体积的 40%），黏稠液体倾出后，除另有规定外，将容器倒置 15 分钟，尽量倾净。2mL 及以下者用预经标化的干燥量入式注射器抽尽。读出每个容器内容物的装量，并求其平均装量。

② 结果判定：每个容器内容物的装量与平均装量均应符合表 5-10 的有关规定。如有 1 个容器装量不符合规定，则另取 5 个（50mL 以上者 3 个）复试，应全部符合规定。

微课：诺氟沙星胶囊的装量差异检查

课件：装量差异检查

## 【练习思考】

### 一、判断题

（　　）1. 凡规定检查含量均匀度的注射剂或胶囊剂，不再进行装量差异限度检查。

（　　）2. 装量检查中注射器的容量不包括注射针头。

（　　）3. 注射剂的装量检查中，平均装量不低于标示量即可。

（　　）4. 注射剂的装量检查中，每支装量均不得少于标示量。

### 二、单项选择题

1. 注射液装量检查时，标示装量为不大于 2mL 者取供试品的支数以及 2mL 以上至 50mL 者取供试品的支数分别为（　　　）。

A. 3 支，5 支　　　　　B. 5 支，3 支　　　　　C. 5 支，10 支　　　　　D. 10 支，5 支

2. 根据《中国药典》（2020 年版）胶囊剂的装量差异检查法项下规定，除另有规定外，一般取供试品（　　　）粒用于装量差异检查

A. 5　　　　　　　　　B. 10　　　　　　　　　C. 20　　　　　　　　　D. 30

3. 装量差异主要用以评价（　　　）。

A. 药品的安全性　　　B. 药品的真伪　　　　C. 药品的纯度　　　　D. 药品的有效性

### 三、问答题

1. 注射剂的装量差异限度是如何规定的？

2. 现有一批规格为 2.4g（400 万单位）的注射用青霉素钠，已抽检 5 瓶测得其装量差异分别为：2.42g、2.38g、2.43g、2.41g、2.39g，判断其装量差异是否符合规定。

3. 现有一批规格为 0.5g 的注射用氨苄西林钠，已知其含量为 98.25%，抽取 5 支样品，其内容物重量分别为 0.5662g、0.5422g、0.5925g、0.5428g、0.5324g，计算并判断该批样品装量差异是否符合规定。

# 任务 3  含量均匀度检查

## 【任务目标】

❖ 知识目标：

1. 了解含量均匀度检查的意义。
2. 熟悉含量均匀度检查的概念和操作注意事项。
3. 掌握含量均匀度检查的操作方法和结果判定标准。

❖ 能力目标：

能依据药品质量标准检查药品的含量均匀度，正确记录并判断检查结果。

❖ 素质目标：

1. 具有"依法检测、质量第一"的职业观念。
2. 具有认真负责、遵守操作规程、爱护仪器和严谨细致的工作态度。
3. 具有团队分工合作的协作精神。

## 【任务导入】

车间送来富马酸酮替芬片请验单（见图 5-5），要求检查其含量均匀度是否合格，应如何开展工作？

## 【知识学习】

### 一、查阅质量标准

查阅《中国药典》（2020 年版）二部富马酸酮替芬片的含量均匀度检查。

富马酸酮替芬片【检查】含量均匀度  取本品 1 片，自"置100mL 量瓶中"起，制备方法同含量测定项下供试品溶液。照含量测定项下的方法，依法测定，应符合规定（通则 0941，见图 5-6）。

富马酸酮替芬片【含量测定】照紫外-可见分光光度法（通则 0401）测定。

供试品溶液  取本品 20 片，精密称定，研细，精密称取适量（约相当于酮替芬 1mg），置100mL 量瓶中，加水适量，振摇使富马酸酮替芬溶解，用水稀释至刻度，摇匀，滤过，取续滤液。

对照品溶液  取富马酸酮替芬对照品适量，精密称定，加水溶解并定量稀释制成每 1mL 中约含 $14\mu g$ 的溶液。

测定法  取供试品溶液与对照品溶液，在 301nm 的波长处分别测定吸光度，计算，并将结果与 0.7272 相乘。

### 二、解读质量标准

#### （一）含量均匀度的概念

含量均匀度是指单剂量的固体制剂、半固体或非均相液体制剂中的每片（个）含量符合标示量的程度。每一个单剂标示量小于 25mg 或主药含量小于每一个单剂重量 25％者均应检查含量均匀度。

图 5-5　富马酸酮替芬片请验单

```
           请验单
品    名：富马酸酮替芬片
批    号：********
数    量：********
规    格：1mg/片
检验项目：含量均匀度
请验单位：********
请 验 人：********
请验日期：********
```

**0941　含量均匀度检查法**

除另有规定外，取供试品 10 个，照各品种项下规定的方法，分别测定每一个单剂以标示量为 100 的相对含量

$x_i$，求其均值 $\overline{X}$ 和标准差 S $\left[ S=\sqrt{\dfrac{\sum\limits_{i=1}^{n}(x_1-\overline{X})^2}{n-1}} \right]$ 以及标示量与均值之差的绝对值 A（$A=|\,100-\overline{X}\,|$）。

若 A+2.2S≤L，则供试品的含量均匀度符合规定；

若 A+S＞L，则不符合规定；

若 A+2.2S＞L，且 A+S≤L，则应另取供试品 20 个复试。

根据初、复试结果，计算 30 个单剂的均值 $\overline{X}$、标准差 S 和标示量与均值之差的绝对值 A。再按下述公式计算并判定。

当 A≤0.25L 时，若 $A^2+S^2≤0.25L^2$，则供试品的含量均匀度符合规定；若 $A^2+S^2＞0.25L^2$ 则不符合规定。

当 A＞0.25L 时，若 A+1.7S≤L，则供试品的含量均匀度符合规定；若 A+1.7S＞L，则不符合规定。

上述公式中 L 为规定值。除另有规定外，L=15.0；单剂量包装的口服混悬液、内充非均相溶液的软胶囊、胶囊型或泡囊型粉雾剂、单剂量包装的眼用、耳用、鼻用混悬剂、固体或半固体制剂 L=20.0；透皮贴剂、栓剂 L=25.0。

如该品种项下规定含量均匀度的限度为±20% 或其他数值时，L=20.0 或其他相应的数值。

当各品种正文项下含量限度规定的上下限平均值（T）大于 100.0（%）时，若 $\overline{X}＜100.0$，则 $A=100-\overline{X}$；若 $100.0≤\overline{X}≤T$ 时，则 A=0；若 $\overline{X}＞T$，则 $A=\overline{X}-T$。同上法计算，判定结果，即得。当 T＜100.0（%）时，应按各品种正文中规定 A 的计算方法。

**图 5-6　0941 含量均匀度检查法**

凡检查含量均匀度的制剂，一般不再检查重（装）量差异；复方制剂，当全部主成分均进行含量均匀度检查时，一般也不再检查重（装）量差异。

**（二）含量均匀度检查的意义**

在药物生产过程中，某些小剂量的剂型由于工艺或设备的原因，可引起含量均匀度的差异。本检查法的目的在于控制每片（个）含量的均一性，以保证用药剂量的准确性。

🔊 **课堂互动**　药品的重量差异与含量均匀度检查有哪些区别和联系？

**【任务准备】**

**1. 仪器和用具**

分析天平、紫外-可见分光光度计、容量瓶（100mL、50mL 或根据需要）、移液管、滤膜、过滤器。

**2. 试药和试剂**

富马酸酮替芬片、富马酸酮替芬对照品、纯化水。

**【任务实施】**

**1. 供试品溶液制备**

取本品 1 片，置 100mL 量瓶中，加水适量，振摇使富马酸酮替芬片溶解，用水稀释至刻度，摇匀，滤过，取续滤液，得供试品溶液。同法制备其余 9 份供试品溶液。

**2. 对照品溶液制备**

药典中要求对照品溶液的浓度约为 14μg/mL，可自己设计稀释方案。如取富马酸酮替芬对照品 13.59mg，精密称定，加水溶解并定量稀释至 100mL，摇匀。用移液管精密量取 5mL，置 50mL 容量瓶中，用水稀释至刻度，摇匀，作为对照品溶液。

**3. 测定单剂相对含量**

照紫外-可见分光光度法，在 301nm 波长处测定供试品溶液与对照品溶液的吸光度。并根据测得的吸光度，分别计算出每片（粒、个）以标示量为 100 的相对含量，并将结果与 0.7272 相乘。

$$富马酸酮替芬片单剂相对含量 x_i = \dfrac{C_{对} \times \dfrac{A_{供}}{A_{对}} \times D \times V}{标示量} \times 0.7272 \times 100$$

式中，$A_{供}$ 为供试品溶液的吸光度；$A_{对}$ 为对照品溶液的吸光度；$C_{对}$ 为对照品溶液浓度，g/mL；$D$ 为供试品溶液的稀释倍数；$V$ 为供试品溶液的第一次定容体积，mL。

**4. 计算**

计算供试品的相对平均含量 $\overline{X}$、标准差 $S$ 和标示量与均值之差的绝对值 $A$，计算公式如下，其中 $n=10$。

$$\overline{X} = \frac{x_1 + x_2 + \cdots + x_n}{n} = \frac{1}{10}\sum_{i=1}^{n} x_i$$

$$S = \sqrt{\frac{\sum_{i=1}^{n}(x_1 - \overline{X})^2}{n-1}}$$

$$A = \left| 100 - \overline{X} \right|$$

**5. 记录原始数据**

含量均匀度检查原始记录见表 5-11。

表 5-11　含量均匀度检查原始记录

| 样品名称 | 富马酸酮替芬片 | | | | | 检验日期 | | | ××年××月××日 | |
|---|---|---|---|---|---|---|---|---|---|---|
| 样品编号 | ***** | | | | | 温湿度/(℃,%) | | | 25℃,45% | |
| 天平 | 美国奥豪斯 FR224ZH | | | | | 紫外-可见分光光度计 | | | TU1810 北京普析通用仪器 | |
| 供试品溶液的制备 | 取本品 1 片，置 100mL 量瓶中，加水适量，振摇使富马酸酮替芬溶解，用水稀释至刻度，摇匀，滤过，取续滤液，得供试品溶液。同法制备其余 9 份供试品溶液 | | | | | | | | | |
| 对照品溶液的制备 | 对照品来源:中国食品药品检定研究院　　　　　　　对照品纯度:99.9%<br>对照品溶液的制备:精密称定富马酸酮替芬对照品 12.8mg 置 100mL 容量瓶中，加水溶解并稀释至刻度，摇匀。用吸量管精密量取 5mL，置 50mL 容量瓶中，用水稀释至刻度，摇匀，得浓度为 12.8μg/mL 的对照品溶液 | | | | | | | | | |
| 数据处理 | 对照品溶液吸光度 | | | | 0.418 | | | | | |
| | 编号 | 1 | 2 | 3 | 4 | 5 | 6 | 7 | 8 | 9 | 10 |
| | 吸光度 | 0.439 | 0.430 | 0.441 | 0.418 | 0.418 | 0.410 | 0.440 | 0.423 | 0.454 | 0.415 |
| | 相对含量 $x_i$ | 97.76 | 95.75 | 98.20 | 93.08 | 93.08 | 91.30 | 97.98 | 94.20 | 101.10 | 92.41 |
| | 平均含量 $\overline{X}$ | 95.49 | | | | | | | | | |
| | 标准差 $S$ | 3.17 | | | | | | | | | |
| | 标示量与均值之差的绝对值 $A$ | 4.51 | | | | | | | | | |
| 结果计算 | 计算供试品的相对平均含量 $\overline{X}$、标准差 $S$ 和标示量与均值之差的绝对值 $A$ | | | | | | | | | |
| 备注 | 每一个单剂的相对含量 $x_i$ 和标准差 $S$ 以及标示量与均值之差的绝对值 $A$ 均应保留至小数点后 2 位，判别式的计算结果修约至小数点后 1 位 | | | | | | | | | |

检验员：　　　　　　　　　　　　　　　　　　　　　　　　　　　　　　　　复核员：

**6. 结果判定**

$$单剂相对含量\ x_1 = \frac{C_{对} \times \dfrac{A_{供}}{A_{对}} \times D \times V}{标示量} \times 0.7272 \times 100$$

$$= \frac{12.8 \times 10^{-6} \times \dfrac{A_{供}}{0.418} \times 100}{1 \times 10^{-3}} \times 0.7272 \times 100 = 97.76$$

同法算出其余 9 片的相对含量：95.75、98.20、93.08、93.08、91.30、97.98、94.20、101.10、92.41。

$$\overline{X} = \frac{x_1 + x_2 + \cdots + x_n}{n} = \frac{97.76 + 95.75 + \cdots + 92.41}{10} \approx 95.49$$

$$S = \sqrt{\frac{\sum_{i=1}^{n}(x_1 - \overline{X})^2}{n-1}} = \sqrt{\frac{(95.75 - 95.49)^2 + (98.20 - 95.49)^2 + \cdots + (92.41 - 95.49)^2}{9}} \approx 3.17$$

$$A = |100 - \overline{X}| = |100 - 95.49| = 4.51$$

$A + 2.2S = 4.51 + 2.2 \times 3.17 = 11.484 \approx 11.5 < 15$，判为符合规定。

结果判断：符合规定（规定：若 $A + 2.2S \leq L$，则供试品的含量均匀度符合规定；若 $A + S > L$，则不符合规定；若 $A + 2.2S > L$，且 $A + S \leq L$，则应另取供试品 20 个复试。除另有规定外，$L = 15.0$）。

**【任务评价】**

根据药物的含量均匀度检查评价表（见表 5-12），对学生完成任务情况评分。

表 5-12　药物的含量均匀度检查评价表

| 序号 | 评价标准 | 赋分/分 | 得分/分 |
|---|---|---|---|
| 1 | 遵守实训室规则,着装规范 | 5 | |
| 2 | 严格遵守药典,查阅标准正确 | 5 | |
| 3 | 操作前准备充分 | 5 | |
| 4 | 规范制备 10 份供试品溶液 | 10 | |
| 5 | 规范制备对照品溶液 | 10 | |
| 6 | 诚信书写原始记录 | 10 | |
| 7 | 测定吸光度,计算单剂的相对含量、平均含量、标准差和 A 值过程正确 | 25 | |
| 8 | 正确判定结果并对异常情况进行分析 | 10 | |
| 9 | 操作结束后清场合格,具有环保意识 | 10 | |
| 10 | 操作规范并及时解决操作中的突发事件 | 10 | |
| | 合计 | 100 | |

**注意事项**

（1）应随机抽取样品，不应采用任何方法进行筛选。

（2）当测定的时间较长时，应注意溶液的稳定性，必要时应随制备随测定。

（3）除另有规定外，作为检查项，可制备一份对照品溶液。如在正文中规定，含量均匀度的平均值作为含量测定结果，则对照品溶液的制备应符合含量测定的要求，通常应制备两份。

（4）每一个单剂的相对含量 $x_i$ 和标准差 $S$ 以及标示量与平均值之差 $A$ 均应保留至小数点后 2 位。判别式的计算结果修约至小数点后 1 位。

（5）采用紫外-可见分光光度法时，所用溶剂需一次配够，当用量较大时，即使是同批号的溶剂，也应混合均匀后使用。

（6）采用其他方法测定相对含量时，参考项目 6 药物的含量测定计算公式计算每一个单剂的相对含量。

**课堂互动** 某批号的片剂样品测得 10 片供试品以标示量为 100 的相对含量分别为 98.61、95.44、102.32、99.43、97.24、94.21、93.45、95.12、94.74、101.31，含量均匀度限度为 ±15%，请计算并判断该批样品的含量均匀度是否符合规定。

**知识拓展**

### 通则 0923 片剂脆碎度检查法

本法用于检查非包衣片剂的脆碎情况及其物理强度，如压碎强度等。

**检查法** 片重为 0.65g 或以下者取若干片，使其总重约为 6.5g；片重大于 0.65g 者取 10 片。用吹风机吹去片剂脱落的粉末，精密称重，置圆筒中，转动 100 次。取出，同法除去粉末，精密称重，减失重量不得过 1%，且不得检出断裂、龟裂及粉碎的片。

微课：富马酸酮替芬片的含量均匀度检查

课件：含量均匀度检查

## 【练习思考】

**一、判断题**

（　　）1. 含量均匀度检查时初试和复试均是取 10 片（个）。

（　　）2. 含量均匀度检查时应筛选样品用于检查。

（　　）3. 含量均匀度检查时每一个单剂的相对含量 $x_i$ 和标准差 $S$ 以及标示量与平均值之差 $A$ 均应保留至小数点后 2 位。判别式的计算结果修约至小数点后 1 位。

（　　）4. 含量均匀度检查时，所用溶剂应尽可能一次配够。

**二、单项选择题**

1.《中国药典》规定，凡检查含量均匀度的制剂，可不再进行（　　）检查。

A. 崩解时限　　　　　B. 释放度　　　　　C. 重（装）量差异　　D. 含量测定

2. 含量均匀度测定时，一般初试应取供试品的片数是（　　）。

A. 20　　　　　　　　B. 10　　　　　　　　C. 8　　　　　　　　D. 6

3. 含量均匀度初试不合格时，应复试，再取供试品的片数是（　　）。

A. 20　　　　　　　　B. 10　　　　　　　　C. 8　　　　　　　　D. 6

4. 单剂量固体制剂含量均匀度的检查是为了（　　）。

A. 控制小剂量的固体制剂、单剂中含药量的均匀程度

B. 严格重量差异的检查

C. 严格含量测定的可信程度

D. 避免制剂工艺的影响

5. 下列片剂应进行含量均匀度检查的是（　　）。

A. 主药标示量小于 10mg

B. 主药标示量大于 25mg

C. 主药标示量大于 2mg

D. 主药含量大于每片片重的 25%

6. 含量均匀度是指检查单剂量的固体、半固体和非均相液体制剂含量符合（　　）的程度。

A. 标示量　　　　　　B. 平均含量　　　　　　C. 平均片重　　　　　　D. 含量均匀度

7. 关于药物制剂检查，下列说法不正确的是（　　）。

A. 对于小剂量的药物需要检查含量均匀度

B. 对于缓释控释片需要检查释放度，而对于肠溶衣片不需要检查该项内容

C. 对于液体制剂成分容易水解的，有时需要对其水解产物进行检查

D. 一般不稳定的药物需要增加必要的检查项目

三、计算题

一片剂某一批号样品测得 10 片供试品以标示量为 100 的相对含量分别为 100.28、99.60、102.31、103.42、101.43、101.82、100.24、100.12、99.70、100.22，含量均匀度限度为 ±15%，判断该批样品含量均匀度是否符合规定。

# 任务 4  崩解时限检查

【任务目标】

❖ 知识目标：

1. 了解崩解和崩解时限检查的概念、崩解时限检查的意义和崩解时限仪的结构。
2. 熟悉崩解时限检查的操作注意事项。
3. 掌握崩解时限检查的操作方法和结果判定标准。

❖ 能力目标：

能依据药品质量标准检查药品的崩解时限，正确记录并判断检查结果。

❖ 素质目标：

1. 具有"依法检测、质量第一"的职业观念。
2. 具有认真负责、遵守操作规程、爱护仪器和严谨细致的工作态度。

【任务导入】

车间送来维生素 C 片请验单（见图 5-7），要求检查其崩解时限是否合格，应如何开展工作？

【知识学习】

| 请验单 | |
| --- | --- |
| 品　　名： | 维生素C片 |
| 批　　号： | ******** |
| 数　　量： | ******** |
| 规　　格： | 0.1g/片 |
| 检验项目： | 崩解时限 |
| 请验单位： | ******** |
| 请 验 人： | ******** |
| 请验日期： | ******** |

## 一、查阅质量标准

查阅《中国药典》（2020 年版）二部维生素 C 片的崩解时限检查。

图 5-7　维生素 C 片请验单

维生素 C 片【检查】其他　应符合片剂项下有关的各项规定（通则 0101）。

通则 0101　片剂【崩解时限】除另有规定外，照崩解时限检查法（通则 0921，见图 5-8）检查，应符合规定。

---

**0921　崩解时限检查法**

将吊篮通过上端的不锈钢轴悬挂于支架上，浸入 1000mL 烧杯中，并调节吊篮位置使其下降至低点时筛网距烧杯底部 25mm，烧杯内盛有温度为 37℃±1℃的水，调节水位高度使吊篮上升至高点时筛网在水面下 15mm 处，吊篮顶部不可浸没于溶液中。

除另有规定外，取供试品 6 片，分别置上述吊篮的玻璃管中，启动崩解仪进行检查，各片均应在 15 分钟内全部崩解。如有 1 片不能完全崩解，应另取 6 片复试，均应符合规定。

---

图 5-8　0921 崩解时限检查法

## 二、解读质量标准

### （一）崩解和崩解时限的概念

崩解系指口服固体制剂在规定条件下全部崩解溶散或成碎粒，除不溶性包衣材料或破碎的胶囊壳外，应全部通过筛网。如有少量不能通过筛网，但已软化或轻质上漂且无硬心者，可作符合规定论。

崩解时限是指口服固体制剂在规定条件下全部崩解溶散或成碎粒并通过筛网所需的时间限度。本法适用于口服片剂（包括口服普通片、中药浸膏片、半浸膏片、全粉片、薄膜衣片、糖衣片、肠溶片、结肠定位肠溶片、含片、舌下片、可溶片、泡腾片及口崩片等）、胶囊剂（包括硬胶囊、软胶囊、肠溶胶囊及结肠肠溶胶囊等）的崩解时限，以及滴丸剂的溶散时限检查。

除另有规定外，凡规定检查溶出度、释放度或分散均匀性的制剂，不再进行崩解时限检查。

### （二）崩解时限检查的意义

崩解是药物释放和发挥疗效的前提，因此必须控制制剂药物在一定时间内崩解。片剂口服后，需经崩散、溶解，才能为机体吸收而达到治疗目的；胶囊剂的崩解是药物溶出及被人体吸收的前提，而囊壳常因所用囊材的质量，久贮或与药物接触等原因，影响溶胀或崩解；滴丸剂中不含有崩解剂，故在水中不是崩解而是逐渐溶散，且基质的种类与滴丸剂的溶解性能有密切关系，为控制产品质量，保证疗效，各国药典把"崩解时限"作为片剂等剂型的常规检查项目。

### （三）崩解时限仪的结构

《中国药典》采用升降式崩解仪，主要结构为一能升降的金属支架与下端镶有筛网的吊篮，并附有挡板。吊篮由 6 根管长 77.5mm±2.5mm 玻璃管和下端不锈钢丝筛网等组成，筛孔内径 2.0mm，见图 5-9；挡板为一平整光滑的透明塑料块，见图 5-10。升降的金属支架上下移动距离为 55mm±2mm，往返频率为每分钟 30～32 次。

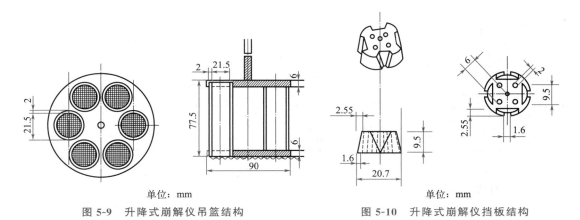

单位：mm                                    单位：mm

图 5-9　升降式崩解仪吊篮结构             图 5-10　升降式崩解仪挡板结构

**课堂互动**　片剂的种类很多，请问不同片剂的崩解时间、溶剂温度一样吗？

## 【任务准备】

**1. 仪器和用具**

崩解时限仪、1000mL 烧杯、温度计。

**2. 试药和试剂**

维生素 C 片、纯化水。

## 【任务实施】

**1. 开机**

水箱中注水至规定高度，打开崩解时限仪电源开关，设定水浴温度为 37℃±1℃，设定崩解时间为 15 分钟。

**2. 仪器调试**

将吊篮通过上端的不锈钢轴悬挂于支架上，浸入 1000mL 烧杯中，并调节吊篮位置使其下降至低点时筛网距烧杯底 25mm，烧杯内盛有温度为 37℃±1℃ 的水，调节水位高度使吊篮上升至高点时筛网在水面下 15mm 处，吊篮顶部不可浸没于溶液中。

**3. 崩解试验**

待介质温度为 37℃ 稳定时，取维生素 C 片 6 片，分别置 6 个吊篮的玻璃管中，每管各加 1 片，立即启动崩解时限仪并开始计时，观察各片崩解情况。当玻璃管内没有药物碎片时，按停止键，取出吊篮，确认是否全部崩解通过筛网，记录崩解时间。

**4. 结束试验**

关闭电源开关，将水浴槽中的水放出，清洗吊篮及玻璃筛网内壁。

**5. 记录原始数据**

崩解时限检查原始记录见表 5-13。

表 5-13　崩解时限检查原始记录

| 样品名称 | 维生素 C 片 | | | 检验日期 | | ××年××月××日 | |
|---|---|---|---|---|---|---|---|
| 样品编号 | ***** | | | 温湿度/(℃,%) | | 25℃,45% | |
| 仪器型号 | BJ-Ⅱ型崩解时限仪 | | | 介质名称 | | 纯化水 | |
| 介质温度 | 37.2℃ | | | 是否加挡板 | | 否 | |
| 数据处理 | 编号 | 1 | 2 | 3 | 4 | 5 | 6 |
| | 实验现象 | 通过筛网 | 通过筛网 | 通过筛网 | 通过筛网 | 通过筛网 | 通过筛网 |
| | 崩解时限/min | 2 | 2 | 2 | 2 | 2 | 2 |
| 检验结果 | 6 片均在 15min 内全部崩解 | | | | | | |
| 备注 | 在测试过程中,烧杯内的水温应保持在 37℃±1℃ | | | | | | |

检验员：　　　　　　　　　　　　　　　　　　　　　　　　　　　复核员：

**6. 结果判定**

结果判断：符合规定（规定：各片均应在 15 分钟内全部崩解。如有 1 片不能完全崩解，应另取 6 片复试，均应符合规定）。

## 【任务评价】

根据药物的崩解时限检查评价表（见表 5-14），对学生完成任务情况评分。

表 5-14　药物的崩解时限检查评价表

| 序号 | 评价标准 | 赋分/分 | 得分/分 |
|---|---|---|---|
| 1 | 遵守实训室规则,着装规范 | 5 | |
| 2 | 严格遵守药典,查阅标准正确 | 5 | |
| 3 | 操作前准备充分 | 5 | |
| 4 | 规范调试崩解时限仪 | 15 | |
| 5 | 规范进行崩解时限试验 | 20 | |
| 6 | 诚信书写原始记录 | 10 | |

| 序号 | 评价标准 | 赋分/分 | 得分/分 |
|---|---|---|---|
| 7 | 结果观察正确 | 10 | |
| 8 | 正确判定结果并对异常情况进行分析 | 10 | |
| 9 | 操作结束后清场合格,具有环保意识 | 10 | |
| 10 | 操作规范并及时解决操作中的突发事件 | 10 | |
| | 合计 | 100 | |

## 📚 注意事项

(1) 检验用水均为纯化水。

(2) 在测试过程中,烧杯内的水温(或介质温度)应始终保持在 37℃±1℃。

(3) 测试时如需加入挡板,应使挡板 V 形槽呈正方向。

(4) 每测试一次后,应清洗吊篮的玻璃内壁及筛网、挡板等,并重新更换水或规定的介质。

(5) 测试结束后,应将水浴槽中的水放出。

## 🌐 榜样力量

周同惠:我国兴奋剂检测的奠基人

## 🌱 知识拓展

### 各剂型的崩解时限检查

口服片剂(包括口服普通片、中药浸膏片、半浸膏片、全粉片、薄膜衣片、糖衣片、肠溶片、结肠定位肠溶片、含片、舌下片、可溶片、泡腾片及口崩片等)、胶囊剂(包括硬胶囊、软胶囊、肠溶胶囊及结肠肠溶胶囊等)的崩解时限,以及滴丸剂的溶散时限检查如下表 5-15 所示。

表 5-15 各剂型的崩解时限检查

| 制剂类型 | | 检查数量 | 崩解时限 | 溶剂 | 溶剂温度 | 结果判定 |
|---|---|---|---|---|---|---|
| 片剂 | 普通片 | 6 片 | 15min | 水 | 37℃±1℃ | 各片均应全部崩解。如有 1 片不能完全崩解,应另取 6 片复试,均应符合规定 |
| | 中药(半)浸膏片 | 6 片 | 60min | 水 | 37℃±1℃ | 各片均应全部崩解。如有 1 片不能完全崩解,应另取 6 片复试,均应符合规定 |
| | 中药全粉片 | 6 片 | 30min | 水 | 37℃±1℃ | 各片均应全部崩解。如有 1 片不能完全崩解,应另取 6 片复试,均应符合规定 |
| | 化药薄膜衣片 | 6 片 | 30min | 盐酸溶液(9→1000) | 37℃±1℃ | 各片均应全部崩解。如有 1 片不能完全崩解,应另取 6 片复试,均应符合规定 |
| | 中药薄膜衣片 | 6 片 | 1h | | | |

| 制剂类型 | | 检查数量 | 崩解时限 | 溶剂 | 溶剂温度 | 结果判定 |
|---|---|---|---|---|---|---|
| 片剂 | 糖衣片 | 6 片 | 1h | 水 | 37℃±1℃ | 各片均应全部崩解。如有 1 片不能完全崩解,应另取 6 片复试,均应符合规定 |
| | 肠溶衣片 | 6 片 | 2h | 盐酸溶液(9→1000) | 37℃±1℃ | 各片均不得有裂缝、崩解或软化现象 |
| | | | 1h | 磷酸盐缓冲液(pH6.8) | 37℃±1℃ | 各片均应全部崩解。如有 1 片不能完全崩解,应另取 6 片复试,均应符合规定 |
| | 结肠定位肠溶片 | 6 片 | — | 盐酸溶液(9→1000) | 37℃±1℃ | 各片均不得有裂缝、崩解或软化 |
| | | | — | 磷酸盐缓冲液(pH6.8 以下) | 37℃±1℃ | 各片均不得有裂缝、崩解或软化 |
| | | | 1h | 磷酸盐缓冲液(pH7.5~8.0) | 37℃±1℃ | 各片均应在 1h 内全部崩解。如有 1 片不能完全崩解,应另取 6 片复试,均应符合规定 |
| | 含片 | 6 片 | 10min | 水 | 37℃±1℃ | 各片均不应在 10min 内全部崩解并溶化。如有 1 片不符合规定,应另取 6 片复试,均应符合规定 |
| | 舌下片 | 6 片 | 5min | 水 | 37℃±1℃ | 各片均应全部崩解并溶化。如有 1 片不能完全崩解或溶化,应另取 6 片复试,应符合规定 |
| | 可溶片 | 6 片 | 3min | 水 | 20℃±5℃ | 各片应全部崩解。如有 1 片不能完全崩解,应另取 6 片复试,均应符合规定 |
| | 泡腾片 | 6 片 | 5min | 水 | 20℃±5℃ | 各片均应全部崩解。如有 1 片不能完全崩解,应另取 6 片复试,均应符合规定 |
| | 口崩片 | 6 片 | 1min | 水 | 37℃±1℃ | 应全部崩解并通过筛网,如有少量轻质上漂或黏附于不锈钢管内壁或筛网,但无硬心者,可作符合规定论。如有 1 片不符合规定,应另取 6 片复试,均应符合规定 |
| 胶囊剂 | 硬胶囊剂 | 6 粒 | 30min | 水 | 37℃±1℃ | 应全部崩解。如有 1 粒不能完全崩解,应另取 6 粒复试,均应符合规定 |
| | 软胶囊剂 | 6 粒 | 1h | 水或人工胃液(明胶囊壳) | 37℃±1℃ | 应全部崩解。如有 1 粒不能完全崩解,应另取 6 粒复试,均应符合规定 |
| | 肠溶胶囊剂 | 6 粒 | 2h | 盐酸溶液(9→1000) | 37℃±1℃ | 每粒的囊壳均不得有裂缝或崩解现象 |
| | | | 1h | 人工肠液 | 37℃±1℃ | 应全部崩解,如有 1 粒不能完全崩解,应另取 6 粒复试,均应符合规定 |
| | 结肠肠溶胶囊 | 6 粒 | 2h | 盐酸溶液(9→1000) | 37℃±1℃ | 每粒的囊壳均不得有裂缝或崩解现象 |
| | | | 3h | 磷酸盐缓冲液(pH6.8) | 37℃±1℃ | 每粒的囊壳均不得有裂缝或崩解现象 |
| | | | 1h | 磷酸盐缓冲液(pH7.8) | 37℃±1℃ | 应全部崩解,如有 1 粒不能完全崩解,应另取 6 粒复试,均应符合规定 |

| 制剂类型 | | 检查数量 | 崩解时限 | 溶剂 | 溶剂温度 | 结果判定 |
|---|---|---|---|---|---|---|
| 滴丸剂 | 滴丸剂 | 6 粒 | 30min | 水或人工胃液（明胶滴丸） | 37℃±1℃ | 应全部溶散。如有 1 粒不能全部溶散,应另取 6 粒复试,均应符合规定 |
| | 包衣滴丸 | 6 粒 | 1h | 水或人工胃液（明胶滴丸） | 37℃±1℃ | 应全部溶散。如有 1 粒不能全部溶散,应另取 6 粒复试,均应符合规定 |

微课：维生素 C 片的崩解时限检查

课件：崩解时限检查

## 【练习思考】

### 一、填空题

1. 崩解时限主要用于（　　　）药物的检查。

2. 崩解时限检查法规定，凡规定检查溶出度、释放度或融变时限的制剂，不再进行（　　　）检查。

3. 《中国药典》（2020 年版）四部崩解时限检查法中规定，普通片应在（　　　）内全部崩解，薄膜衣片应在（　　　）内全部崩解，糖衣片应在（　　　）全部崩解。

4. 崩解时限检查法规定，吊篮下降时筛网距烧杯底部（　　　），吊篮上升时筛网在水面下（　　　）处。

### 二、单项选择题

1. 泡腾片照《中国药典》（2020 年版）崩解时限检查法，除另有规定外，（　　　）分钟内应全部崩解。

A. 5　　　　　　　　B. 10　　　　　　　　C. 15　　　　　　　　D. 30

2. 药品进行崩解时限检查时，药品的数量一般为（　　　）片或粒。

A. 5　　　　　　　　B. 6　　　　　　　　C. 10　　　　　　　　D. 20

3. 按规定方法检查薄膜衣片的崩解时限，应全部崩解的时限为（　　　）。

A. 60 分钟　　　　　B. 40 分钟　　　　　C. 50 分钟　　　　　D. 30 分钟

4. 按规定方法检查糖衣片的崩解时限，应全部崩解的时限为（　　　）。

A. 60 分钟　　　　　B. 40 分钟　　　　　C. 50 分钟　　　　　D. 30 分钟

5. 《中国药典》规定凡检查溶出度的制剂，可不再进行（　　　）。

A. 崩解时限检查　　　　　　　　　　　B. 主药含量测定

C. 含量均匀度检查　　　　　　　　　　D. 重（装）量差异检查

### 三、问答题

崩解时限检查时，如有少量不能通过筛网，但已软化或轻质上漂且无硬心者，或如有不溶性包衣材料或破碎的胶囊壳未通过筛网，可作符合规定论吗？

# 任务 5　溶出度测定

## 【任务目标】

❖ 知识目标：

   1. 了解溶出度测定意义和溶出度测定的仪器装置。

   2. 熟悉溶出度测定的方法和第一法操作注意事项。

   3. 掌握溶出度的概念、第一法操作方法和结果判定标准。

❖ 能力目标：

   能依据药品质量标准测定药品的溶出度，正确记录并判断测定结果。

❖ 素质目标：

   1. 具有"依法检测、质量第一"的职业观念。

   2. 具有认真负责、遵守操作规程、爱护仪器、实事求是和严谨细致的工作态度。

## 【任务导入】

车间送来甲硝唑片请验单（见图 5-11），要求检查其溶出度是否合格，应如何开展工作？

```
              请验单
品    名：甲硝唑片
批    号：********
数    量：********
规    格：0.2g/片
检验项目：溶出度
请验单位：********
请 验 人：********
请验日期：********
```

图 5-11　甲硝唑片请验单

## 【知识学习】

### 一、查阅质量标准

查阅《中国药典》（2020 年版）二部甲硝唑片的溶出度测定。

甲硝唑片【检查】溶出度　照溶出度与释放度测定法（通则 0931 第一法，见图 5-12）测定。

溶出条件　以盐酸溶液（9→1000）900mL 为溶出介质，转速为 100r/min，依法操作，经 30 分钟时取样。

测定法　取溶出液适量，滤过，精密量取续滤液 3mL，置 50mL 量瓶中，用溶出介质稀释至刻度，摇匀，照紫外-可见分光光度法（通则 0401），在 277nm 的波长处测定吸光度，按 $C_6H_9N_3O_3$ 的吸收系数（$E_{1cm}^{1\%}$）为 377 计算每片的溶出量。

限度　标示量的 80%，应符合规定。

### 二、解读质量标准

#### （一）溶出度的概念

溶出度是指活性药物从片剂、胶囊剂或颗粒剂等普通制剂在规定条件下溶出的速率和程度，在缓释制剂、控释制剂、肠溶制剂及透皮贴剂等制剂中也称释放度。

除另有规定外，凡检查溶出度或释放度的制剂，不再进行崩解时限的检查。

#### （二）溶出度测定意义

溶出度是评价药物制剂质量的一个重要指标，用规定的仪器装置，在规定的温度、介质、搅拌速率等条件下，对制剂进行药物溶出速率试验，用以监测药品的生产工艺，达到控制药品质量的目的。

---

**0931 溶出度与释放度测定法**

**第一法和第二法**

**普通制剂** 测定前，应对仪器装置进行必要的调试，使转篮底部距溶出杯的内底部 25mm±2mm。分别量取溶出介质置各溶出杯内，实际量取的体积与规定体积的偏差应在±1%范围之内，待溶出介质温度恒定在 37℃±0.5℃后，取供试品 6 片（粒、袋），如为第一法，分别投入 6 个干燥的转篮内，将转篮降入溶出杯中；如为第二法，分别投入 6 个溶出杯内（当品种项下规定需要使用沉降篮时，可将胶囊剂先入规定的沉降篮内；品种项下未规定使用沉降篮时，如胶囊剂浮于液面，可用一小段耐腐蚀的细金属丝轻绕于胶囊外壳）。注意避免供试品表面产生气泡，立即按各品种项下规定的转速启动仪器，计时；至规定的取样时间（实际取样时间与规定时间的差异不得过±2%），吸取溶出液适量（取样位置应在转篮或桨叶顶端至液面的中点，距溶出杯内壁 10mm 处；需多次取样时，所量取溶出介质的体积之和应在溶出介质的 1%之内，如超过总体积的 1%时，应及时补充相同体积的温度为 37℃±0.5℃的溶出介质，或在计算时加以校正），立即用适当的微孔滤膜滤过，自取样至滤过应在 30 秒内完成。取澄清滤液，照该品种项下规定的方法测定，计算每片（粒、袋）的溶出量。

**结果判定**

**普通制剂** 符合下述条件之一者，可判为符合规定。

（1）6 片（粒、袋）中，每片（粒、袋）的溶出量按标示量计算，均不低于规定限度（Q）；

（2）6 片（粒、袋）中，如有 1～2 片（粒、袋）低于 Q，但不低于 Q-10%，且其平均溶出量不低于 Q；

（3）6 片（粒、袋）中，有 1～2 片（粒、袋）低于 Q，其中仅有 1 片（粒、袋）低于 Q-10%，但不低于 Q-20%，且其平均溶出量不低于 Q 时，应另取 6 片（粒、袋）复试；初、复试的 12 片（粒、袋）中有 1～3 片（粒、袋）低于 Q，其中仅有 1 片（粒、袋）低于 Q-10%，但不低于 Q-20%，且其平均溶出量不低于 Q。

以上结果判断中所示的 10%、20%是指相对于标示量的百分率（%）。

**图 5-12 0931 溶出度与释放度测定法**

## （三）溶出度的测定方法

《中国药典》（2020 年版）四部通则收载了七种溶出度测定方法，第一法为篮法，第二法为桨法，第三法为小杯法，第四法为桨碟法，第五法为转筒法，第六法为流池法，第七法为往复筒法。其中篮法、桨法、流池法和往复筒法用于普通制剂、缓释制剂或控释制剂及肠溶制剂的测定；小杯法用于普通制剂、缓释制剂或控释制剂的测定；桨碟法和转筒法用于透皮贴剂的测定。

## （四）溶出度测定仪器装置

### 1. 第一法（篮法）

（1）**转篮** 分篮体与篮轴两部分，均为不锈钢或其他惰性材料制成，其形状尺寸如图 5-13 所示。篮体 A 由方孔筛网（丝径为 0.28mm±0.03mm，网孔为 0.40mm±0.04mm）制成，呈圆柱形，转篮内径为 20.2mm±1.0mm，上下两端都有封边。篮轴 B 的直径为 9.75mm±0.35mm，轴的末端连一圆盘，作为转篮的盖；盖上有一通气孔（孔径为 2.0mm±0.5mm）；盖边系两层，上层直径与转篮外径相同，下层直径与转篮内径相同；盖上的 3 个弹簧片与中心呈 120°角。

（2）**溶出杯** 一般由硬质玻璃或其他惰性材料制成的底部为半球形的 1000mL 杯状容器，内径为 102mm±4mm（圆柱部分内径最大值和内径最小值之差不得大于 0.5mm），高为 185mm±25mm；溶出杯配有适宜的盖子，盖上有适当的孔，中心孔为篮轴的位置，其他孔供取样或测量温度用。溶出杯置恒温水浴或其他适当的加热装置中。

（3）篮轴与电动机相连，由速度调节装置控制电动机的转速，使篮轴的转速在各品种项下规定转速的±4%范围之内。运转时整套装

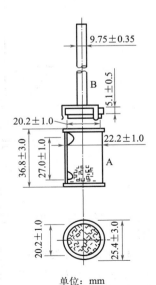

单位：mm

**图 5-13 转篮装置**

置应保持平稳，均不能产生明显的晃动或振动（包括装置所处的环境）。转篮旋转时，篮轴与溶出杯的垂直轴在任一点的偏离均不得大于 2mm，转篮下缘的摆动幅度不得偏离轴心 1.0mm。

（4）仪器一般配有 6 套以上测定装置。

### 2. 第二法（桨法）

除将转篮换成搅拌桨外，其他装置和要求与第一法相同。搅拌桨的下端及桨叶部分可涂适当的惰性材料（如聚四氟乙烯），其形状尺寸如图 5-14 所示。桨杆对称度（即桨轴左侧距桨叶左边缘距离与桨轴右侧距桨叶右边缘距离之差）不得超过 0.5mm，桨轴和桨叶垂直度 90°±0.2°；桨杆旋转时，桨轴与溶出杯的垂直轴在任一点的偏差均不得大于 2mm；搅拌桨旋转时 A、B 两点的摆动幅度不得超过 0.5mm。

### 3. 第三法（小杯法）

（1）搅拌桨　形状尺寸如图 5-15 所示。桨杆上部直径为 9.75mm±0.35mm，桨杆下部直径为 6.0mm±0.2mm；桨杆对称度（即桨轴左侧距桨叶左边缘距离与桨轴右侧距桨叶右边缘距离之差）不得超过 0.5mm，桨轴和桨叶垂直度 90°±0.2°；桨杆旋转时，桨轴与溶出杯的垂直轴在任一点的偏差均不得大于 2mm；搅拌桨旋转时，A、B 两点的摆动幅度不得超过 0.5mm。

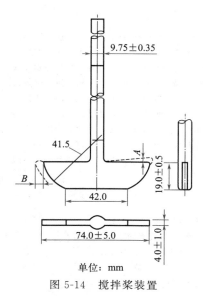

单位：mm

图 5-14　搅拌桨装置

（2）溶出杯　一般由硬质玻璃或其他惰性材料制成的底部为半球形的 250mL 杯状容器，其形状尺寸如图 5-16 所示。内径为 62mm±3mm（圆柱部分内径最大值和内径最小值之差不得大于 0.5mm），高为 126mm±6mm，其他要求同第一法（2）。

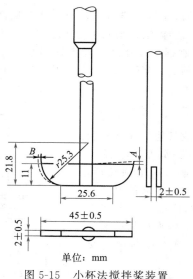

单位：mm

图 5-15　小杯法搅拌桨装置

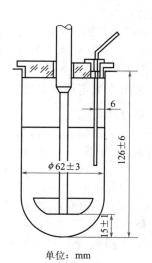

单位：mm

图 5-16　小杯法溶出杯装置

（3）桨杆与电动机相连，转速应在各品种项下规定转速的 ±4％ 范围之内。其他要求同第二法。

### 4. 第四法（桨碟法）

方法 1　搅拌桨、溶出杯按第二法，溶出杯中放入用于放置贴片的不锈钢网碟（图 5-17）。网碟装置见图 5-18。

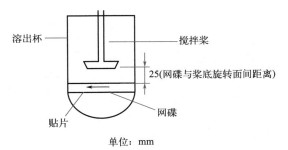

单位：mm

图 5-17　桨碟法方法 1 装置

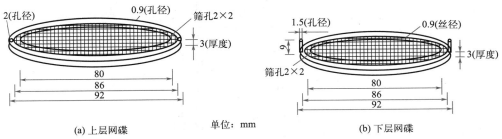

(a) 上层网碟

单位：mm

(b) 下层网碟

图 5-18　桨碟法方法 1 网碟装置

方法 2　除将方法 1 的网碟换成图 5-19 所示的网碟外，其他装置和要求与方法 1 相同。

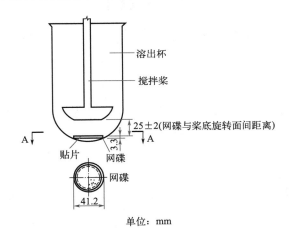

单位：mm

图 5-19　桨碟法方法 2 装置

**5. 第五法（转筒法）**

溶出杯按第二法，但搅拌桨另用不锈钢转筒装置替代。组成搅拌装置的杆和转筒均由不锈钢制成，其规格尺寸见图 5-20。

**6. 第六法（流池法）**

装置由溶出介质的贮液池、用于输送溶出介质的泵、流通池和保持溶出介质温度的恒温水浴组成，接触介质与样品的部分均为不锈钢或其他惰性材料制成。应使用品种正文项下规定尺寸的流通池。

**7. 第七法（往复筒法）**

装置由溶出杯、往复筒、电动机、恒温水浴或其他适当的加热装置等组成。

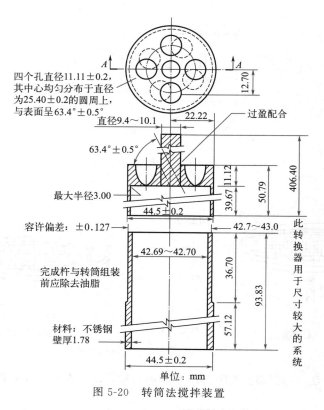

四个孔直径11.11±0.2，其中心均匀分布于直径为25.40±0.2的圆周上，与表面呈63.4°±0.5°

12.70

过盈配合

直径9.4～10.1

22.22

63.4°±0.5°

最大半径3.00

11.12

39.67

50.79

406.40

44.5±0.2

42.7～43.0

容许偏差：±0.127

42.69～42.70

36.70

完成杆与转筒组装前应除去油脂

93.83

此转换器用于尺寸较大的系统

材料：不锈钢壁厚1.78

57.12

44.5±0.2

单位：mm

图 5-20　转筒法搅拌装置

**课堂互动**　哪些制剂需要检查溶出度？溶出度的测定与崩解时限检查有何区别？

## 【任务准备】

### 1. 仪器和用具

溶出度仪、紫外-可见分光光度计、超声波清洗器、容量瓶、刻度吸管、烧杯等玻璃容器、取样器、注射器、滤膜（孔径不大于 0.8μm）。

### 2. 试药和试剂

甲硝唑片、盐酸溶液（9→1000）。

## 【任务实施】

### 1. 制备溶出介质

取盐酸 9mL 加水至 1000mL 为溶出介质，经超声波清洗器脱气处理，量取 900mL 溶出介质置于溶出杯中。同法操作制备其余 5 份 900mL 溶出介质。

### 2. 开机、设定参数

打开溶出度仪电源开关，设定水浴温度为 37.0℃±0.5℃，设定转速为 100r/min，溶出时间为 30min。

### 3. 投放药品

用温度计测量溶出介质温度，待溶出介质温度恒定在 37.0℃±0.5℃后，取供试品 6 片分别放入 6 个干燥的转篮中，并将转篮降入溶出杯中，使转篮距溶出杯底 25mm±2mm，启动溶出仪，计时。

### 4. 取样和滤膜过滤

供试品溶出 30min 时，用取样器吸取溶出液适量，立即用<0.8μm 微孔滤膜滤过，自取样至滤过应在 30s 内完成。

**5. 稀释测定**

精密量取续滤液 3mL，用溶出介质稀释至 50mL 量瓶中。照紫外-可见分光光度法（通则 0401），在 277nm 的波长处用 1cm 比色皿测定吸光度。

**6. 计算溶出量**

按 $C_6H_9N_3O_3$ 的吸收系数（$E_{1cm}^{1\%}$）为 377 计算每片的溶出量，溶出量以相当于标示量的百分数（%）表示。

$$溶出量（\%）=\frac{溶出质量}{标示量}\times100\%$$

**（1）采用吸收系数时的计算**

$$溶出量（\%）=\frac{A\times D\times V}{E_{1cm}^{1\%}\times100\times L\times W}\times100\%$$

式中，$A$ 为供试品吸光度；$L$ 为比色皿厚度，cm；$D$ 为供试品溶液稀释倍数；$V$ 为供试品溶出介质的体积，mL；$W$ 为供试品的标示规格，g。

**（2）用对照品时的计算**

$$溶出量（\%）=\frac{A\times W_r\times D\times V}{A_r\times W\times D_r\times V_r}\times100\%$$

式中，$A$ 为供试品溶液的吸光度或峰面积；$A_r$ 为对照品溶液的吸光度或峰面积；$W_r$ 为对照品的取用量，mg；$W$ 为供试品的标示规格，mg；$D$ 为供试品溶液稀释倍数；$D_r$ 为对照品的稀释倍数；$V$ 为供试品溶出介质的体积，mL；$V_r$ 为对照品的溶解体积，mL。

**（3）自身对照法的计算**

$$溶出量（\%）=\frac{A\times W_r\times D\times V}{A_r\times W\times D_r\times V_r}\times100\%$$

式中，$A$ 为供试品溶液的吸光度或峰面积；$A_r$ 为对自身对照溶液的吸光度或峰面积；$W_r$ 为自身对照品的取用量（即约相当于平均片重或平均装量的供试品的量），g；$W$ 为供试品的平均片重或平均装量，g；$D$ 为供试品溶液稀释倍数；$D_r$ 为自身对照的稀释倍数；$V$ 为供试品溶出介质的体积，mL；$V_r$ 为自身对照溶液的体积，mL。

**7. 记录原始数据**

溶出度测定原始记录见表 5-16。

表 5-16　溶出度测定原始记录

| 样品名称 | 甲硝唑片 | | | 检验日期 | | ××年××月××日 | |
|---|---|---|---|---|---|---|---|
| 样品编号 | ***** | | | 温湿度/(℃,%) | | 25℃,45% | |
| 仪器型号 | RC-8DS 溶出度测试仪 | | | 转速 | | 100r/min | |
| 介质温度 | 37℃±0.5℃ | | | 介质名称及用量 | | 盐酸溶液(9→1000)900mL | |
| 取样时间 | 30min | | | 溶出度测定仪器 | | 紫外-可见分光光度计 | |
| 测定方法 | 第一法　篮法 | | | | | | |
| 数据处理 | 编号 | 1 | 2 | 3 | 4 | 5 | 6 |
| | 吸光度值 | 0.421 | 0.455 | 0.482 | 0.472 | 0.433 | 0.403 |
| | 溶出量计算公式 | $溶出量（\%）=\dfrac{A\times D\times V}{E_{1cm}^{1\%}\times100\times L\times W}\times100\%$ | | | | | |
| | 溶出量/% | 83.75 | 90.52 | 95.89 | 93.90 | 86.14 | 80.17 |
| | 平均溶出量/% | 88.40 | | | | | |
| 检验结果 | 本品的平均溶出量为 88.40%，均不低于规定限度 80%，符合规定 | | | | | | |
| 备注 | 溶出量以相当于标示量的百分数表示(%)；溶出量计算 6 个、平均值 1 个 | | | | | | |

检验员：　　　　　　　　　　　　　　　　　　　　　　　　　　　　　复核员：

**8. 结果判定**

$$溶出量(\%)=\frac{A\times D\times V}{E_{1cm}^{1\%}\times 100\times L\times W}\times 100\%=\frac{0.421\times \frac{50}{3}\times 900}{377\times 100\times 1\times 0.2}\times 100\%=83.75\%$$

同法算出其余 5 片的溶出量：90.52%、95.89%、93.90%、86.14%、80.17%。

平均溶出量：88.40%

本次试验中 6 片均不低于规定限度 80%，判为符合规定。

结果判断：符合规定（规定：限度为标示量的 80%）。

## 【任务评价】

根据药物的溶出度测定评价表（见表 5-17），对学生完成任务情况评分。

表 5-17　药物的溶出度测定评价表

| 序号 | 评价标准 | 赋分/分 | 得分/分 |
|---|---|---|---|
| 1 | 遵守实训室规则,着装规范 | 5 | |
| 2 | 严格遵守药典,查阅标准正确 | 5 | |
| 3 | 操作前准备充分 | 5 | |
| 4 | 规范调试溶出度仪 | 5 | |
| 5 | 规范进行溶出度试验、取样微孔滤膜过滤并测定吸光度 | 25 | |
| 6 | 诚信书写原始记录 | 10 | |
| 7 | 计算溶出量结果正确 | 15 | |
| 8 | 正确判定结果并对异常情况进行分析 | 10 | |
| 9 | 操作结束后清场合格,具有环保意识 | 10 | |
| 10 | 操作规范并及时解决操作中的突发事件 | 10 | |
| 合计 | | 100 | |

## 注意事项

（1）溶出介质必须脱气处理，可超声或煮沸或抽滤。

（2）取样时间应按照品种各项中规定的取样时间，自 6 杯中完成取样的时间应在 1 分钟内。

（3）篮法取样位置为转篮的顶端至液面的中点，并距溶出杯内壁 10mm 处。

（4）在多次取样时，取样量超过介质体积的 1% 时，应及时补充溶出介质。

## 知识拓展

### 第一法和第二法测定缓释制剂或控释制剂的溶出度

第一法和第二法测定缓释制剂或控释制剂的溶出度照普通制剂方法操作，但至少采用三个取样时间点，在规定取样时间点，吸取溶液适量，及时补充相同体积的温度为 37℃±0.5℃ 的溶出介质，滤过，自取样至滤过应在 30 秒内完成。照各品种项下规定的方法测定，计算每片（粒）的溶出量。再结合《中国药典》中相关判定标准进行结果判定。

微课：甲硝唑片的溶出度测定

课件：溶出度测定

# 【练习思考】

## 一、填空题

1. 凡检查溶出度或释放度的制剂不再进行（　　　　）的检查。

2. 溶出度测定时，应取供试品的片数是（　　　　）片。

3. 溶出度测定初试不合格时，应复试，再取供试品的片数是（　　　　）片。

## 二、单项选择题

1. 溶出度测定时，规定的介质温度应为（　　　）。

A.（37±0.5）℃　　　　B.（37±1.0）℃　　　　C.（37±2.0）℃　　　　D.（37±5.0）℃

2. 在片剂质量检查中，下述检查最能间接地反映药物在体内吸收情况的是（　　　）。

A. 崩解时限　　　　B. 含量均匀度　　　　C. 脆碎度　　　　D. 溶出度

3. 溶出度测定法中，用来过滤溶出液的微孔滤膜应不大于（　　　）$\mu m$。

A. 0.80　　　　B. 0.60　　　　C. 0.45　　　　D. 0.22

4. 溶出度指（　　　）。

A. 在规定溶剂中片剂或胶囊溶出的速率或程度

B. 在肠液中溶解的程度

C. 在溶液中微溶药物溶出速度

D. 在胃液溶出的速度

5. 下列说法不正确的是（　　　）。

A. 凡规定检查溶出度的制剂，不再进行崩解时限检查

B. 凡规定检查释放度的制剂，不再进行崩解时限检查

C. 凡规定检查重量差异的制剂，不再进行崩解时限检查

D. 凡规定检查含量均匀度的制剂，不再进行重量差异检查

6. 下列关于溶出度的叙述错误的是（　　　）。

A. 溶出度与体内的生物利用度无关

B. 溶出度测定法分为篮法、桨法和小杯法等

C. 普通制剂溶出度测定法规定的温度为37℃±0.5℃

D. 凡检查溶出度的片剂，不再进行崩解时限检查

## 三、问答题

1. 溶出度的测定方法有几种？简述第一法的操作步骤。

2. 某检验员测定 6 片供试品的溶出度分别为 86.32%、85.78%、78.34%、87.62%、88.54%、89.78%，限度为 80%，判断其结果是否符合规定。

3. 取西咪替丁片（规格 0.2g），照溶出度与释放度测定法（通则 0931 第一法），以盐酸溶液（0.9→1000）900mL 为溶出介质，转速为 100r/min，依法操作，经 15min，取溶液约 10mL，滤过，精密量取续滤液 2.0mL，用同一溶出介质稀释制成 50.00mL 的溶液。照紫外可见分光光度法（通则 0401），在 218nm 的波长处用 1cm 比色皿测定吸光度，分别为 0.551、0.529、0.576、0.567、0.537、0.583，按 $C_{10}H_{16}N_6S$ 的百分吸收系数为 774 计算每片的溶出量、6 片的平均溶出量，限度为标示量的 75%，判断其溶出度是否符合规定。

# 任务 6  可见异物检查

## 【任务目标】

❖ 知识目标：

1. 了解可见异物检查的意义和仪器装置。
2. 熟悉可见异物检查的概念、方法和操作注意事项。
3. 掌握可见异物检查的操作方法和结果判定标准。

❖ 能力目标：

能依据药品质量标准检查药品的可见异物，正确记录并判断检查结果。

❖ 素质目标：

1. 具有"依法检测、质量第一"的职业观念。
2. 具有质量至上、遵守操作规程、爱护仪器和严谨细致的工作作风。

## 【任务导入】

车间送来维生素 C 注射液请验单（见图 5-21），要求检查其可见异物是否合格，应如何开展工作？

```
                    请验单
品    名： 维生素C注射液
批    号： ********
数    量： ********
规    格： 5mL：1g
检验项目： 可见异物
请验单位： ********
请 验 人： ********
请验日期： ********
```

图 5-21  维生素 C 注射液请验单

## 【知识学习】

### 一、查阅质量标准

查阅《中国药典》（2020 年版）二部维生素 C 注射液的可见异物检查。

维生素 C 注射液【检查】其他  应符合注射剂项下有关的各项规定（通则 0102）。

通则 0102 注射剂【可见异物】除另有规定外，照可见异物检查法（通则 0904，见图 5-22）检查，应符合规定。

### 二、解读质量标准

#### （一）可见异物检查的概念和意义

可见异物是指存在于注射剂、眼用液体制剂和无菌原料药中，在规定条件下目视可以观测到的不溶性物质，其粒径或长度通常大于 $50\mu m$。

由于原辅料质量、包装容器、生产工艺及操作等因素都可能产生可见异物，如果患者使用了含可见异物的药品会引起静脉血管炎、血栓、过敏反应等危害，因此注射剂、眼用液体制剂应在符合药品生产质量管理规范（GMP）的条件下生产，产品在出厂前应采用适宜的方法逐一检查并同时剔除不合格产品。临用前，需在自然光下目视检查（避免阳光直射），如有可见异物，不得使用。

#### （二）可见异物检查的方法

可见异物检查法有灯检法和光散射法。一般常用灯检法，也可采用光散射法。灯检法不适用的品种，如用深色透明容器包装或液体色泽较深（一般深于各标准比色液 7 号）的品种可选用光散射法；混悬型、乳状液型注射液和滴眼液不能使用光散射法。

---

**0904　可见异物检查法**

**第一法（灯检法）**

灯检法应在暗室中进行。按以下各类供试品的要求，取规定量供试品，除去容器标签，擦净容器外壁，必要时将药液转移至洁净透明的适宜容器内，将供试品置遮光板边缘处，在明视距离（指供试品至人眼的清晰观测距离，通常为 25cm），手持容器颈部，轻轻旋转和翻转容器（但应避免产生气泡），使药液中可能存在的可见异物悬浮，分别在黑色和白色背景下目视检查，重复观察，总检查时限为 20 秒。供试品装量每支（瓶）在 10mL 及 10mL 以下的，每次检查可手持 2 支（瓶）。50mL 或 50mL 以上大容量注射液按直、横、倒三步法旋转检视。供试品溶液中有大量气泡产生影响观察时，需静置足够时间至气泡消失后检查。

用无色透明容器包装的无色供试品溶液，检查时被观察供试品所在处的光照度应为 1000～1500lx；用透明塑料容器包装、棕色透明容器包装的供试品或有色供试品溶液，光照度应为 2000～3000lx；混悬型供试品或乳状液，光照度应增加至约 4000lx。

**注射液**　除另有规定外，取供试品 20 支（瓶），按上述方法检查。

**注射用无菌制剂**　除另有规定外，取供试品 5 支（瓶），用适宜的溶剂和适当的方法使药粉完全溶解后，按上述方法检查。配带有专用溶剂的注射用无菌制剂，应先将专用溶剂按注射液要求检查并符合注射液的规定后，再用其溶解注射用无菌制剂。如经真空处理的供试品，必要时应用适当的方法破其真空，以便于药物溶解。低温冷藏的品种，应先将其放至室温，再进行溶解和检查。

**无菌原料药**　除另有规定外，按抽样要求称取各品种制剂项下的最大规格量 5 份，分别置洁净透明的适宜容器内，采用适宜的溶剂及适当的方法使药物全部溶解后，按上述方法检查。

**眼用液体制剂**　除另有规定外，取供试品 20 支（瓶），按上述方法检查。临用前配制的滴眼剂所带的专用溶剂，应先检查合格后，再用其溶解滴眼用制剂。

---

**图 5-22　0904 可见异物检查法**

## （三）可见异物检查仪器装置

第一法（灯检法）的检查装置见图 5-23。

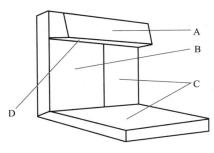

**图 5-23　灯检法示意图**

A—带有遮光板的日光灯光源（光照度可在 1000～4000lx 范围内调节）；B—不反光的黑色背景；
C—不反光的白色背景和底部（供检查有色异物）；D—反光的白色背景（指遮光板内侧）

**（1）光源**　采用带遮光板的日光灯，光照度在 1000～4000lx 范围内可以调节。

**（2）背景**　不反光的黑色背景用于检查无色或白色异物；不反光的白色背景用于检查有色异物。

**（3）检查人员条件**　远距离和近距离视力测验，均应为 4.9 及以上（矫正后应为 5.0 及以上）；应无色盲。

💬 **课堂互动**　请设计维生素 C 注射液（规格 5mL：1g）的可见异物检查方案。

【任务准备】

**1. 仪器和用具**

灯检仪。

**2. 试药和试剂**

维生素 C 注射液。

【任务实施】

**1. 仪器调试**

将灯检仪放置在 B 级的洁净环境或层流净化台中，且为暗室。打开灯检仪，选择合适位置使灯检仪的光照度为 1000～1500lx。

**2. 可见异物检查**

取供试品 20 支，除去容器标签，擦净容器外壁，将供试品置遮光板边缘处，使供试品至人眼的清晰观测距离为 25cm，手持 2 支容器颈部，轻轻旋转和翻转容器，使药液中存在的可见异物悬浮。在黑色和白色背景下，直、横、倒目视检查，重复 3 次，每个总时限为 20s。

**3. 记录原始数据**

可见异物检查原始记录见表 5-18。

表 5-18  可见异物检查原始记录

| 样品名称 | 维生素 C 注射液 | | | | 检验日期 | | ××年××月××日 | | | |
|---|---|---|---|---|---|---|---|---|---|---|
| 样品编号 | ***** | | | | 温湿度/(℃,%) | | 25℃,45% | | | |
| 仪器型号 | YB-Ⅲ型澄明度检测仪 | | 检查的总支(瓶)数 | | | 20 | 光照度 | | 1000～1500lx | |
| 检查方法 | 第一法(灯检法) | | | | | | | | | |
| 数据处理 | 编号 | 1 | 2 | 3 | 4 | 5 | 6 | 7 | 8 | 9 | 10 |
| | 异物存在情况 | 无 | 无 | 无 | 无 | 无 | 无 | 无 | 无 | 无 | 无 |
| | 编号 | 11 | 12 | 13 | 14 | 15 | 16 | 17 | 18 | 19 | 20 |
| | 异物存在情况 | 无 | 无 | 无 | 无 | 无 | 无 | 无 | 无 | 无 | 无 |
| 检验结果 | 未检出可见异物 | | | | | | | | | |
| 备注 | 对于振摇或晃动中产生的气泡,应放置一定时间气泡消失后再检查 | | | | | | | | | |

检验员：                                         复核员：

**4. 结果判定**

《中国药典》（2020 年版）四部通则 0904 中对不同药品的可见异物检查结果判定如下。

（1）供试品中不得检出金属屑、玻璃屑、长度超过 2mm 的纤维、最大粒径超过 2mm 的块状物以及静置一段时间后轻轻旋转时肉眼可见的烟雾状微粒沉积物、无法计数的微粒群或摇不散的沉淀，以及在规定时间内较难计数的蛋白质絮状物等明显可见异物。

供试品中如检出点状物、2mm 以下的短纤维和块状物等微细可见异物，生化药品或生物制品若检出半透明的小于约 1mm 的细小蛋白质絮状物或蛋白质颗粒等微细可见异物，除另有规定外，应符合表 5-19 和表 5-20 的规定。

表 5-19　生物制品注射液、滴眼剂结果判定

| 类别 | 微细可见异物限度 | |
| --- | --- | --- |
| | 初试 20 支（瓶） | 初、复试 40 支（瓶） |
| 注射液 | 装量 50mL 及以下，每支（瓶）中微细可见异物不得超过 3 个；<br>装量 50mL 以上，每支（瓶）中微细可见异物不得超过 5 个；<br>如仅有 1 支（瓶）超出，符合规定 | 2 支（瓶）以上超出，不符合规定 |
| 滴眼剂 | 如检出 2 支（瓶）超出，复试；<br>如检出 3 支（瓶）及以上超出，不符合规定 | 3 支（瓶）以上超出，不符合规定 |

表 5-20　非生物制品注射液、滴眼剂结果判定

| 类别 | | 微细可见异物限度 | |
| --- | --- | --- | --- |
| | | 初试 20 支（瓶） | 初、复试 40 支（瓶） |
| 注射液 | 静脉用 | 如 1 支（瓶）检出，复试；<br>如 2 支（瓶）或以上检出，不符合规定 | 超过 1 支（瓶）检出，不符合规定 |
| | 非静脉用 | 如 1～2 支（瓶）检出，复试；<br>如 2 支（瓶）以上检出，不符合规定 | 超过 2 支（瓶）检出，不符合规定 |
| 滴眼剂 | | 如 1 支（瓶）检出，符合规定；<br>如 2～3 支（瓶）检出，复试；<br>如 3 支（瓶）以上检出，不符合规定 | 超过 3 支（瓶）检出，不符合规定 |

（2）既可静脉用也可非静脉用的注射液，以及脑池内、硬膜外、椎管内用的注射液应执行静脉用注射液的标准，混悬液与乳状液仅对明显可见异物进行检查。

（3）注射用无菌制剂　5 支（瓶）供试品中如检出微细可见异物，每支（瓶）检出微细可见异物的数量应符合表 5-21 的规定；如有 1 支（瓶）超出表 5-21 中限度规定，另取 10 支（瓶）同法复试，均应不超出表 5-21 中限度规定。

表 5-21　注射用无菌制剂结果判定

| 类别 | | 每支（瓶）中微细可见异物限度 |
| --- | --- | --- |
| 生物制品 | 复溶体积 50mL 及以下 | ≤3 个 |
| | 复溶体积 50mL 以上 | ≤5 个 |
| 非生物制品 | 冻干 | ≤3 个 |
| | 非冻干 | ≤5 个 |

（4）无菌原料药　5 份检查的供试品中如检出微细可见异物，每份供试品中检出微细可见异物的数量应符合相应注射用无菌制剂的规定；如有 1 份超出限度规定，另取 10 份同法复试，均应不超出限度规定。

根据表 5-20 中静脉用注射液的可见异物结果判定标准，初试 20 支未检出可见异物，判为符合规定。

结果判断：符合规定（规定：初试 20 支（瓶）中如 1 支（瓶）检出，复试；初、复试 40 支（瓶）超过 1 支（瓶）检出，判为不符合规定）。

## 【任务评价】

根据药物的可见异物检查评价表（见表 5-22），对学生完成任务情况评分。

表 5-22　药物的可见异物检查评价表

| 序号 | 评价标准 | 赋分/分 | 得分/分 |
|---|---|---|---|
| 1 | 遵守实训室规则,着装规范 | 5 | |
| 2 | 严格遵守药典,查阅标准正确 | 5 | |
| 3 | 操作前准备充分 | 10 | |
| 4 | 调试灯检仪合适 | 10 | |
| 5 | 规范进行可见异物检查试验 | 20 | |
| 6 | 诚信书写原始记录 | 10 | |
| 7 | 结果观察正确 | 10 | |
| 8 | 正确判定结果并对异常情况进行分析 | 10 | |
| 9 | 操作结束后清场合格,具有环保意识 | 10 | |
| 10 | 操作规范并及时解决操作中的突发事件 | 10 | |
| | 合计 | 100 | |

## 注意事项

（1）对于振摇或晃动后极易产生气泡且不易消失的供试品,应放置一定时间直至气泡消失再进行检查。

（2）液体制剂中如有结晶析出,可参照药品使用说明书中溶解结晶方式先将结晶进行处理,再进行可见异物检查。

（3）对于真空处理的供试品,可先用适当的方法破其真空,以便于药物溶解。低温冷藏的品种,应先将其放至室温,再进行溶解和检查。

（4）配带有专用溶剂的注射用无菌制剂,应先将专用溶剂按照注射液要求检查并符合注射液的规定后,再用其溶解注射用无菌制剂。

（5）检查时注意气泡通常是向上走的且速度较快,但对于略黏稠的液体来说,气泡会停止不动或向上走得很慢,在这种情况下,应注意区别气泡和可见异物。

（6）对于颜色较深的样品,可适当增加光照度。

（7）对于一名检测人员判断不明确的样品,可由2～3名检测人员共同进行判断。

## 知识拓展

### 可见异物检查第二法（光散射法）

当一束单色激光照射溶液时,溶液中存在的不溶性物质使入射光发生散射,散射的能量与不溶性物质的大小有关。本方法通过对溶液中不溶性物质引起的光散射能量的测量,并与规定的阈值比较,以检查可见异物。

微课：注射液的可见异物检查

课件：可见异物检查

## 【练习思考】

**一、填空题**

1. 可见异物检查《中国药典》（2020 年版）采用（　　　　　）和（　　　　　）两种检查方法。

2.《中国药典》在可见异物检查中规定，供试品至人眼的距离，通常为（　　　　　）。

3. 可见异物检查法规定，用无色透明容器包装的无色供试品溶液，检查时被观察供试品所在处的光照度应为（　　　　　）；用透明塑料容器包装、棕色透明容器包装的供试品或有色供试品溶液，光照度应为（　　　　　）；混悬型供试品或乳状液，光照度应增加至约（　　　　　）。

**二、单项选择题**

1. 下列关于可见异物检查法描述不正确的是（　　　）。

A. 灯检法应在暗室中进行

B. 用深色透明容器包装或液体色泽较深的品种可见异物检查可选用光散射法

C. 用灯检法检查时，供试品总检查时限为 20 秒

D. 混悬型、乳状液型的注射液和滴眼液可以使用光散射法

2. 下列关于灯检法检查药物制剂中可见异物的叙述不正确的是（　　　）。

A. 用无色透明容器包装的无色供试品溶液，观察供试品所在处的光照度应为 1000～1500lx

B. 检查有色异物应以不反光的白色面作为背景

C. 不反光的黑色面作为检查无色或白色异物的背景

D. 观察混悬型供试品或乳状液供试品时光照度应为 2000～3000lx

**三、问答题**

1. 可见异物检查时，非生物制品静脉用注射剂的判断标准是什么？

2. 简述灯检法检查注射液可见异物的操作流程。

# 任务 7　无菌检查

## 【任务目标】

❖　知识目标：

　　1. 了解无菌检查的原理、检查环境要求和检查意义。
　　2. 熟悉无菌检查的方法、操作注意事项。
　　3. 掌握无菌检查的概念、操作方法和结果判定标准。

❖　能力目标：

　　能依据药品质量标准检查药品是否无菌，正确记录并判断检查结果。

❖　素质目标：

　　1. 具有"依法检测、质量第一"的职业观念和无菌意识。
　　2. 具有良好无菌操作习惯、遵守操作规程、爱护仪器、实事求是和精益求精的工作作风。

## 【任务导入】

　　车间送来氯化钠注射液请验单（见图 5-24），要求检查其是否无菌，应如何开展工作？

```
                    请验单
    品    　名：氯化钠注射液
    批    　号：*********
    数    　量：*********
    规    　格：100mL：0.9g
    检验项目：无菌
    请验单位：*********
    请 验 人：*********
    请验日期：*********
```

图 5-24　氯化钠注射液请验单

## 【知识学习】

## 一、查阅质量标准

　　查阅《中国药典》（2020 年版）二部氯化钠注射液的无菌检查。

　　氯化钠注射液【检查】无菌　取本品，经薄膜过滤法处理，以金黄色葡萄球菌为阳性对照菌，依法检查（通则 1101，见图 5-25），应符合规定。

## 二、解读质量标准

### （一）无菌检查的概念、原理和意义

　　无菌检查法系用于检查药典要求无菌的药品、生物制品、医疗器械、原料、辅料及其他品种是否无菌的一种方法。若供试品符合无菌检查法的规定，仅表明供试品在该检验条件下未发现微生物污染。

　　无菌检查是利用无菌操作的方法，将被检查的药品分别加入适合需氧菌、厌氧菌和真菌生长的液体培养基中，置于适宜温度下培养一定时间后，观察有无微生物生长，以判断药品是否合格。通过无菌检查，可以确定药品是否受微生物污染，从而可控制药品质量，保证用药安全性。

### （二）无菌检查的环境要求

　　《中国药典》（2020 年版）四部通则 9203 药品微生物实验室质量管理指导原则指出：无菌检查应在无菌条件下进行，试验环境必须达到无菌检查的要求，通常为 B 级背景下的 A 级单向流区域或隔离系统。检验全过程应严格遵守无菌操作，防止微生物污染，防止污染的措施不得影响

供试品中微生物的检出。单向流空气区域、工作台面及受控环境应定期按医药工业洁净室（区）悬浮粒子、浮游菌和沉降菌的测试方法的现行国家标准进行洁净度确认。隔离系统应定期按相关的要求进行验证，其内部环境的洁净度须符合无菌检查的要求。日常检验需对试验环境进行监测。

---

**1101　无菌检查法**

**薄膜过滤法**

**水溶性液体供试品**　取规定量，直接过滤，或混合至含不少于100mL适宜稀释液的无菌容器中，混匀，立即过滤。如供试品具有抑菌作用，须用冲洗液冲洗滤膜，冲洗次数一般不少于三次，所用的冲洗量、冲洗方法同方法适用性试验。除生物制品外，一般样品冲洗后，1份滤器中加入100mL硫乙醇酸盐流体培养基，1份滤器中加入100mL胰酪大豆胨液体培养基。生物制品样品冲洗后，2份滤器中加入100mL硫乙醇酸盐流体培养基，1份滤器中加入100mL胰酪大豆胨液体培养基。

　　**培养及观察**　将上述接种供试品后的培养基容器分别按各培养基规定的温度培养不少于14天；接种生物制品的硫乙醇酸盐流体培养基的容器应分成两等份，一份置30～35℃培养，一份置20～25℃培养。培养期间应定期观察并记录是否有菌生长。如在加入供试品后或在培养过程中，培养基出现浑浊，培养14天后，不能从外观上判断有无微生物生长，可取该培养液不少于1mL转种至同种新鲜培养基中，将原始培养物和新接种的培养基继续培养不少于4天，观察接种的同种新鲜培养基是否再出现浑浊；或取培养液涂片，染色，镜检，判断是否有菌。

　　**结果判断**　若供试品管均澄清，或虽显浑浊但经确认无菌生长，判供试品符合规定；若供试品管中任何一管显浑浊并确证有菌生长，判供试品不符合规定，除非能充分证明试验结果无效，即生长的微生物非供试品所含。只有符合下列至少一个条件时方可判试验无效：

　　(1) 无菌检查试验所用的设备及环境的微生物监控结果不符合无菌检查法的要求。

　　(2) 回顾无菌试验过程，发现有可能引起微生物污染的因素。

　　(3) 在阴性对照中观察到微生物生长。

　　(4) 供试品管中生长的微生物经鉴定后，确证是因无菌试验中所使用的物品和（或）无菌操作技术不当引起的。

　　试验若经评估确认无效后，应重试。重试时，重新取同量供试品，依法检查，若无菌生长，判供试品符合规定；若有菌生长，判供试品不符合规定。

---

图 5-25　1101 无菌检查法

## （三）无菌检查的方法

　　无菌检查法包括薄膜过滤法和直接接种法。只要供试品性质允许，应采用薄膜过滤法。供试品无菌检查所采用的检查方法和检验条件应与方法适用性试验确认的方法相同。

**↻ 课堂互动**　氯化钠注射液（规格100mL∶0.9g）如何进行无菌检查？

## 【任务准备】

### 1. 仪器和用具

　　超净工作台、恒温培养箱、高压蒸汽灭菌锅、冰箱、薄膜过滤器或集菌仪、无菌衣、帽、口罩、乳胶手套、酒精灯、微孔滤膜、无菌吸管、75％乙醇、酒精棉球、打火机、记号笔、剪刀等。

### 2. 试药和试剂

　　氯化钠注射液、硫乙醇酸盐流体培养基、胰酪大豆胨液体培养基、pH7.0无菌氯化钠-蛋白胨缓冲液、金黄色葡萄球菌。

## 【任务实施】

### 1. 培养基的配制与灭菌

　　《中国药典》（2020年版）规定无菌检查用培养基为硫乙醇酸盐流体培养基和胰酪大豆胨液体培养基，其中硫乙醇酸盐流体培养基主要用于需氧菌、厌氧菌的培养；胰酪大豆胨液体培养基用于真菌和需氧菌的培养。取成品硫乙醇酸盐流体培养基和胰酪大豆胨液体培养基按标签所示方法配制，按规定方法灭菌，备用。

**2. 培养基的适用性检查**

无菌检查用的硫乙醇酸盐流体培养基和胰酪大豆胨液体培养基等应符合培养基的无菌性检查及灵敏度检查要求。本检查可在供试品的无菌检查前或与供试品的无菌检查同时进行。

**(1) 无菌性检查** 每批培养基一般随机取不少于 5 支（瓶），置各培养基规定的温度培养 14 天，应无菌生长。

**(2) 灵敏度检查** 取适宜装量的硫乙醇酸盐流体培养基 7 支，分别接种不大于 100cfu 的金黄色葡萄球菌、铜绿假单胞菌、生孢梭菌各 2 支，另 1 支不接种作为空白对照；取适宜装量的胰酪大豆胨液体培养基 7 支，分别接种不大于 100cfu 的枯草芽孢杆菌、白色念珠菌、黑曲霉各 2 支，另 1 支不接种作为空白对照。接种细菌的培养管培养时间不超过 3 天，接种真菌的培养管培养时间不得超过 5 天。结果判断：空白对照管应无菌生长，若加菌的培养基管均生长良好，判该培养基的灵敏度检查符合规定。

**3. 稀释液和冲洗液的制备**

稀释液和冲洗液配制后应采用验证合格的灭菌程序灭菌。常用的稀释液和冲洗液有 0.1％无菌蛋白胨水溶液和 pH7.0 无菌氯化钠-蛋白胨缓冲液，其配制方法见《中国药典》四部通则 1101 无菌检查法。

本试验选用 pH7.0 无菌氯化钠-蛋白胨缓冲液，其制备方法为：取磷酸二氢钾 3.56g，磷酸氢二钠 7.23g，氯化钠 4.30g，蛋白胨 1.00g，加水 1000mL，微温使溶解，必要时滤过使澄清，分装，灭菌。

**4. 方法适用性试验——薄膜过滤法**

方法适用性试验是来确认所采用的方法适合于该产品的无菌检查。若检验程序或产品发生变化可能影响检验结果时，应重新进行方法适用性试验。

**(1) 操作方法** 按供试品的无菌检查要求，取每种培养基规定接种的供试品总量，采用薄膜过滤法过滤，冲洗，在最后一次的冲洗液中加入不大于 100cfu 的试验菌，过滤。加培养基至滤筒内，接种金黄色葡萄球菌、大肠埃希菌、生孢梭菌的滤筒内加硫乙醇酸盐流体培养基；接种枯草芽孢杆菌、白色念珠菌、黑曲霉的滤筒内加胰酪大豆胨液体培养基。另取一装有同体积培养基的容器，加入等量试验菌，作为对照。置规定温度培养，培养时间不得超过 5 天。

**(2) 结果判断** 与对照管比较，如含供试品各容器中的试验菌均生长良好，则说明供试品的该检验量在该检验条件下无抑菌作用或其抑菌作用可以忽略不计，照此检查方法和检查条件进行供试品的无菌检查。如含供试品的任一容器中的试验菌生长微弱、缓慢或不生长，则说明供试品的该检验量在该检验条件下有抑菌作用，应采用增加冲洗量、增加培养基的用量、使用中和剂或灭活剂、更换滤膜品种等方法，消除供试品的抑菌作用，并重新进行方法适用性试验。

**5. 取样**

**(1) 检验数量** 检验数量是指一次试验所用供试品最小包装容器的数量，成品每亚批均应进行无菌检查。除另有规定外，出厂产品按表 5-23 规定，上市产品监督检验按表 5-24 规定。表 5-23、表 5-24 中最少检验数量不包括阳性对照试验的供试品用量。

表 5-23 批出厂产品及生物制品的原液和半成品最少检验数量

| 供试品 | 批产量 N/个 | 接种每种培养基的最少检验数量 |
| --- | --- | --- |
| 注射剂 | ≤100<br>100<N≤500<br>>500 | 10％或 4 个（取较多者）<br>10 个<br>2％或 20 个（取较少者）<br>20 个（生物制品） |
| 大体积注射剂（>100mL） | | 2％或 10 个（取较少者）<br>20 个（生物制品） |

| 供试品 | 批产量 $N$/个 | 接种每种培养基的最少检验数量 |
|---|---|---|
| 冻干血液制品 | | |
| >5mL | 每柜冻干≤200 | 5个 |
| | 每柜冻干>200 | 10个 |
| ≤5mL | ≤100 | 5个 |
| | 100<$N$≤500 | 10个 |
| | >500 | 20个 |
| 眼用及其他非注射产品 | ≤200 | 5%或2个(取较多者) |
| | >200 | 10个 |
| 桶装无菌固体原料 | | 每个容器 |
| | ≤4 | 20%或4个容器(取较多者) |
| | 4<$N$≤50 | 2%或10个容器(取较多者) |
| | >50 | |
| 抗生素固体原料药(≥5g) | | 6容器 |
| 生物制品原液或半成品 | — | 每个容器(每个容器制品的取样量为总量的0.1%或不少于10mL,每开瓶一次,应如上法抽验) |
| 体外用诊断制品半成品 | — | 每批(抽验量应不少于3mL) |
| 医疗器械 | ≤100 | 10%或4件(取较多者) |
| | 100<$N$≤500 | 10件 |
| | >500 | 2%或20件(取较少者) |

注：若供试品每个容器内的装量不够接种两种培养基，那么表中的最少检验数量应增加相应倍数。

表5-24 上市抽验样品的最少检验数量

| 供试品 | 供试品最少检验数量/瓶或支 |
|---|---|
| 液体制剂 | 10 |
| 固体制剂 | 10 |
| 血液制剂 $V$<50mL | 6 |
| $V$≥50mL | 2 |
| 医疗器械 | 10 |

注：1. 若供试品每个容器内的装量不够接种两种培养基，那么表中的最少检验数量应增加相应倍数。

2. 抗生素粉针剂（≥5g）及抗生素原料药（≥5g）的最少检验数量为6瓶（或支）。桶装固体原料的最少检验数量为4个包装。

**（2）检验量** 检验量是指供试品每个最小包装接种至每份培养基的最小量。除另有规定外，供试品检验量按表5-25规定。若每支（瓶）供试品的装量按规定足够接种两种培养基，则应分别接种硫乙醇酸盐流体培养基和胰酪大豆胨液体培养基。采用薄膜过滤法时，只要供试品特性允许，应将所有容器内的内容物全部过滤。

表5-25 供试品的最少检验量

| 供试品 | 供试品装量 | 每支供试品接入每种培养基的最少量 |
|---|---|---|
| 液体制剂 | $V$<1mL | 全量 |
| | 1mL≤$V$≤40mL | 半量,但不得少于1mL |
| | 40mL<$V$≤100mL | 20mL |
| | $V$>100mL | 10%,但不少于20mL |
| 固体制剂 | $M$<50mg | 全量 |
| | 50mg≤$M$<300mg | 半量,但不得少于50mg |
| | 300mg≤$M$≤5g | 150mg |
| | $M$>5g | 500mg |
| | | 半量(生物制品) |

| 供试品 | 供试品装量 | 每支供试品接入每种培养基的最少量 |
|---|---|---|
| 生物制品的原液及半成品 | — | 半量 |
| 医疗器械 | 外科用敷料棉花及纱布<br>缝合线、一次性医用材料<br>带导管的一次性医疗器具(如输液袋)<br>其他医疗器械 | 取 100mg 或 1cm×3cm<br>整个材料[①]<br>二分之一内表面积<br>整个器具[①](切碎或拆散开) |

① 如果医用器械体积过大,培养基用量可在 2000mL 以上,将其完全浸没。

### 6. 供试品的无菌检查

**(1) 供试品的无菌检查——薄膜过滤法** 薄膜过滤法是各国药典和《中国药典》规定的无菌检查方法,适用于任何类型药品的无菌检查,具有适用性广、准确性强,尤其适用于具有抑菌作用的供试品。该法的原理是将供试品通过进样管连续注入集菌培养器中,供试品经过 0.2μm 或 0.45μm 孔径的微孔滤膜过滤,将供试品中可能存在的微生物富集于滤膜上,再冲洗掉滤膜上的抑菌成分后,把所需培养基通过进样管直接注入集菌培养器中,放置于规定温度下培养,观察是否有菌生长。

薄膜过滤法一般采用封闭式薄膜过滤器,它由一个具有蠕动泵头的集菌仪和一套具有 3 个或 2 个培养瓶的一次性全封闭集菌培养器构成的过滤系统。根据供试品及其溶剂的特性选择滤膜材质,滤膜孔径应不大于 0.45μm,直径约为 50mm,在过滤前应检查其完整性。不同类型的供试品,过滤操作的方法有所不同。《中国药典》(2020 年版)分别介绍了水溶性液体供试品、水溶性固体和半固体供试品、非水溶性供试品、可溶于十四烷酸异丙酯的膏剂和黏性油剂供试品、无菌气雾剂供试品、装有药物的注射器供试品和具有导管的医疗器械(输血、输液袋等)供试品的薄膜过滤操作方法。

下面以水溶性液体供试品为例,说明其薄膜过滤操作。一般先将少量冲洗液过滤,以润湿滤膜。将待检供试品直接经薄膜过滤器过滤,或将待检供试品混合至含不少于 100mL 适宜稀释液的无菌容器中,混匀,立即过滤。如供试品具有抑菌作用,须用冲洗液冲洗滤膜,冲洗次数一般不少于 3 次,每次冲洗量为 100mL;总冲洗量一般不超过 500mL,最高不得超过 1000mL,以免滤膜上的微生物受损伤。冲洗后,1 份滤器中加入 100mL 硫乙醇酸盐流体培养基,1 份滤器中加入 100mL 胰酪大豆胨液体培养基。

**(2) 阳性对照试验和阴性对照试验** 供试品在做无菌检查的同时还需要做阳性对照试验和阴性对照试验。

① 阳性对照试验。阳性对照试验是检查阳性对照菌在加入供试品的培养基中能否生长,以验证供试品有无抑菌活性物质和试验条件是否符合要求的试验。应根据供试品特性选择阳性对照菌,见表 5-26。阳性对照试验的菌液制备同方法适用性试验,加菌量不大于 100fu,供试品用量同供试品无菌检查时每份培养基接种的样品量。阳性对照管培养不超过 5 天,应生长良好。

表 5-26 供试品及其对应阳性对照菌

| 供试品 | 阳性对照菌 |
|---|---|
| 无抑菌作用及抗革兰阳性菌为主的供试品 | 金黄色葡萄球菌 |
| 抗革兰阴性菌为主的供试品 | 大肠埃希菌 |
| 抗厌氧菌的供试品 | 生孢梭菌 |
| 抗真菌的供试品 | 白色念珠菌 |

② 阴性对照试验。取相应溶剂和稀释液、冲洗液同法操作,作为阴性对照。阴性对照不得有菌生长。

**（3）培养及观察**　将上述接种培养基容器分别按硫乙醇酸盐流体培养基 30～35℃，胰酪大豆胨液体培养基 20～25℃各培养不少于 14 天，其中阳性对照试验培养不超过 5 天，培养期间应逐日观察并记录是否有菌生长。

**7. 记录原始数据**

无菌检查原始记录见表 5-27。

表 5-27　无菌检查原始记录

| 样品名称 | 氯化钠注射液（100mL∶0.9g） | | | | | 检验日期 | | | | ××年××月××日 | | | | |
| --- | --- | --- | --- | --- | --- | --- | --- | --- | --- | --- | --- | --- | --- | --- |
| 样品编号 | ***** | | | | | 温湿度/（℃，%） | | | | 25℃，45% | | | | |
| 仪器型号 | 培养箱（Ⅰ）：SPX 型智能生化培养箱 | | | | | 培养箱（Ⅱ）：DRP9082 电热恒温培养箱 | | | | | | | | |
| 培养基制备 | 硫乙醇酸盐流体培养基（Ⅰ）<br>批号：*****<br>配制日期：××年××月××日 | | | | | 胰酪大豆胨液体培养基（Ⅱ）<br>批号：*****<br>配制日期：××年××月××日 | | | | | | | | |
| 检查方法 | 薄膜过滤法 | | | | | | | | | | | | | |

| | | 培养天数 | 1 | 2 | 3 | 4 | 5 | 6 | 7 | 8 | 9 | 10 | 11 | 12 | 13 | 14 |
| --- | --- | --- | --- | --- | --- | --- | --- | --- | --- | --- | --- | --- | --- | --- | --- | --- |
| 数据处理 | 硫乙醇酸盐流体培养基 30～35℃ | 供试品 | 澄清 | 澄清 | 澄清 | 澄清 | 澄清 | 澄清 | 澄清 | 澄清 | 澄清 | 澄清 | 澄清 | 澄清 | 澄清 | 澄清 |
| | | 阴性对照 | 澄清 | 澄清 | 澄清 | 澄清 | 澄清 | 澄清 | 澄清 | 澄清 | 澄清 | 澄清 | 澄清 | 澄清 | 澄清 | 澄清 |
| | | 阳性对照 | 浑浊 | 浑浊 | 浑浊 | 浑浊 | 浑浊 | | | | | | | | | |
| | 胰酪大豆胨液体培养基 20～25℃ | 供试品 | 澄清 | 澄清 | 澄清 | 澄清 | 澄清 | 澄清 | 澄清 | 澄清 | 澄清 | 澄清 | 澄清 | 澄清 | 澄清 | 澄清 |
| | | 阴性对照 | 澄清 | 澄清 | 澄清 | 澄清 | 澄清 | 澄清 | 澄清 | 澄清 | 澄清 | 澄清 | 澄清 | 澄清 | 澄清 | 澄清 |
| | | 阳性对照 | 浑浊 | 浑浊 | 浑浊 | 浑浊 | 浑浊 | | | | | | | | | |

| 检验结果 | 阳性对照管浑浊明显，阴性对照管均澄清，供试品在 14 天培养期间均未出现浑浊 |
| --- | --- |
| 备注 | 培养期间应定期观察各管的生长情况，并及时记录结果 |

检验员：　　　　　　　　　　　　　　　　　　　　　　　　　　复核员：

**8. 结果判定**

阳性对照管浑浊明显，阴性对照管均澄清，供试品在 14 天培养期间均未出现浑浊。

结果判断：符合规定（规定：阳性对照管培养不超过 5 天，应生长良好；阴性对照不得有菌生长；若供试品管均澄清，或虽显浑浊但经确证无菌生长，判供试品符合规定）。

**【任务评价】**

根据药物的无菌检查评价表（见表 5-28），对学生完成任务情况评分。

表 5-28　药物的无菌检查评价表

| 序号 | 评价标准 | 赋分/分 | 得分/分 |
| --- | --- | --- | --- |
| 1 | 遵守实训室规则，着装规范 | 5 | |
| 2 | 严格遵守药典，查阅标准正确 | 5 | |
| 3 | 操作前准备充分 | 10 | |
| 4 | 培养基配制与冲洗液配制正确 | 10 | |
| 5 | 规范进行供试品无菌检查、阳性对照和阴性对照试验 | 35 | |
| *6 | 诚信书写原始记录 | 10 | |
| 7 | 结果观察正确 | 10 | |

| 序号 | 评价标准 | 赋分/分 | 得分/分 |
|---|---|---|---|
| 8 | 正确判定结果并对异常情况进行分析 | 5 | |
| 9 | 操作结束后清场合格,具有环保意识 | 5 | |
| 10 | 操作规范并及时解决操作中的突发事件 | 5 | |
| | 合计 | 100 | |

 **注意事项**

(1) 所有阳性菌的操作均不得在无菌区域进行,以防止交叉污染。

(2) 在检查过程中应该严格遵循无菌操作。

(3) 无菌检查用培养基应每批进行无菌和灵敏度检查,合格后方可使用。

(4) 无菌检查所用的菌株应符合相关规定,并应采用适宜的菌种保存技术进行保存,以保证试验菌株的生物学特性。

(5) 当建立药品的无菌检查法时,应进行方法学验证,以证明所采用的方法适合于该药品的无菌检查。若药品的组分或原检验条件发生改变时,检查方法应重新验证。

(6) 供试品的抽验数量和接种量应符合规定(表5-23、表5-25)。

(7) 应正确判断检查结果(符合规定、不符合规定或无效需重试)。

**榜样力量**

顾汉颐:我国著名生物检定专家

**知识拓展**

**无菌检查——直接接种法**

直接接种法适用于无法用薄膜过滤法进行无菌检查的供试品,即取规定量供试品分别等量接种至硫乙醇酸盐流体培养基和胰酪大豆胨液体培养基中。除生物制品外,一般样品无菌检查时两种培养基接种的瓶或支数相等;生物制品无菌检查时硫乙醇酸盐流体培养基和胰酪大豆胨液体培养基接种的瓶或支数为2∶1。除另有规定外,每个容器中培养基的用量应符合接种的供试品体积不得大于培养基体积的10%,同时,硫乙醇酸盐流体培养基每管装量不少于15mL,胰酪大豆胨液体培养基每管装量不少于10mL。同时做阳性和阴性对照试验。

微课:维生素C注射液的无菌检查
(直接接种法)

课件:无菌检查

## 一、单项选择题

1. 下列不需要进行无菌检查的是 (　　)。

A. 注射剂

B. 大面积烧伤创面外用制剂

C. 一次性注射器

D. 口服药物

2. 薄膜过滤法进行供试品无菌检查时,应至少培养 (　　) 天。

A. 10　　　　　　　B. 7　　　　　　　C. 14　　　　　　　D. 28

3. 胰酪大豆胨液体培养基的培养温度为 (　　)。

A. 23～28℃　　　　B. 30～35℃　　　　C. 25～30℃　　　　D. 20～25℃

4. 无菌检查的滤膜孔径应 (　　)。

A. 小于或等于 0.25μm

B. 小于或等于 0.45μm

C. 小于或等于 0.5μm

D. 小于或等于 0.7μm

5. 硫乙醇酸盐流体培养基的培养温度为 (　　)。

A. 23～28℃　　　　B. 30～35℃　　　　C. 25～30℃　　　　D. 20～25℃

6. 可用于培养真菌的培养基有 (　　)。

A. 营养琼脂培养基

B. 硫乙醇酸盐流体培养基

C. 胰酪大豆胨液体培养基

D. 葡萄糖肉汤培养基

7. 体积为 5mL 液体制剂采用直接接种法检查时接种量为 (　　)。

A. 全量　　　　　　B. 半量　　　　　　C. 1mL　　　　　　D. 2mL

## 二、多项选择题

1. 培养基的适用性检查包括 (　　)。

A. 无菌检查　　　　B. 灵敏度检查　　　　C. 选择性检查　　　　D. 方法学检查

2. 供试品无菌检查的方法有 (　　)。

A. 薄膜过滤法　　　B. 直接接种法　　　　C. 间接接种法　　　　D. 管碟法

3. 药品无菌检查的操作过程包括 (　　)。

A. 培养基的制备

B. 培养基的适用性检查

C. 稀释液和冲洗液的制备

D. 方法适用性试验

E. 供试品无菌检查

## 三、问答题

1. 无菌检查中为何需要做阳性对照和阴性对照试验?

2. 简述直接接种法进行供试品无菌检查的操作过程?

3. 简述薄膜过滤法进行供试品无菌检查的操作过程?

# 任务 8 微生物限度检查

## 【任务目标】

❖ 知识目标：

1. 了解微生物限度检查的意义、检查环境要求和微生物限度标准。
2. 熟悉微生物计数检查的方法及微生物限度检查的操作注意事项。
3. 掌握微生物限度检查的概念、检查内容、操作方法和结果判定标准。

❖ 能力目标：

能依据药品质量标准检查药品的微生物限度是否符合规定，正确记录并判断检查结果。

❖ 素质目标：

1. 具有"依法检测、质量第一"职业观念和无菌意识。
2. 具有良好的无菌习惯、遵守操作规程、爱护仪器和严谨细致的工作态度。

## 【任务导入】

车间送来维生素 C 片请验单（见图 5-26），要求检查其微生物限度是否符合规定，应如何开展工作？

## 【知识学习】

### 一、查阅质量标准

查阅《中国药典》（2020 年版）二部维生素 C 片的微生物限度检查。

维生素 C 片【检查】其他　应符合片剂项下有关的各项规定（通则 0101）。

```
            请验单
品     名：维生素C片
批     号：********
数     量：********
规     格：0.1g/片
检验项目：微生物限度
请验单位：********
请 验 人：********
请验日期：********
```

图 5-26　维生素 C 片请验单

片剂【微生物限度】　以动物、植物、矿物来源的非单体成分制成的片剂，生物制品片剂，以及黏膜或皮肤炎症或腔道等局部用片剂（如口腔贴片、外用可溶片、阴道片、阴道泡腾片等），照非无菌产品微生物限度检查：微生物计数法（通则 1105，见图 5-27）和控制菌检查法（通则 1106，见图 5-27）及非无菌药品微生物限度标准（通则 1107）检查，应符合规定。规定检查杂菌的生物制品片剂，可不进行微生物限度检查。

### 二、解读质量标准

#### （一）微生物限度检查的概念和检查内容

微生物限度检查法系检查非无菌制剂及其原、辅料受微生物污染程度的一种检查方法。检查项目包括微生物计数检查（需氧菌总数、霉菌和酵母菌总数）及控制菌检查（耐胆盐革兰阴性菌、大肠埃希菌、沙门菌、铜绿假单胞菌、金黄色葡萄球菌、梭菌、白色念珠菌检查），中药饮片还包括耐热菌总数检查。

> **1105 非无菌产品微生物限度检查：微生物计数法**
>
> 微生物计数法系用于能在有氧条件下生长的嗜温细菌和真菌的计数。
>
> 胰酪大豆胨琼脂培养基或胰酪大豆胨液体培养基用于测定需氧菌总数；沙氏葡萄糖琼脂培养基用于测定霉菌和酵母菌总数。
>
> **阴性对照试验** 以稀释液代替供试液进行阴性对照试验，阴性对照试验应无菌生长。如果阴性对照有菌生长，应进行偏差调查。
>
> **平皿法** 平皿法包括倾注法和涂布法。除另有规定外，取规定量供试品，按方法适用性试验确认的方法进行供试液制备和菌数测定，每稀释级每种培养基至少制备2个平板。
>
> **培养和计数** 除另有规定外，胰酪大豆胨琼脂培养基平板在30～35℃培养3～5天，沙氏葡萄糖琼脂培养基平板在20～25℃培养5～7天，观察菌落生长情况，点计平板上生长的所有菌落数，计数并报告。菌落蔓延生长成片的平板不宜计数。点计菌落数后，计算各稀释级供试液的平均菌落数，按菌数报告规则报告菌数。若同稀释级两个平板的菌落数平均值不小于15，则两个平板的菌落数不能相差1倍或以上。
>
> **菌数报告规则** 需氧菌总数测定宜选取平均菌落数小于300cfu的稀释级、霉菌和酵母菌总数测定宜选取平均菌落数小于100cfu的稀释级，作为菌数报告的依据。取最高的平均菌落数，计算1g、1ml或$10cm^2$供试品中所含的微生物数，取两位有效数字报告。
>
> 如各稀释级的平板均无菌落生长，或仅最低稀释级的平板有菌落生长，但平均菌落数小于1时，以<1乘以最低稀释倍数的值报告菌数。
>
> **1106 非无菌产品微生物限度检查：控制菌检查法**
>
> 控制菌检查法系用于在规定的试验条件下，检查供试品中是否存在特定的微生物。
>
> 供试品检出控制菌或其他致病菌时，按一次检出结果为准，不再复试。

**图5-27 1105非无菌产品微生物限度检查：微生物计数法和1106非无菌产品微生物限度检查：控制菌检查法**

## （二）微生物限度检查的意义

（1）确定药品是否污染或其污染程度，控制药品的质量。微生物广泛存在于自然界中，药品在生产、运输和储存过程中很容易受其污染，在适宜的条件下，污染的微生物可生长繁殖，导致药品变质，影响质量。通过药品微生物限度检查，可了解药品是否受污染及其污染程度，查明污染的来源，并采取适当的方法进行控制，以保证药品的质量。

（2）保证药品的有效性和安全性。药品被微生物污染后可能分解药品的有效成分，导致疗效降低或丧失，同时微生物的毒性代谢产物和部分病原微生物还可对患者造成不良反应或继发性感染，甚至危及患者的生命，在国内外由于微生物污染药品引起的药源性疾病时有报道。对非规定灭菌制剂的微生物限度检查是保证其质量和用药安全有效的重要措施之一。

（3）可作为衡量药品生产全过程卫生状况的重要指标之一。药品生产的各个环节如原辅料、水、空气、车间设备、包装材料、操作人员等都可能带来微生物污染，生产企业应针对生产过程的各个环节制订相应的措施，加强卫生管理，保证药品生产的环境卫生、物料卫生、工艺卫生、厂房卫生和人员卫生，防止污染。微生物限度检查的结果可反映药品生产企业的卫生管理水平。

## （三）微生物限度检查的环境要求

微生物限度检查应在环境洁净度为不低于D级背景下的B级单向流洁净空气区域内进行。检查全过程必须严格遵守无菌操作，防止再污染，防止污染的措施不得影响供试品中微生物的检出。单向流空气区域、工作台面及环境均应定期按《医药工业洁净室（区）悬浮粒子、浮游菌和沉降菌的测试方法》的现行国家标准进行洁净度验证。

## （四）微生物计数检查的方法

微生物计数检查的方法包括平皿法、薄膜过滤法和最可能数法（Most-Probable-Number Method，简称MPN法）。其中平皿法包括倾注法和涂布法；薄膜过滤法主要针对有抑菌作用的药品；MPN法用于微生物计数时精确度较差，但对于某些微生物污染量很小的供试品，MPN法仅适用于需氧菌总数测定，不适用于霉菌计数测定。

## （五）微生物限度标准

非无菌药品的微生物限度标准是基于药品的给药途径和对患者健康潜在的危害以及药品的特殊性而制定的。药品生产、贮存、销售过程中的检验，药用原料、辅料、中药提取物及中药饮片的检验，新药标准制订，进口药品标准复核，考察药品质量及仲裁等，除另有规定外，其微生物限度均以本标准为依据。

（1）制剂通则、品种项下要求无菌的及标示无菌的制剂和原辅料应符合无菌检查法规定。

（2）用于手术、严重烧伤、严重创伤的局部给药制剂应符合无菌检查法规定。

（3）非无菌化学药品制剂、生物制品制剂、不含药材原粉的中药制剂的微生物限度标准见表 5-29。

表 5-29　非无菌化学药品制剂、生物制品制剂、不含药材原粉的中药制剂的微生物限度标准

| 给药途径 | 需氧菌总数/ (cfu/g、cfu/mL 或 cfu/10cm$^2$) | 霉菌和酵母菌总数/ (cfu/g、cfu/mL 或 cfu/10cm$^2$) | 控制菌 |
|---|---|---|---|
| 口服给药[①]<br>固体制剂<br>液体及半固体制剂 | $10^3$<br>$10^2$ | $10^2$<br>$10^1$ | 不得检出大肠埃希菌（1g 或 1mL）；含脏器提取物的制剂还不得检出沙门菌（10g 或 10mL） |
| 口腔黏膜给药制剂<br>齿龈给药制剂<br>鼻用制剂 | $10^2$ | $10^1$ | 不得检出大肠埃希菌、金黄色葡萄球菌、铜绿假单胞菌（1g、1mL 或 10cm$^2$） |
| 耳用制剂<br>皮肤给药制剂 | $10^2$ | $10^1$ | 不得检出金黄色葡萄球菌、铜绿假单胞菌（1g、1mL 或 10cm$^2$） |
| 呼吸道吸入给药制剂 | $10^2$ | $10^1$ | 不得检出大肠埃希菌、金黄色葡萄球菌、铜绿假单胞菌、耐胆盐革兰阴性菌（1g 或 1mL） |
| 阴道、尿道给药制剂 | $10^2$ | $10^1$ | 不得检出金黄色葡萄球菌、铜绿假单胞菌、白色念珠菌（1g、1mL 或 10cm$^2$）；中药制剂还不得检出梭菌（1g、1mL 或 10cm$^2$） |
| 直肠给药<br>固体及半固体制剂<br>液体制剂 | $10^3$<br>$10^2$ | $10^2$<br>$10^2$ | 不得检出金黄色葡萄球菌、铜绿假单胞菌（1g、1mL 或 10cm$^2$） |
| 其他局部给药制剂 | $10^2$ | $10^2$ | 不得检出金黄色葡萄球菌、铜绿假单胞菌（1g、1mL 或 10cm$^2$） |

① 化学药品制剂和生物制品制剂若含有未经提取的动植物来源的成分及矿物质，还不得检出沙门菌（10g 或 10mL）。

（4）还单独列出非无菌含药材原粉的中药制剂的微生物限度标准、非无菌药用原料及辅料的微生物限度标准、中药提取物及中药饮片的微生物限度标准，有兼用途径的制剂应符合各给药途径的标准。

（5）除中药饮片外，非无菌药品的需氧菌总数、霉菌和酵母菌总数照通则 1105 检查；非无菌药品的控制菌照通则 1106 检查。各品种项下规定的需氧菌总数、霉菌和酵母菌总数标准解释为：$10^1$cfu 指可接受的最大菌数为 20；$10^2$cfu 指可接受的最大菌数为 200；$10^3$cfu 指可接受的最大菌数为 2000；依此类推。

中药饮片的需氧菌总数、霉菌和酵母菌总数及控制菌检查照"中药饮片微生物限度检查法"（通则 1108）检查；各品种项下规定的需氧菌总数、霉菌和酵母菌总数标准解释为：$10^1$cfu 指可接受的最大菌数为 50；$10^2$cfu 指可接受的最大菌数为 500；$10^3$cfu 指可接受的最大菌数为 5000；$10^4$cfu 指可接受的最大菌数为 50000；依此类推。

↻ **课堂互动**　维生素 C 片（规格 0.1g/片）如何进行微生物限度检查？

**1. 仪器和用具**

恒温培养箱、恒温水浴箱、电热干燥箱、冰箱、高压蒸汽灭菌锅、天平、显微镜、超净工作台、锥形瓶、培养皿、量筒、试管及硅胶塞、吸管（10mL、1mL）、无菌衣、无菌帽、无菌口罩、乳胶手套、酒精灯、酒精棉球、灭菌称量纸、不锈钢药匙、研钵、试管架、打火机、记号笔、玻璃或搪瓷消毒缸（带盖）等。

**2. 试药和试剂**

维生素 C 片、胰酪大豆胨琼脂培养基、沙氏葡萄糖琼脂培养基、胰酪大豆胨液体培养基、麦康凯液体培养基、麦康凯琼脂培养基、pH7.0 无菌氯化钠-蛋白胨缓冲液、大肠埃希菌。

# 一、微生物计数检查

**1. 计数培养基适用性检查**

供试品微生物计数中使用的培养基可按处方配制，也可使用按处方生产的脱水培养基或成品培养基，所使用的每种培养基均应进行适用性检查。一般每一批脱水培养基的适用性试验可只进行一次。

**（1）操作方法** 分别接种不大于 100cfu 的金黄色葡萄球菌、铜绿假单胞菌、枯草芽孢杆菌的菌悬液至胰酪大豆胨液体培养基管和无菌平皿中，平皿中立即倾注胰酪大豆胨琼脂培养基，混匀，凝固，置30～35℃培养不超过 3 天，每株试验菌平行制备 2 管或 2 个平皿；分别接种不大于 100cfu 的白色念珠菌、黑曲霉注入无菌平皿中，立即倾注胰酪大豆胨琼脂培养基和沙氏葡萄糖琼脂培养基，混匀，凝固，分别置30～35℃与20～25℃培养不超过 5 天，每株试验菌、每种培养基均平行制备 2 个平皿。同时，用相应的对照培养基替代被检培养基进行上述试验。

此外，还需设立阴性对照试验，阴性对照试验是为确认试验条件是否符合要求，阴性对照试验应无菌生长。如阴性对照有菌生长，应进行偏差调查。

**（2）结果判断** 被检固体培养基上的菌落平均数与对照培养基上的菌落平均数的比值应在0.5～2范围内，且菌落形态大小应与对照培养基上的菌落一致；被检液体培养基管与对照培养基管比较，试验菌应生长良好。

**2. 计数方法适用性试验**

供试品的微生物计数方法适用性试验是来确认所采用的方法适合于该产品的微生物计数。其操作过程包括供试液制备、接种和稀释、抗菌活性的去除或灭活、供试品中微生物的回收 4 个步骤。若采用平皿法或薄膜过滤法时，试验组菌落数减去供试品对照组菌落数的值与菌液对照组菌落数的比值应在 0.5～2 范围内；若采用 MPN 法时，试验组菌数应在菌液对照组菌数的 95% 置信限内。若各试验菌的回收试验均符合要求，照所用的供试液制备方法及计数方法进行该供试品的需氧菌总数、霉菌和酵母菌总数计数。

**3. 取样**

检验量即一次试验所用的供试品量（g、mL 或 cm²）。一般应随机抽取不少于 2 个最小包装的供试品，混合，取规定量供试品进行检验。

除另有规定外，一般供试品的检验量为 10g 或 10mL；膜剂、贴剂和贴膏剂为 100cm²。检验时，应从 2 个以上最小包装单位中抽取供试品，大蜜丸还不得少于 4 丸，膜剂、贴剂和贴膏剂还不得少于 4 片。贵重药品、微量包装药品的检验量可以酌减。

**4. 供试品检查——平皿法**

按计数方法适用性试验确认的计数方法进行供试品中需氧菌总数、霉菌和酵母菌总数的测定。胰酪大豆胨琼脂培养基或胰酪大豆胨液体培养基用于测定需氧菌总数；沙氏葡萄糖琼脂培养基用于测定霉菌和酵母总数。

**（1）供试液制备**　根据供试品的理化特性与生物学特性，采取适宜的方法制备供试液。若供试品具有抑菌活性时，可使用含有中和剂或灭活剂的稀释液制备供试液。《中国药典》（2020年版）通则1105中分别介绍了水溶性供试品、水不溶性非油脂类供试品、油脂类供试品、膜剂供试品、肠溶及结肠溶制剂供试品、气雾剂供试品、贴剂、贴膏剂供试品的制备方法。下面以水溶性供试品为例说明其制备过程。

水溶性供试品的制备：取供试品，用pH7.0无菌氯化钠-蛋白胨缓冲液，或pH7.2磷酸盐缓冲液，或胰酪大豆胨液体培养基溶解或稀释制成1∶10供试液。若需要，调节供试液pH值至6～8。必要时，用同一稀释液将供试液进一步10倍系列稀释。

**（2）平皿法操作**　平皿法包括倾注法和涂布法。

① 倾注法：取适宜的连续2～3个稀释级的供试液各1mL，置直径90mm的无菌平皿中，分别注入15～20mL温度不超过45℃熔化的胰酪大豆胨琼脂培养基或沙氏葡萄糖琼脂培养基，混匀，凝固，倒置培养。同时以稀释液1mL代替供试液按上述操作进行阴性对照试验，阴性对照试验应无菌生长。如果阴性对照有菌生长，应进行偏差调查。每稀释级每种培养基至少制备2个平板。

② 涂布法：取适量（通常为15～20mL）温度不超过45℃的胰酪大豆胨琼脂或沙氏葡萄糖琼脂培养基，注入直径90mm的无菌平皿，凝固，制成平板，采用适宜的方法使培养基表面干燥。若使用直径较大的平皿，培养基用量也应相应增加。每一平皿表面接种不少于0.1mL的供试液。按与"倾注法"相同条件培养、计数。同法以稀释液代替供试液进行阴性对照试验。

**（3）培养和计数**　除另有规定外，胰酪大豆胨琼脂培养基平板在30～35℃培养3～5天，沙氏葡萄糖琼脂培养基平板在20～25℃培养5～7天，观察菌落生长情况，点计平板上生长的所有菌落数，计数并报告。菌落蔓延生长成片的平板不宜计数。点计菌落数后，计算各稀释级供试液的平均菌落数，按菌数报告规则报告菌数。若同稀释级两个平板的菌落数平均值不小于15，则两个平板的菌落数不能相差1倍或以上。

**（4）菌数报告**　需氧菌总数测定宜选取平均菌落数小于300cfu的稀释级、霉菌和酵母菌总数测定宜选取平均菌落数小于100cfu的稀释级，作为菌数报告的依据。取最高的平均菌落数，计算1g、1mL或10cm² 供试品中所含的微生物数，取两位有效数字报告。

如各稀释级的平板均无菌落生长，或仅最低稀释级的平板有菌落生长，但平均菌落数小于1时，以<1乘以最低稀释倍数的值报告菌数。

# 二、控制菌检查

控制菌检查法系用于在规定的试验条件下，检查供试品中是否存在特定的微生物。控制菌检查包括耐胆盐革兰阴性菌、大肠埃希菌、沙门菌、铜绿假单胞菌、金黄色葡萄球菌、梭菌、白色念珠菌的检查。供试品检出控制菌或其他致病菌时，按一次检出结果为准，不再复试。供试液制备及实验环境要求同通则1105。

如果供试品具有抗菌活性，应尽可能去除或中和。供试品检查时，若使用了中和剂或灭活剂，应确认有效性及对微生物无毒性。

**1. 控制菌检查用培养基的适用性检查**

控制菌检查用的商品化的预制培养基、由脱水培养基或按处方配制的培养基均应进行培养基的适用性检查。控制菌检查用培养基的适用性检查项目包括促生长能力、抑制能力和指示特性的检查。

**2. 控制菌检查方法适用性试验**

控制菌检查方法适用性试验用以确认所采用的方法适合于该产品的控制菌检查。其操作方法为取规定量供试液及不大于100cfu的试验菌接入规定的培养基中；在规定的温度和最短时间下培养，应能检出所加试验菌相应的反应特征。

**3. 供试品检查**

**（1）阳性对照试验和阴性对照试验**  阳性对照试验方法同供试品的控制菌检查，对照菌的加量应不大于100cfu。阳性对照试验应检出相应的控制菌。

阴性对照试验是以稀释剂代替供试液照相应控制菌检查法检查，阴性对照试验应无菌生长。如果阴性对照有菌生长，应进行偏差调查。

**（2）供试品的控制菌检查**  供试品的控制菌检查一般流程为：供试液制备和增菌培养→选择和分离培养→生化试验→结果判断。本任务中要求不得检出大肠埃希菌，下面以大肠埃希菌为例说明控制菌检查的过程。

大肠埃希菌（*Escherichia coli*）是人和温血动物肠道内的栖居菌，随粪便排出体外。在药品中检出大肠埃希菌，表明该样品受到人和温血动物的粪便污染，既可能污染肠道病原体，还可能引起婴幼儿、成人爆发性水泻。因此，大肠埃希菌被列为粪便污染指示菌，为了保证人体健康，口服药品需检查大肠埃希菌。

① 供试液制备和增菌培养：取供试品制成1:10供试液，取相当于1g或1mL供试品的供试液，接种至适宜体积（经方法适用性试验确定）的胰酪大豆胨液体培养基中，混匀，30～35℃培养18～24小时。

② 选择和分离培养：取上述培养物1mL接种至100mL麦康凯液体培养基中，42～44℃培养24～48小时。取麦康凯液体培养物划线接种于麦康凯琼脂培养基平板上，30～35℃培养18～72小时。

③ 结果判断：若麦康凯琼脂培养基平板上有菌落生长，应进行分离、纯化及适宜的鉴定试验，确证是否为大肠埃希菌；若麦康凯琼脂培养基平板上没有菌落生长，或虽有菌落生长但鉴定结果为阴性，判供试品未检出大肠埃希菌。

大肠埃希菌检查流程图如图5-28所示。

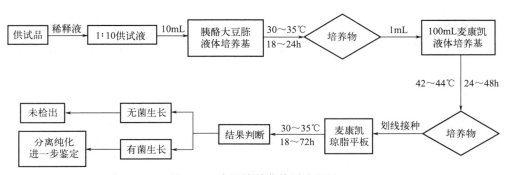

图 5-28  大肠埃希菌检测流程图

## 三、记录原始数据

微生物限度检查原始记录见表5-30。

表 5-30  微生物限度检查原始记录

| 样品名称 | 维生素 C 片 | 检验日期 | ××年××月××日 |
|---|---|---|---|
| 样品编号 | ***** | 温湿度/(℃,%) | 25℃,45% |
| 检验方法 | 平皿法 | | |

| 数据处理 | 微生物计数检查——平皿法 | | | | | | | | |
|---|---|---|---|---|---|---|---|---|---|
| | 检验结果 | 需氧菌总数<br>（胰酪大豆胨琼脂培养基，<br>30～35℃培养3～5天） | | | | 霉菌和酵母菌总数<br>（沙氏葡萄糖琼脂培养基，<br>20～25℃培养5～7天） | | | |
| | | 1：10 | 1：100 | 1：1000 | 阴性对照 | 1：10 | 1：100 | 1：1000 | 阴性对照 |
| | 1 | 0 | 0 | — | 0 | 1 | 0 | — | 0 |
| | 2 | 2 | 0 | — | 0 | 3 | 0 | — | 0 |
| | 平均值 | 1 | 0 | — | 0 | 2 | 0 | — | 0 |
| | 菌落总数 | 10cfu/g | | | | 20cfu/g | | | |

| | 大肠埃希菌检查 | | |
|---|---|---|---|
| | 1 | 2 | 3 |
| 检查方式 | 增菌培养 | 选择培养 | 分离培养 |
| 培养基 | 胰酪大豆胨液体培养基 | 麦康凯液体培养基 | 麦康凯琼脂培养基 |
| 培养温度和时间 | 30～35℃，18～24小时 | 42～44℃，24～48小时 | 30～35℃，18～72小时 |
| 结果 | 未检出控制菌 | 未检出控制菌 | 未检出控制菌 |

| 检验结果 | 需氧菌总数为10cfu/g，霉菌和酵母菌总数为20cfu/g，未检出控制菌 |
|---|---|
| 备注 | 若平板上有2个或2个以上菌落重叠，肉眼可辨别时仍以2个或2个以上菌落计数，若平板生长有链状或片状、云雾状菌落，菌落间无明显界线，一条链、片作为一个菌落计；控制菌按一次检出结果为准，不再复试 |

检验员：                                                  复核员：

## 四、结果判定

需氧菌总数是指胰酪大豆胨琼脂培养基上生长的总菌落数（包括真菌菌落数）；霉菌和酵母菌总数是指沙氏葡萄糖琼脂培养基上生长的总菌落数（包括细菌菌落数）。若供试品的需氧菌总数、霉菌和酵母菌总数的检查结果均符合该品种项下的规定，判供试品符合规定；若其中任何一项不符合该品种项下的规定，判供试品不符合规定。

供试品检出控制菌或其他致病菌时，按一次检出结果为准，不再复试。

通过平皿法进行维生素C片的微生物计数检查和控制菌大肠埃希菌检查，其检验结果为需氧菌总数为10cfu/g，霉菌和酵母菌总数为20cfu/g，未检出大肠埃希菌。查表5-29可知口服给药固体化学制剂的微生物限度标准为：需氧菌总数不超过$10^3$cfu/g，霉菌和酵母菌总数不超过$10^2$cfu/g，不得检出大肠埃希菌。经与标准规定比较，判断维生素C片的微生物限度检查符合规定。

结果判断：符合规定（规定：口服给药固体化学制剂的需氧菌总数不超过$10^3$cfu/g，霉菌和酵母菌总数不超过$10^2$cfu/g，不得检出大肠埃希菌）。

【任务评价】

根据药物的微生物限度检查评价表（见表5-31），对学生完成任务情况评分。

表5-31 药物的微生物限度检查评价表

| 序号 | 评价标准 | 赋分/分 | 得分/分 |
|---|---|---|---|
| 1 | 遵守实训室规则，着装规范 | 5 | |

| 序号 | 评价标准 | 赋分/分 | 得分/分 |
|------|---------|--------|--------|
| 2 | 严格遵守药典,查阅标准正确 | 5 | |
| 3 | 操作前准备充分 | 10 | |
| 4 | 规范进行供试液制备、倾注平皿或涂布、倾注培养基、阴性对照试验、培养和计数等操作 | 25 | |
| 5 | 规范进行供试液增菌培养、选择分离培养、阳性对照和阴性对照试验 | 20 | |
| 6 | 诚信书写原始记录 | 10 | |
| 7 | 结果观察正确 | 10 | |
| 8 | 正确判定结果并对异常情况进行分析 | 5 | |
| 9 | 操作结束后清场合格,具有环保意识 | 5 | |
| 10 | 操作规范并及时解决操作中的突发事件 | 5 | |
| | 合计 | 100 | |

### 注意事项

**1. 微生物计数检查 (平皿法)**

(1) 操作过程中要严格遵守无菌操作。

(2) 倾注和摇动平皿时应尽量平稳,勿使培养基外溢,确保细菌分散均匀。

(3) 供试品溶液稀释注入培养皿中时应摇匀再取,供试品溶液从制备至加入培养基不得超过 1 小时。

(4) 供试液制备若需加温时,应均匀加热,且温度不应超过 45℃;倾注培养基的温度也不超过 45℃,平皿要倒置培养。

(5) 每吸取 1 个稀释度样液,必须更换 1 支吸管或吸头。

(6) 计数菌落可用放大镜检查,以防漏数。若菌落蔓延成片或花斑状菌落,该平板无效。

**2. 控制菌 (大肠埃希菌) 检查**

(1) 操作过程中要严格遵守无菌操作。

(2) 菌液制备后若在室温下放置,应在 2 小时内使用;若保存在 2～8℃,可在 24 小时内使用。

(3) 增菌培养、选择和分离培养选用培养基各不相同,培养时间和温度也不一样。

(4) 供试品检出控制菌或其他致病菌时,按一次检出结果为准,不再复试。

### 知识拓展

#### 微生物计数检查 (薄膜过滤法和 MPN 法)

**1. 微生物计数检查——薄膜过滤法**

**(1) 供试品的检查操作方法** 所采用的滤膜孔径应不大于 $0.45\mu m$,直径一般为 50mm。除另有规定外,按计数方法适用性试验确认的方法进行供试液制备。取相当于 1g、1mL 或 $10cm^2$ 供试品的供试液,若供试品所含的菌数较多时,可取适宜稀释级的供试液,照方法适用性试验确认的方法加至适量稀释液中,立即过滤,冲洗,冲洗后取出滤膜,菌面朝上贴于胰酪大豆胨琼脂培养基或沙氏葡萄糖琼脂培养基上培养。培养条件和计数方法同平皿法，每张滤膜上的菌落数应不超过100cfu。

同时取试验用的稀释液1mL同法操作，作为阴性对照，阴性对照不得有菌生长。

**（2）菌数报告规则** 以相当于1g、1mL或10cm² 供试品的菌落数报告菌数；若滤膜上无菌落生长，以＜1报告菌数（每张滤膜过滤1g、1mL或10cm² 供试品），或＜1乘以最低稀释倍数的值报告菌数。

**2. 微生物计数检查——MPN法**

MPN法的精密度和准确度不及薄膜过滤法和平皿计数法，仅在供试品需氧菌总数没有适宜计数方法的情况下使用，本法不适用于霉菌计数。若使用MPN法，按下列步骤进行。取制备的供试液至少3个连续稀释级，每一稀释级取3份1mL分别接种至3管装有9~10mL胰酪大豆胨液体培养基中，在30~35℃培养3~5天，逐日观察各管微生物生长情况。如果需要确认是否有微生物生长，按方法适用性试验确定的方法进行。记录每一稀释级微生物生长的管数，从"微生物最可能数检索表"查每1g、1mL或10cm² 供试品中需氧菌总数的最可能数。

微课：维生素C片的微生物计数检查（平皿法）

课件：微生物限度检查

## 【练习思考】

### 一、单项选择题

1. 药品微生物限度检查中，需氧菌总数检查所用培养基为（　　）。
A. 胰酪大豆胨琼脂　　　　　　　　　　B. 沙氏葡萄糖琼脂
C. 营养琼脂　　　　　　　　　　　　　D. 酵母浸出粉

2. 药品微生物限度检查中，霉菌和酵母菌总数检查所用培养基为（　　）。
A. 胰酪大豆胨琼脂　　　　　　　　　　B. 沙氏葡萄糖琼脂
C. 营养琼脂　　　　　　　　　　　　　D. 酵母浸出粉

3.《中国药典》（2020年版）规定需氧菌总数测定的培养时间为（　　）。
A. 不超过3天　　　B. 2~3天　　　C. 3~5天　　　D. 5天

4.《中国药典》（2020年版）规定霉菌和酵母菌总数测定的培养时间为（　　）。
A. 3~5天　　　B. 3天　　　C. 5天　　　D. 5~7天

5. 微生物计数检查时，一般供试品的检验量为（　　）。
A. 1g或1mL　　　B. 5g或5mL　　　C. 10g或10mL　　　D. 20g或20mL

6. 平皿法中注入每个平皿的培养基的体积一般大约控制在（　　）。
A. 15~20mL　　　　　　　　　　　　B. 10~15mL
C. 20~30mL　　　　　　　　　　　　D. 不得少于20mL

7. 微生物限度检查法抽样均需取自（　　）个以上独立包装，大蜜丸还不得少于（　　）丸，膜剂还不得少于（　　）片。
A. 3，2，2　　　　　　　　　　　　　B. 2，3，3
C. 2，4，4　　　　　　　　　　　　　D. 3，4，4

8. 可作为粪便污染指示菌的是（　　　　）。

A. 大肠埃希菌

B. 梭菌

C. 铜绿假单胞菌

D. 金黄色葡萄球菌

9. 若采用 MPN（最可能数法）进行微生物计数检查，测定结果为（　　　　）。

A. 需氧菌总数检查

B. 霉菌总数检查

C. 酵母菌总数检查

D. 霉菌和酵母菌总数检查

10. 除中药饮片外，$10^2$cfu 限度标准可解释为（　　　　）。

A. 可接受的最大菌数为 20

B. 可接受的最大菌数为 200

C. 可接受的最大菌数为 100

D. 可接受的最大菌数为 10

11. 下列说法不正确的是（　　　　）。

A. 薄膜过滤法所采用的滤膜孔径应不大于 $0.45\mu m$

B. 薄膜过滤法所采用的滤膜直径一般为 50mm

C. 供试液经薄膜过滤后，若需要用冲洗液冲洗滤膜，每张滤膜每次冲洗量不超过 100mL，总冲洗量一般不超过 500mL

D. 供试液经薄膜过滤后，若需要用冲洗液冲洗滤膜，每张滤膜每次冲洗量不超过 100mL，总冲洗量未作规定

12. 微生物限度检查法是针对（　　　　）。

A. 粉末片剂　　　　B. 颗粒剂　　　　C. 胶囊剂　　　　D. 以上均是

13. 药品微生物限度检查中，需氧菌总数检查培养温度为（　　　　）。

A. 23～28℃

B. 30～35℃

C. 25～30℃

D. 20～25℃

14. 微生物限度检查时，宜选取需氧菌菌落数在（　　　　）之间，霉菌和酵母菌平均菌落数在（　　　　）之间的稀释级，作为菌数报告的依据。

A. 0～300，0～100

B. 0～100，0～300

C. 0～100，0～300

D. 30～100，100～300

15. 某感冒清热冲剂进行需氧菌总数测定，结果为 1∶10 梯度平均菌落数为 58 个，1∶100 梯度平均菌落数为 37 个，报告菌数为（　　　　）。

A. 37　　　　　B. 3700　　　　　C. 580　　　　　D. 5800

16. 微生物限度检查的结果以（　　　　）。

A. 1g、1mL 或 10cm² 供试品中所含的微生物数报告菌数

B. 10g、10mL 或 100cm² 供试品中所含的微生物数报告菌数

C. 两个平皿的平均菌落数进行报告

D. 取长菌多的平皿的菌落数进行报告

## 二、问答题

1. 简述微生物限度检查法的概念。

2. 微生物计数法进行培养基适用性检查和计数方法适用性试验的目的是什么？

3. 叙述平皿法进行微生物计数检查的操作过程。

4. 简述控制菌检查的一般流程。

## 三、实例分析题

1. 某药厂生产出一批维生素 C 颗粒，要对其进行微生物限度检查，请问他们该检查哪些项目？分别用何种方法进行检验？请写出检验操作流程。

2. 结合葡萄糖的需氧菌总数测定结果，完成相关问题。

假设某小组测定葡萄糖需氧菌总数的结果如下，请把下面 5 个空格填写完整，并报告菌落结果和填写结论。

| 培养基 | 胰酪大豆胨琼脂培养基 | | | 判定结果 |
|---|---|---|---|---|
| 供试品稀释倍数 | 1:10 | 1:100 | 阴性对照试验 | |
| 平皿1需氧菌数 | 2 | 4 | 0 | 结果:需氧菌数为____④____ |
| 平皿2需氧菌数 | 4 | 0 | 0 | 标准规定:需氧菌数不超过1000cfu/g。 |
| 平均菌数 | ① | ② | ③ | 结论:____⑤____ |

①_____  ②_____  ③_____  ④_____  ⑤_____

# 药物的含量测定

## 【项目介绍】

药物的含量测定包括容量分析法、光谱分析法和色谱分析法，其测定结果是评价药品质量、判断药品优劣、保证药品疗效的重要手段。本项目介绍容量分析法中的酸碱滴定法在药物分析中的应用、光谱分析法中的紫外-可见分光光度法在药物分析中的应用、高效液相色谱法（HPLC）在药物分析中的应用。

## 【知识导图】

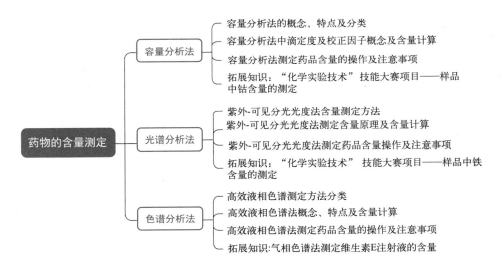

## 【技能大赛考点】

容量分析法和紫外-可见分光光度法测定药物含量是"化学实验技术"技能大赛中的两项内容，竞赛以检验教学成果、促进职业教育高质量发展为指导思想，营造崇尚技能氛围，推进"岗课赛证"融合，全面检验专业参赛选手的职业素养和综合职业能力，推动以赛促学、以赛促教、以赛促改、以赛促创工作，不断提升技术人才培养质量，培育、选拔、激励拔尖技术技能人才。通过技能竞赛考查学生掌握物质制备和分析的基本理论知识；考查学生执行国家及行业标准规范的能力、科学的工作方法和实验技巧；考查学生实事求是的科学态度，严谨细致的工作作风，清洁整齐的良好工作习惯；考查学生职业健康、安全、环保意识。

# 任务 1 容量分析法测定药物含量

## 【任务目标】

❖ 知识目标:

1. 了解容量测定方法分类、容量分析法的概念及特点。
2. 熟悉容量分析法中的滴定度、校正因子概念及含量计算。
3. 掌握容量分析法测定药品含量的操作及注意事项。

❖ 能力目标:

能根据药物选择适当的含量测定方法，独立依据质量标准测定药品，正确记录并评价药物质量。

❖ 素质目标:

1. 具有实验试剂处理的环保意识、实验室安全意识、实验操作的劳动意识。
2. 具有精益求精的工匠精神和创新思维能力。

## 【任务导入】

车间送来水杨酸请验单（见图 6-1），要求检查其含量是否合格，应如何开展工作？

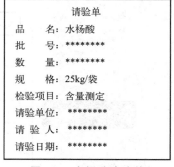

| 请验单 | |
| --- | --- |
| 品　　名： | 水杨酸 |
| 批　　号： | ******** |
| 数　　量： | ******** |
| 规　　格： | 25kg/袋 |
| 检验项目： | 含量测定 |
| 请验单位： | ******** |
| 请 验 人： | ******** |
| 请验日期： | ******** |

## 【知识学习】

## 一、查阅质量标准

查阅《中国药典》（2020 年版）二部水杨酸的含量测定。

本品含水杨酸（$C_7H_6O_3$）不得少于 99.5%（水杨酸质量标准见图 6-2）。

图 6-1　水杨酸请验单

---

**水杨酸**

　　【含量测定】 取本品约 0.3g，精密称定，加中性稀乙醇（对酚酞指示液显中性）25mL 溶解后，加酚酞指示液 3 滴，用氢氧化钠滴定液（0.1mol/L）滴定。每 1mL 氢氧化钠滴定液（0.1mol/L）相当于 13.81mg 的 $C_7H_6O_3$。

---

图 6-2　水杨酸质量标准

## 二、解读质量标准

### （一）容量分析法概念和特点

容量分析法（也称滴定分析法）是指将已知准确浓度的滴定液准确地滴加到待测物质的溶液中，根据所消耗的滴定液的体积和浓度，计算待测药物的含量，这种化学分析法叫作滴定分析法。滴定分析法中经常涉及溶液的配制和溶液体积的准确量取，所以这种滴定分析方法又叫作容量分析法。

容量分析法通常用于测定高含量或中含量组分，即被测组分的含量在 1% 以上。容量分析法结果比较准确，一般情况下相对误差可达 0.2% 以下。容量分析法还具有仪器简单、操作简便、快速等优点，是药物检验中的一种常用的含量测定方法。

## （二）容量测定方法分类

《中国药典》（2020 年版）收载的测定方法，除常用的酸碱滴定法外还有 0701 电位滴定法与永停滴定法、0702 非水溶液滴定法、碘量法等。在药物检验中主要用电位滴定法和永停滴定法作为氧化还原法、中和法（水溶液和非水溶液）、沉淀法、重氮化法和水分测定法的第一法终点指示。

## （三）滴定度

滴定度是指每 1mL 规定浓度的滴定液所相当的被测药物的质量，《中国药典》用毫克（mg）表示。如水杨酸质量标准规定：每 1mL 氢氧化钠滴定液（0.1mol/L）相当于 13.81mg 的 $C_7H_6O_3$。

## （四）校正因子

校正因子是指滴定液的实际配制浓度与规定浓度的比值。由于药典中滴定度是以滴定液的规定浓度来计算的，而在实际工作中所配制的滴定液的浓度不一定与规定浓度恰恰符合，所以在计算含量时，必须用校正因子（$F$）将滴定液的规定浓度时的滴定度校正为实测浓度时的滴定度。

$$F = \frac{实际浓度}{规定浓度}$$

## （五）含量计算公式

药物含量计算的结果是判定药品优劣的重要依据，计算公式因测定方法而不同，原料药与制剂含量表示方法也各异，原料药的含量用百分含量表示，制剂的含量则用标示量的百分含量表示，药物含量可按下列通式进行计算。

$$原料药含量（\%）= \frac{实测的供试品量（g）}{供试品取样量（g）} \times 100\%$$

$$制剂标示量（\%）= \frac{实测的供试品量（g）}{供试品标示量（g）} \times 100\%$$

在药品含量测定中，按照滴定分析方式的不同，可以分为直接滴定法和间接滴定法。

**1. 直接滴定法**

直接滴定法是将滴定液直接滴加到被测物质溶液中，根据滴定液的消耗体积和浓度可直接计算药物的含量。

$$原料药含量（\%）= \frac{实测的供试品量}{供试品取样量} \times 100\% = \frac{F \times T \times (V - V_0)}{w} \times 100\%$$

式中，$F$ 为滴定液浓度校正因子；$T$ 为滴定度，mg/mL；$V$ 为供试品消耗滴定液的体积，mL；$V_0$ 为空白实验消耗滴定液的体积，mL；$w$ 为供试品的取样量，g。

$$片剂标示量（\%）= \frac{F \times T \times (V - V_0) \times \overline{W}}{w \times S} \times 100\%$$

式中，$\overline{W}$ 为平均片重，g；$S$ 为标示量，其余符号意义同前。

$$注射剂标示量（\%）= \frac{F \times T \times (V - V_0) \times 每支装量}{供试品取样体积 \times S} \times 100\%$$

**2. 间接滴定法**

本法是先准确加入过量的滴定液 A 到被测物质溶液中，使其与被测物反应，待反应完全后，再用另一种滴定液 B 滴定上述剩余的滴定液 A，据此求出被测物质的含量。此法常需要进行空白试验校正，其含量计算公式如下。

$$原料药含量(\%) = \frac{实测的供试品量}{供试品取样量} \times 100\% = \frac{F \times T \times (V_0 - V)}{w} \times 100\%$$

式中，$F$ 为滴定液浓度校正因子；$T$ 为滴定度，mg/mL；$V$ 为供试品消耗滴定液的体积，mL；$w$ 为供试品的取样量，g；$V_0$ 为空白试验消耗滴定液的体积，mL。

$$片剂标示量(\%) = \frac{F \times T \times (V_0 - V) \times \overline{W}}{w \times S} \times 100\%$$

$$注射剂标示量(\%) = \frac{F \times T \times (V_0 - V) \times 每支装量}{供试品取样体积 \times S} \times 100\%$$

式中符号意义同前。

直接滴定法与间接滴定法中，若供试品含量要求按干燥品计算，则其含量计算结果应扣除干燥失重的影响，即将上述公式中的分母改为 $w \times (1-干燥失重)$ 计算含量。

↻ 课堂互动　水杨酸如何测定含量？

## 【任务准备】

### 1. 仪器和用具

电子天平、25mL 碱式滴定管、锥形瓶、量筒。

### 2. 试药和试剂

水杨酸、氢氧化钠、中性乙醇、酚酞、新沸过的冷水。

## 【任务实施】

### 1. 供试品的称定

取本品约 0.3g，精密称定。

### 2. 供试品的测定

向称定好的供试品中加中性稀乙醇（对酚酞指示液显中性）25mL 溶解后，加酚酞指示液 3 滴，用氢氧化钠滴定液（0.1mol/L）滴定至粉红色，同时做空白试验，以供试品滴定所消耗的氢氧化钠滴定液毫升数减去空白滴定所消耗氢氧化钠滴定液毫升数，即得。每 1mL 氢氧化钠滴定液（0.1mol/L）相当于 13.81mg 的 $C_7H_6O_3$。

### 3. 记录原始数据

水杨酸含量的测定原始记录见表 6-1。

表 6-1　水杨酸含量的测定原始记录

| 样品名称 | | 水杨酸 | | 检验日期 | ***** |
|---|---|---|---|---|---|
| 样品编号 | | ***** | | 室温 | 19℃ |
| 天平 | | AL104 | | 滴定管 | 25mL |
| 氢氧化钠滴定液 | | 0.1003mol/L | | | |
| 空白 1 | 0.03mL | | 空白 2 | | 0.03mL |
| 数据处理 | 编号 | 供试品取样量/g | 消耗滴定液体积/mL | 含量/% | 平均含量/% |
| | 1 | 0.2997 | 21.12 | 97.47 | 97.39 |
| | 2 | 0.3023 | 21.27 | 97.32 | |
| 结果计算 | | 水杨酸标示量$(\%) = \dfrac{F \times (V_1 - V_0) \times T}{W \times 1000} \times 100\%$ | | | |

检验员：

复核员：

**4. 结果判定**

(1) 水杨酸含量 $1(\%) = \dfrac{\dfrac{0.1003}{0.1000} \times (21.12 - 0.03) \times 13.81}{0.2997 \times 1000} \times 100\% = 97.47\%$

(2) 水杨酸含量 $2(\%) = \dfrac{\dfrac{0.1003}{0.1000} \times (21.27 - 0.03) \times 13.81}{0.3023 \times 1000} \times 100\% = 97.32\%$

$$平均值 = \dfrac{水杨酸含量1 + 水杨酸含量2}{2} = 97.39\%$$

结果判断：本品的含量符合规定（规定：不得少于 99.5%）。

## 【任务评价】

根据药物的含量测定评价表（见表 6-2），对学生完成任务情况评分。

表 6-2　水杨酸的含量测定评价表

| 序号 | 评价标准 | 赋分/分 | 得分/分 |
|---|---|---|---|
| 1 | 遵守实训室规则,着装规范 | 6 | |
| 2 | 严格遵守药典,查阅标准正确 | 10 | |
| 3 | 操作前准备充分 | 10 | |
| 4 | 规范称定供试品的重量 | 12 | |
| 5 | 规范记录消耗滴定液的体积 | 12 | |
| 6 | 诚信书写原始记录 | 10 | |
| 7 | 计算过程正确 | 10 | |
| 8 | 正确判定结果并对异常情况进行分析 | 12 | |
| 9 | 操作结束后清场合格,具有环保意识 | 8 | |
| 10 | 操作规范并及时解决操作中的突发事件 | 10 | |
| | 合计 | 100 | |

## 注意事项

(1) 指示剂不宜多加,以 1～2 滴为宜。

(2) 滴定应在不断振摇下稍快进行,以防止局部碱性过大而促其水解,当供试品中水杨酸超过规定限度不宜用本法测定含量。

微课：酸碱滴定操作

课件：容量分析法测定药物含量

一、选择题

1. 下面属于容量分析法的是（　　）。

A. 酸碱滴定法　　　　B. 外标法　　　　　C. 百分含量法　　　　D. 薄层法

2. 容量分析中，"滴定突跃"是指（　　）。

A. 指示剂变色范围　　　　　　　　　B. 化学计量点

C. 化学计量点附近突变的 pH 值范围　　D. 滴定终点

3. $HClO_4$ 标准液的浓度，室温 14℃时标定结果为 0.1005mol/L，测定碱性药物时，室温为 26℃，此时标准液浓度为（　　）。

A. 0.0994　　　　　B. 重新标定　　　　C. 0.0997　　　　D. 0.1021

二、综合题

1. 精密称取乳酸钙 0.2973g，加水 100mL，加热使溶解，放冷，加氢氧化钠试液 15mL 与钙紫红素指示液约 0.1mL，用 EDTA 滴定液（0.05035mol/L）滴定至溶液由紫红色变为纯蓝色，共消耗滴定液 19.15mL。每 1mLEDTA 滴定液（0.05mol/L）相当于 15.42mg 的 $C_6H_{10}CaO_6$ · $5H_2O$。计算乳酸钙含量。

2. 取布洛芬 20 片，片剂标示量为 0.2g。除去包衣精密称定为 4.5244g，研细后称取 0.5042g，加中性乙醇 20mL，振摇使布洛芬溶解。用垂溶玻璃漏斗滤过，容器与滤器用中性乙醇洗涤四次，每次 10mL，洗液与滤液合并，加酚酞指示液 5 滴，用氢氧化钠滴定液（0.1011mol/L）滴定，消耗滴定液 21.78mL。每 1mL 氢氧化钠（0.1mol/L）滴定液相当于 20.63mg 的 $C_{13}H_{18}O_2$。

计算布洛芬片的标示百分含量。

# 任务 2  紫外-可见分光光度法测定药物含量

## 【任务目标】

❖ 知识目标：

1. 了解紫外-可见分光光度法含量测定方法。
2. 熟悉紫外-可见分光光度法测定药品含量原理及含量计算。
3. 掌握紫外-可见分光光度法测定药品含量操作及注意事项。

❖ 能力目标：

熟练掌握光谱分析法的有关计算，能够规范书写检验原始记录及检验报告书。

❖ 素质目标：

1. 具有质量标准意识、规范操作意识及环保意识。
2. 培养学生认真、负责、诚实、严谨的工作作风及高尚的职业道德素养。

## 【任务导入】

车间送来维生素 $B_1$ 片请验单（见图 6-3），要求检查其相含量是否合格，应如何开展工作？

## 【知识学习】

```
              请验单
品    名：维生素B₁片
批    号：********
数    量：********
规    格：50片/瓶
检验项目：含量测定
请验单位：********
请 验 人：********
请验日期：********
```

图 6-3  维生素 $B_1$ 片请验单

## 一、查阅质量标准

查阅《中国药典》（2020 年版）二部维生素 $B_1$ 片的含量检测。

本品含维生素 $B_1$（$C_{12}H_{17}ClN_4OS \cdot HCl$）应为标示量的 $90.0\% \sim 110.0\%$（维生素 $B_1$ 片质量标准见图 6-4）。

---

**维生素 $B_1$ 片**

【含量测定】 照紫外-可见分光光度法（通则 0401）测定。

**供试品溶液** 取本品 20 片，精密称定，研细，精密称取适量（约相当于维生素 $B_1$ 25mg），置 100mL 量瓶中，加盐酸溶液（9→1000）约 70mL，振摇 15 分钟使维生素 $B_1$ 溶解，用上述溶剂稀释至刻度，摇匀，用干燥滤纸滤过，精密量取续滤液 5mL，置另一 100mL 量瓶中，再加上述溶剂稀释至刻度，摇匀。

**测定法** 取供试品溶液，在 246nm 的波长处测定吸光度，按 $C_{12}H_{17}ClN_4OS \cdot HCl$ 的吸收系数（$E_{1cm}^{1\%}$）为 421 计算。

---

图 6-4  维生素 $B_1$ 片质量标准

## 二、解读质量标准

### （一）测定原理

从维生素 $B_1$ 分子结构上看，其结构中含有嘧啶环，具有共轭双键，对紫外光有吸收，故《中国药典》（2020 年版）采用紫外-可见分光光度法测定药品含量。

**（二）紫外-可见分光光度法含量测定方法**

《中国药典》（2020 年版）收载的紫外-可见分光光度法含量测定方法有四种，对照品比较法、吸收系数法、计算分光光度法和比色法。对照品比较法通常用于被测组分含量在 1% 以下样品（如药物制剂等）的测定。吸收系数法常用于制剂的含量测定。计算分光光度法适用不经分离可同时测定多组分体系的方法。比色法适用本身在紫外-可见光区没有强吸收的供试品。

**（三）含量计算**

紫外-可见分光光度法用于含量测定的理论依据为朗伯-比尔定律，其数学表达式为：

$$A = E_{1cm}^{1\%} \times C \times l$$

式中，$A$ 为吸光度；$E_{1cm}^{1\%}$ 为百分吸收系数；$C$ 为溶液的浓度，g/100mL；$l$ 为液层的厚度，cm。

**1. 吸收系数法**

$$原料药含量（\%）= \frac{\dfrac{A \times 1\%}{E_{1cm}^{1\%} \times l} \times V \times D}{w} \times 100\%$$

式中，$A$ 为吸光度；$l$ 为液层的厚度，cm；$V$ 为供试品溶液体积，mL；$D$ 为稀释倍数；$w$ 为供试品的取样量，g。

$$片剂标示量（\%）= \frac{\dfrac{A \times 1\%}{E_{1cm}^{1\%} \times l} \times V \times D \times \overline{W}}{w \times S} \times 100\%$$

式中，$\overline{W}$ 为平均片重，g；$S$ 为标示量，其余符号意义同前。

$$注射剂标示量（\%）= \frac{\dfrac{A \times 1\%}{E_{1cm}^{1\%} \times l} \times V \times D \times 每支装量}{供试品取样体积 \times S} \times 100\%$$

**2. 对照品比较法**

$$原料药含量（\%）= \frac{A_x \times C_R \times D \times V}{A_R \times w} \times 100\%$$

$$片剂标示量（\%）= \frac{A_x \times C_R \times D \times V \times \overline{W}}{A_R \times w \times S} \times 100\%$$

$$注射剂标示量（\%）= \frac{A_x \times C_R \times D \times V \times 每支装量}{A_R \times 供试品取样体积 \times S} \times 100\%$$

式中，$A_x$ 为供试品溶液的吸光度；$A_R$ 为对照品溶液的吸光度；$V$ 为供试品溶液体积，mL；$D$ 为稀释倍数；$w$ 为供试品的取样量，g；$C_R$ 为对照品溶液的浓度，g/mL；$\overline{W}$ 为平均片重；$S$ 为标示量。

↻ **课堂互动**　如何测定维生素 $B_1$ 片含量？

### 【任务准备】

**1. 仪器和用具**

容量瓶、分析天平、研钵、紫外-可见分光光度计、小烧杯、吸量管。

**2. 试药和试剂**

维生素 $B_1$ 片、盐酸。

**1. 供试品的称量**

取本品 20 片，精密称定，研细，精密称取适量（约相当于维生素 $B_1$ 25mg），置 100mL 量瓶中。

**2. 供试品的溶解**

加盐酸溶液（9→1000）约 70mL，振摇 15 分钟，使维生素 $B_1$ 溶解，加盐酸（9→1000）稀释至刻度，摇匀，用干燥滤纸滤过，精密量取续滤液 5mL，置另一 100mL 容量瓶中，再加盐酸溶液（9→1000）稀释至刻度，摇匀。

**3. 测定**

照紫外-可见分光光度法，在 246nm 处测定吸光度，按 $C_{12}H_{17}ClN_4OS \cdot HCl$ 的吸收系数（$E_{1cm}^{1\%}$）为 421 计算，即得。

**4. 记录原始数据**

维生素 $B_1$ 片测定原始记录见表 6-3。

表 6-3　维生素 $B_1$ 片测定原始记录

| 样品名称 | 维生素 $B_1$ 片 | | 检验日期 | ***** | | |
|---|---|---|---|---|---|---|
| 样品编号 | ***** | | 室温 | 19℃ | | |
| 紫外-可见分光光度计 | T6 | | 分析天平 | | 万分之一 | |
| 10 片总重量 | 2.2108g | | 称取重量 | | 0.2603g | |
| 数据处理 | 编号 | 取样量/g | 吸光度 | 吸收系数（$E_{1cm}^{1\%}$） | 标示量/% | 标示量的平均值/% |
| | 1 | 0.2603 | 0.660 | 421 | 106.52 | 107.22 |
| | 2 | 0.2608 | 0.670 | 421 | 107.92 | |
| 结果计算 | 标示量(%)=$\dfrac{\dfrac{A\times 1\%}{E_{1cm}^{1\%}\times l}\times V\times D\times \overline{W}}{w\times S}\times 100\%$ | | | | | |
| 备注 | 计算结果表示到称量天平的精度的有效位数 | | | | | |

检验员：　　　　　　　　　　　　　　　　　　　　　　　　　　　　　复核员：

**5. 结果判定**

（1）标示量(%)=$\dfrac{\dfrac{0.660\times 1\%}{421\times 1}\times 100\times \dfrac{100}{5}\times \dfrac{2.2108}{10}}{0.2603\times 25\times 10^{-3}}\times 100\% = 106.52\%$

（2）标示量(%)=$\dfrac{\dfrac{0.670\times 1\%}{421\times 1}\times 100\times \dfrac{100}{5}\times \dfrac{2.2108}{10}}{0.2608\times 25\times 10^{-3}}\times 100\% = 107.92\%$

（3）药片含维生素 $B_1$（$C_{12}H_{17}ClN_4OS \cdot HCl$）应为标示量的 90.0%～110.0%。求得的标示量平均值 107.22% 在药典范围内，说明该药品含维生素 $B_1$ 符合规定。

**【任务评价】**

根据紫外-可见分光光度法测定药物含量的评价表（见表 6-4），对学生完成任务情况评分。

表 6-4　紫外-可见分光光度法测定药物含量评价表

| 序号 | 评价标准 | 赋分/分 | 得分/分 |
|---|---|---|---|
| 1 | 遵守实训室规则,着装规范 | 6 | |
| 2 | 严格遵守药典,查阅标准正确 | 10 | |
| 3 | 操作前准备充分 | 8 | |
| 4 | 规范配制标准品 | 10 | |
| 5 | 规范配制供试品 | 10 | |
| 6 | 规范含量的测定 | 12 | |
| 7 | 诚信书写原始记录 | 8 | |
| 8 | 计算过程正确 | 10 | |
| 9 | 正确判定结果并对异常情况进行分析 | 10 | |
| 10 | 操作结束后清场合格,具有环保意识 | 8 | |
| 11 | 操作规范并及时解决操作中的突发事件 | 8 | |
| | 合计 | 100 | |

### 注意事项

(1) 使用的吸收池必须洁净,并注意配对使用。容量瓶、移液吸管均应校正、洗净后使用。

(2) 取吸收池时,手指应拿毛玻璃面的两侧,装盛样品以池体的 4/5 为度,使用挥发性溶液时应加盖,透光面要用擦镜纸由上而下擦拭干净,检视应无溶剂残留。吸收池放入样品室时应注意方向相同。用后用溶剂或水冲洗干净,晾干防尘保存。

微课:紫外分光光度计的使用

课件:紫外-可见分光光度法测定药物含量

## 【练习思考】

### 一、判断题

1. (　　) 紫外可见分光光度法在《中国药典》中主要用于鉴别、检查和含量测定。

2. (　　) 紫外光谱为分子光谱,是因分子内部发生振动和转动运动而产生的吸收光谱。

3. (　　) 吸收曲线意义,作用与标准曲线相同。

4. (　　) 百分吸光系数是物质的特性常数,与实验条件无关。

### 二、填空题

1.《中国药典》采用(　　)测定维生素 $B_1$ 的含量,用(　　)测量维生素 $B_1$ 片和维生素 $B_1$ 注射剂的含量。

2. (　　) 试验是指以蒸馏水代替样品溶液,用(　　)的方法和步骤进行分析,把所得结果作为(　　)从样品的分析结果中减去。

3.《中国药典》收载的对乙酰氨基酚含量测定的方法是(　　)。

三、单项选择题

1. 采用紫外-可见分光光度法测定药物含量时，溶液吸光度以在（　　）之间的误差较小。

A. 0.00～2.00
B. 0.3～10
C. 0.2～0.8
D. 0.1～1.0
E. 0.3～0.7

2. 某药物的吸收数很大，则表示（　　）。

A. 光通过该物质溶液的光程度长
B. 该物质溶液的浓度很大
C. 该物质对某波长的光吸收能力很强
D. 该物质对某波长的光透光率很高

3. 在紫外-可见分光光度法中，空白对照试验是指（　　）。

A. 将溶剂盛装在与样品池相同的参比池内，调节仪器，使透光率为100％，然后测定样品池的吸光度
B. 将溶剂盛装在石英吸收池内，以空气为空白，测定其吸光度
C. 将溶剂盛装在玻璃吸收池内，以空吸收池为空白，测定其吸光度
D. 将溶剂盛装在玻璃吸收池内，以水为空白，测定其吸光度

# 任务 3  高效液相色谱法测定药物含量

## 【任务目标】

❖ 知识目标：

1. 了解高效液相色谱测定方法分类。
2. 熟悉高效液相色谱法概念、特点及含量计算。
3. 掌握高效液相色谱法测定药品含量的操作及注意事项。

❖ 能力目标：

能规范使用高效液相色谱仪，能依据检测标准设置测定条件，并进行定量分析。

❖ 素质目标：

1. 培养学生喜欢、热爱检测工作，科技报国的责任感、使命感。
2. 具有工作细心、爱护仪器、认真负责的品质，具有规范操作意识和小组合作意识。

## 【任务导入】

车间送来牛黄解毒片请验单（见图 6-5），要求检查其含量是否合格，应如何开展工作？

| 请验单 | |
|---|---|
| 品　　名： | 牛黄解毒片 |
| 批　　号： | ******** |
| 数　　量： | ******** |
| 规　　格： | 20片/瓶 |
| 检验项目： | 含量测定 |
| 请验单位： | ******** |
| 请 验 人： | ******** |
| 请验日期： | ******** |

图 6-5　牛黄解毒片请验单

## 【知识学习】

## 一、查阅质量标准

查阅《中国药典》（2020 年版）一部牛黄解毒片的含量测定。

牛黄解毒片含黄芩以黄芩苷计，小片不得少于 3.0mg，大片不得少于 4.5mg（牛黄解毒片质量标准见图 6-6）。

---

**牛黄解毒片**

　　**【含量测定】**　照高效液相色谱法（通则 0512）测定。
　　**色谱条件与系统适用性试验**　以十八烷基硅烷键合硅胶为填充剂；以甲醇-水-磷酸（45：55：0.2）为流动相；检测波长为315nm。理论板数按黄芩苷峰计算应不低于 3000。
　　**对照品溶液的制备**　取黄芩苷对照品适量，精密称定，加甲醇制成每 1mL 含 30μg 的溶液，即得。
　　**供试品溶液的制备**　取本品 20 片，精密称定，研细，取约 0.6g，精密称定，置具塞锥形瓶中，加 70% 乙醇 30mL，超声处理 20 分钟，放冷，滤过，滤液置 100mL 量瓶中，用少量 70% 乙醇分次洗涤容器和残渣，洗液滤入同一量瓶中，加 70% 乙醇至刻度，摇匀，精密量取 2mL，置 10mL 量瓶中，加 70% 乙醇至刻度，摇匀，滤过，即得。
　　**测定法**　分别精密吸取对照溶液 5μL 与供试品溶液 10μL，注入液相色谱仪，测定，即得。

---

图 6-6　牛黄解毒片质量标准

## 二、解读质量标准

### （一）高效液相色谱法概念及特点

高效液相色谱法系采用高压输液泵将规定的流动相泵入装有填充剂的色谱柱，对供试品进行分离测定的色谱方法。注入的供试品，由流动相带入色谱柱内，各组分在柱内被分离，并进入检测器检测，由积分仪或数据处理系统记录和处理色谱信号。该方法适于分子量较大、难汽化、不易挥发或对热敏感的物质、离子型化合物及高聚物的分离分析，具有高柱效、高选择性、分析速度快、灵敏度高、重复性好、应用范围广等优点，已成为现代分析技术的重要手段之一。

### （二）高效液相色谱测定方法分类

高效液相色谱定量分析测定方法有五种，分别是内标法、外标法、加校正因子的主成分自身对照法、不加校正因子的主成分自身对照法及面积归一法，在《中国药典》（2020年版）中主要用于药品的鉴别、杂质限度检查、有关物质检查和含量测定等。

### （三）含量计算

《中国药典》（2020年版）规定应用高效液相色谱法进行各品种含量测定时，主要采用外标法、内标法和面积归一化法，以峰面积或峰高进行计算。下面介绍外标法的相关计算。

外标法测定：按各品种项下的规定，精密称（量）取对照品和供试品，配制成溶液，分别精密取一定量，进样，记录色谱图，测量对照品溶液和供试品溶液中待测物质的峰面积（或峰高），按下式计算含量：

$$C_X = \frac{A_X}{A_R} \times C_R$$

再根据供试品溶液的稀释倍数和初始配制体积便可计算出待测组分的量。

$$含量（\%） = \frac{\frac{A_X}{A_R} \times C_R \times D \times V}{w} \times 100\%$$

式中，$A_X$ 为供试品溶液的峰面积（或峰高）；$A_R$ 为对照品溶液的峰面积（或峰高）；$V$ 为供试品溶液初始配制体积，mL；$D$ 为稀释倍数，$w$ 为供试品的取样量，g；$C_R$ 为对照品溶液的浓度，g/mL。

↻ 课堂互动　牛黄解毒片中黄芩含量如何测定？

## 【任务准备】

**1. 仪器和用具**

高效液相色谱仪（安捷伦1260，如图6-7）、电子天平（万分之一）、超声仪、过滤装置、研钵、具塞锥形瓶、吸量管。

**2. 试药和试剂**

牛黄解毒片、黄芩苷对照品、甲醇、乙醇、磷酸、超纯净水。

## 【任务实施】

**1. 色谱条件与系统适用性试验**

以十八烷基硅烷键合硅胶为填充剂；以甲醇-水-磷酸（45：55：0.2）为流动相；检测波长为315nm。理论板数按黄芩苷峰计算应不低于3000。

**2. 对照品溶液的制备**

取黄芩苷对照品适量，精密称定，加甲醇制成每1mL含30μg的溶液，即得。

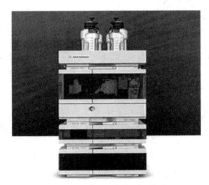

图6-7　高效液相色谱仪
（安捷伦1260）

### 3. 供试品溶液的制备

取本品 20 片（包衣片除去包衣），精密称定，研细，取约 0.6g，精密称定，置具塞锥形瓶中，加 70％乙醇 30mL，超声处理（功率 250W，频率 33kHz）20 分钟，放冷，滤过，滤液置 100mL 量瓶中，用少量 70％乙醇分次洗涤容器和残渣，洗液滤入同一量瓶中，加 70％乙醇至刻度，摇匀，精密量取 2mL，置 10mL 量瓶中，加 70％乙醇至刻度，摇匀，滤过，即得。

### 4. 测定

分别精密吸取对照品溶液 5μL 与供试品溶液 10μL，注入液相色谱仪，测定完毕，记录对照品溶液峰面积和供试品溶液中待测物质的峰面积，计算其含量。

### 5. 记录原始数据

牛黄解毒片中黄芩含量测定原始记录见表 6-5。

表 6-5　牛黄解毒片中黄芩含量测定原始记录

| 样品名称 | 牛黄解毒片 | | 检验日期 | ***** |
|---|---|---|---|---|
| 样品编号 | ***** | | 规　格 | 20 片/盒 |
| 高效液相色谱仪 | 安捷伦 1260 | | 20 片总重量 | 6.9011g |
| 标准品体积 | 1mL | | 标准品浓度 | 30μg/mL |
| 对照品峰面积 | 5972.3mAu·S | | 供试品峰面积 | 6025.8mAu·S |
| 黄芩苷对照图谱 | | | 牛黄解毒片图谱 | |
| 结果计算 | 供试液中黄芩的浓度：$$含量(C_X)=C_R\times\frac{A_X}{A_R}$$ 牛黄解毒片中黄芩的含量：$$含量(mg/片)=\frac{C_供\times供试品定容体积\times样品定容体积\times平均片重}{取样量\times量取体积\times1000}$$ | | | |
| 备注 | 1. 计算结果表示到称量天平的精度的有效位数。 2. 在重复性条件下获得的两次独立测定结果的绝对差值不得超过算术平均值的 5% | | | |

检验员：　　　　　　　　　　　　　　　　　　　　　　　　　　　　　　　　复核员：

### 6. 结果判定

（1）平均片重 $=\dfrac{6.9011}{20}=0.3450\text{g}$

（2）供试液中黄芩的浓度 $=C_R\times\dfrac{A_X}{A_R}=30\times\dfrac{6025.8}{5972.3}=30.27\mu g/mL$

（3）牛黄解毒片中黄芩的含量/片 $=\dfrac{30.27\times10\times100\times0.3450}{0.6\times2\times1000}=8.70\text{mg}$

结果判断：本品每片含黄芩 8.70mg，符合规定（规定：小片不得少于 3.0mg；大片不得少于 4.5mg）。

【任务评价】

根据牛黄解毒片中黄芩含量测定评价表（见表 6-6），对学生完成任务情况评分。

表 6-6　牛黄解毒片中黄芩含量测定评价表

| 序号 | 评价标准 | 赋分/分 | 得分/分 |
|---|---|---|---|
| 1 | 遵守实训室规则,着装规范 | 4 | |
| 2 | 严格遵守药典,查阅标准正确 | 8 | |
| 3 | 操作前准备充分 | 8 | |
| 4 | 色谱条件与系统适用性试验正确 | 8 | |
| 5 | 规范制备对照品溶液 | 10 | |
| 6 | 规范制备供试品溶液 | 10 | |
| 7 | 规范测定 | 8 | |
| 8 | 诚信书写原始记录 | 8 | |
| 9 | 计算过程正确 | 10 | |
| 10 | 正确判定结果并对异常情况进行分析 | 6 | |
| 11 | 操作结束后清场合格,具有环保意识 | 8 | |
| 12 | 操作规范并及时解决操作中的突发事件 | 12 | |
| | 合计 | 100 | |

## 注意事项

（1）安装及拆卸色谱柱时应注意柱的连接方向，千万不能接反。

（2）流动相、样品使用前应通过适宜 0.45pm（或 0.22pm）滤膜过滤；流动相并先经脱气处理后使用；流动相如有 pH 要求，应使用精密 pH 计调节，避免 pH 值超限。

（3）色谱柱温不能超过规定要求，柱温过高会加速色谱柱填料老化，破坏其结构。

（4）为了延长检测器灯源的使用寿命，在色谱泵稳定后再打开检测器电源开关，分析结束后立即关闭检测器。

（5）气泡会使压力不稳，重现性差，所以在使用过程中要尽量避免产生气泡。

微课：液相色谱仪的操作

微课：溶剂过滤器过滤流动相

微课：液相色谱手动进样

微课：图谱的定性定量分析

课件：高效液相色谱法测定药物含量

**一、判断题**

1. （　　） 测定试验用水，除另有规定外，均系自来水。

2. （　　） 以液体为流动相的色谱法称为气相色谱法。

3. （　　） 高效液相色谱分析的应用范围比气相色谱分析的大。

**二、填空题**

1. 在中药材成分检测中，气相色谱常被用于（　　）有效成分或指标性成分及测定药材中农药的残留。

2. 流动相使用之前需要用（　　）进行过滤。

3. 高效液相色谱流动相过滤膜有无机相和（　　）。

4. 高效液相色谱仪高压输液泵的作用是将（　　）输送到色谱柱进行分离。

**三、单项选择题**

1.《中国药典》测定维生素 E 含量的方法为（　　）。

A. 气相色谱法　　　　　　　　　　B. 高效液相色谱法

C. 碘量法　　　　　　　　　　　　D. 荧光分光光度法

2.《中国药典》收载的 HPLC 法检查药物中杂质的方法有（　　）。

A. 峰面积归一化法　　　　　　　　B. 内标法

C. 不加校正因子的主成分自身对照法　　D. 外标法

3. 若供试品的标示装量为 2mL，则供试品最低装量检查宜采用（　　）。

A. 2mL 注射器　　B. 5mL 注射器　　C. 2mL 量筒　　D. 5mL 量筒

4. 色谱分离操作系统选择的好坏，可以用（　　）来衡量。

A. 峰宽　　　　　　B. 出峰时间　　　　C. 峰面积　　　　D. 分离度

# >>> 项目7 <<<

# 药品全检

## 【项目介绍】

　　药品全检主要模拟药品检验的工作过程，完全按照制药企业实际药品检验工序进行，药品检验员能依据药品质量标准独立完成药品的检验操作并及时、准确开具检验报告书。使学生能掌握药品质量检测工作过程的综合职业技能，保证药品的安全、合理、有效。

　　本项目所检内容以维生素 C 为代表，旨在重点介绍同一种药在原料药、片剂和注射剂的质量检验的区别。

## 【知识导图】

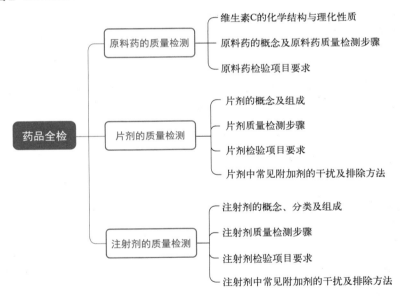

# 任务 1  原料药的质量检测

原料药是指用于药品制造中的任何一种物质或物质的混合物，而且在用于制药时，成为药品的一种活性成分。它在疾病的诊断、治疗、症状缓解、处理或疾病的预防中有药理活性或其他直接作用，或者能影响机体的功能或结构。

在药品生产中，原料药是指用于生产各类制剂的原料药物，可以是粉末、结晶或浸膏等，但患者无法直接服用，因此主要用于生产各类制剂，是制剂中的有效成分。原料药根据来源分类见图 7-1，其中有机合成药主要是由有机化工原料经一系列有机化学反应制备的药物，我们通常将其称为化学原料药，它是化学制药工业的主要支柱。原料药质量好坏决定制剂质量的好坏，因此世界各国对于广泛应用的原料药均制定了严格的国家药典标准和质量控制方法。

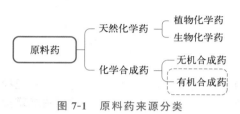

图 7-1　原料药来源分类

## 【任务目标】

❖　知识目标：

1. 了解药物维生素 C 的化学结构与理化性质。
2. 熟悉原料药的概念及原料药质量检测步骤。
3. 掌握原料药检验项目要求。

❖　能力目标：

能正确阅读、理解原料药的质量标准，并能根据药品质量标准的规定独立完成原料药的检测工作，准确记录、处理分析数据，评价药品质量。

❖　素质目标：

1. 具有质量标准意识、规范操作意识、安全意识及环保意识。
2. 具有良好的职业道德、严谨的工作作风和较强的敬业精神。

## 【任务导入】

车间送来维生素 C 请验单（见图 7-2），要求检查其质量是否合格，应如何开展工作？

## 【知识学习】

### 一、查阅质量标准

查阅《中国药典》（2020 年版）二部维生素 C 质量标准，见图 7-3。

### 二、解读质量标准

药物及其制剂的质量分析方法与药物的结构、性质有关，代表药物维生素 C 又称 L-抗坏血酸，是一种水溶性维生素，其化学结构与主要理化性质如下。

| 请验单 | |
| --- | --- |
| 品　　名： | **维生素 C** |
| 批　　号： | ********* |
| 数　　量： | ********* |
| 规　　格： | 25kg/袋 |
| 检验项目： | 全检 |
| 请验单位： | ********* |
| 请 验 人： | ********* |
| 请验日期： | ********* |

图 7-2　维生素 C 请验单

**维生素 C**

本品为 L-抗坏血酸。含 $C_6H_8O_6$ 不得少于 $99.0\%$。

**【性状】** 本品为白色结晶或结晶性粉末；无臭，味酸；久置色渐变微黄；水溶液显酸性反应。

本品在水中易溶，在乙醇中略溶，在三氯甲烷或乙醚中不溶。

熔点 本品的熔点（通则 0612）为 190～192℃，熔融时同时分解。

比旋度 取本品，依法测定（通则 0621），比旋度为 +20.5° 至 +21.5°。

**【鉴别】** （1）取本品 0.2g，加水 10mL 溶解后，分成二等份，在一份中加硝酸银试液 0.5mL，即生成银的黑色沉淀；在另一份中，加二氯靛酚钠试液 1～2 滴，试液的颜色即消失。

（2）本品的红外光吸收图谱应与对照的图谱（光谱集 450 图）一致。

**【检查】** 溶液的澄清度与颜色 照紫外-可见分光光度法（通则 0401），在 420nm 的波长处测定吸光度，不得过 0.03。

草酸 供试品溶液产生的浑浊不得浓于对照溶液（0.3%）。

炽灼残渣 不得过 0.1%（通则 0841）。

铁 照原子吸收分光光度法（通则 0406），在 248.3nm 的波长处分别测定，应符合规定。

铜 照原子吸收分光光度法（通则 0406），在 324.8nm 的波长处分别测定，应符合规定。

重金属 依法检查（通则 0821 第一法），含重金属不得过百万分之十。

细菌内毒素 取本品，加碳酸钠（170℃加热 4 小时以上）适量，使混合，依法检查（通则 1143），每 1mg 维生素 C 中含内毒素的量应小于 0.020EU（供注射用）。

**【含量测定】** 取本品约 0.2g，精密称定，加新沸过的冷水 100mL 与稀醋酸 10mL 使溶解，加淀粉指示液 1mL，立即用碘滴定液（0.05mol/L）滴定至溶液显蓝色并在 30 秒内不褪。每 1mL 碘滴定液（0.05mol/L）相当于 8.806mg 的 $C_6H_8O_6$。

**【制剂】** （1）维生素 C 片；（2）维生素 C 泡腾片；（3）维生素 C 泡腾颗粒；（4）维生素 C 注射液；（5）维生素 C 颗粒。

图 7-3　维生素 C 质量标准

## （一）化学结构

维生素 C 分子中具有与羰基共轭的烯二醇结构（图 7-4），其化学结构与糖类十分相似，具有糖类的性质和反应。

## （二）主要理化性质

### 1. 酸性

维生素 C 分子结构中的烯二醇基，尤其是 C3—OH，受共轭效应的影响，性质很活泼，酸性较强（$pKa=4.17$）；C2—OH 的酸性极弱（$pKa=11.57$），故维生素 C 一般表现为一元酸，能与碳酸氢钠作用生成钠盐。

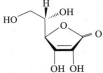

图 7-4　维生素 C 的化学结构

### 2. 还原性

分子结构中的烯二醇基具有极强的还原性，易被氧化为二酮基而成为去氢维生素 C，加氢又可还原为维生素 C。在碱性或强酸性溶液中进一步水解为 2,3-二酮古洛糖酸而失去活性（内酯环开环水解）。

$$L\text{-抗坏血酸} \xrightleftharpoons[+2H]{-2H} L\text{-去氢抗坏血酸} \xrightarrow{OH(H)} L\text{-二酮古洛糖酸}$$

L-抗坏血酸
（有生物活性）
　L-去氢抗坏血酸
（有生物活性）
　L-二酮古洛糖酸
（无生物活性）

### 3. 旋光性

维生素 C 分子结构中有 2 个手性碳原子，因而具有旋光性。

**4. 紫外吸收性质**

维生素 C 分子结构中具有共轭双键，在稀盐酸溶液中，在 243nm 波长处有最大吸收；若在中性或碱性条件下，则波长红移至 265nm。

本项目任务中的维生素 C 原料药、片剂及注射剂的全检的质量分析方法均与其结构、性质有关，后面不再赘述。

**（三）原料药质量检测步骤**

原料药分析时，一般按照图 7-5 所示的操作步骤进行。

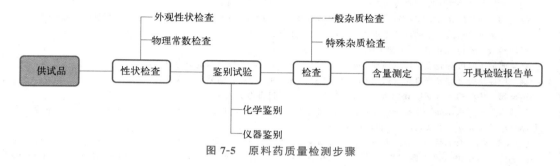

图 7-5　原料药质量检测步骤

**（四）原料药检验项目要求**

**1. 性状**

原料药性状检查是药品全检工作的第一步，也是重要的一步，包括外观性状、溶解度和物理常数的测定，物理常数是鉴定药品质量的重要指标，其测定结果不仅对药品具有鉴别意义，也反映药品的纯净程度。

**2. 鉴别**

原料药的鉴别试验是根据原料药的化学结构、理化性质，一般采用化学鉴别和仪器鉴别相结合来确定原料药的真伪。

**3. 检查**

原料药的杂质检查是针对原料药存在的各种杂质进行检查，包括一般杂质检查和特殊杂质检查。供注射用的原料药（无菌粉末直接分装）对微生物、杂质、细菌内毒素的要求高，必要时检查异常毒性、细菌内毒素或热原、降压物质、无菌等。

**4. 含量测定**

含量测定是针对药品中有效成分的含量进行测定。原料药的含量（%）如未规定上限时，系指不超过 101.0%。

原料药含量计算如下：

$$原料药含量（\%）=\frac{实测的供试品量（g）}{供试品取样量（g）}\times100\%$$

↻ **课堂互动**　维生素 C 如何进行质量检测？

**【任务准备】**

**1. 仪器和用具**

电子天平、红外分光光度计、紫外分光光度计、熔点仪、自动旋光仪、原子吸收分光光度计、比色管、滴定管、垂熔玻璃滤器等。

**2. 试药和试剂**

维生素 C、硝酸银、二氯靛酚钠、氢氧化钠、冰醋酸、氯化钙、碘、碘化钾、盐酸等。

## 【任务实施】

### 一、溶液配制

（1）硝酸银试液：取硝酸银 17.5g，加水适量使溶解成 1000mL，摇匀。

（2）二氯靛酚钠试液：取 2,6-二氯靛酚钠 0.1g，加水 100mL 溶解后，滤过，即得。

（3）氢氧化钠试液：取氢氧化钠 4.3g，加水使溶解成 100mL，即得。

（4）稀醋酸：取冰醋酸 60mL，加水稀释至 1000mL，即得。

（5）氯化钙试液：取氯化钙 7.5g，加水使溶解成 100mL，即得。

（6）0.1mol/L 硝酸溶液：取 6.7mL 的硝酸，加水定容到 1000mL，即得。

（7）1mol/L 硫酸溶液：取 5.56mL 浓硫酸，加水定容到 100mL，即得。

（8）淀粉指示液：取可溶性淀粉 0.5g，加水 5mL 搅匀后，缓缓倾入 100mL 沸水中，随加随搅拌，继续煮沸 2 分钟，放冷，倾取上层清液，即得。本液应临用新制。

（9）碘滴定液（0.05mol/L）：取碘 13.0g，加碘化钾 36g 与水 50mL 溶解后，加盐酸 3 滴与水适量使成 1000mL，摇匀，用垂熔玻璃滤器滤过。

### 二、性状

**1. 外观、溶解度测定**

操作：取本品适量，置白色纸上，目视仔细观察其颜色、晶型等。必要时检查溶解度。

**2. 熔点测定**

分析：熔点与比旋度均属于物理常数，可用于鉴别及纯度的判断。

操作：熔点的检测方法见"项目 2 药物的物理常数测定"之"任务 3 熔点测定"。

**3. 比旋度测定**

分析：药物结构决定其性质，维生素 C 有 2 个手性碳原子，故具有旋光性。

操作：比旋度的检测方法见项目 2 药物的物理常数测定之任务 5 旋光度测定。

### 三、鉴别

**1. 化学鉴别**

分析：维生素 C 具强还原性，与硝酸银反应生成黑色金属银沉淀。

酸性条件下与玫瑰红色的二氯靛酚反应，使其变成无色的酚亚胺。

操作：取本品 0.2g，加水 10mL 溶解后，分成二等份，在一份中加硝酸银试液 0.5mL，即生成银的黑色沉淀；在另一份中，加二氯靛酚钠试液1～2滴，试液的颜色即消失。

**2. 红外鉴别**

分析：维生素C具有红外特征吸收峰，《中国药典》（2020年版）对维生素C采用红外分光光度法进行鉴别。

操作：红外鉴别的检测方法见"项目3 药物的鉴别检查"之"任务2 光谱法鉴别药物"。要求本品的红外光吸收图谱应与对照的图谱（光谱集450图）一致。

# 四、检查

**1. 溶液的澄清度与颜色**

分析：①维生素C具有很强的还原性，在贮存期间由于发生内酯环水解、脱羧、聚合等反应而呈色，其颜色随贮存时间的延长而逐渐加深。为保证产品质量，必须控制溶液的颜色，采用测定吸光度的方法。②因本品的溶液不完全澄清，影响吸光度的测定结果，故规定用4号垂熔玻璃漏斗滤过。

操作：取维生素C 3.0g，加水15mL振摇使溶解，经4号垂熔玻璃漏斗滤过，取滤液，以水为参比，在420nm的波长处测定，吸光度不得超过0.03。

**2. 草酸**

分析：注意平行操作，依照质量标准"草酸"检查项下分别制备供试液和对照液，比较供试液和对照液产生的浑浊。

操作：维生素C中草酸检查见图7-6。

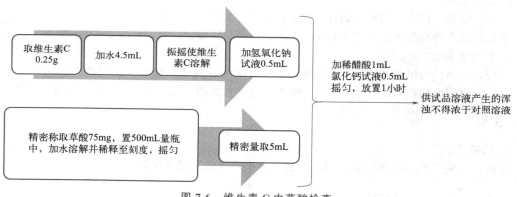

图7-6 维生素C中草酸检查

**3. 炽灼残渣**

操作：炽灼残渣检测方法按照项目4"药物的杂质检查"之任务4"药物的炽灼残渣检查"操作。

**4. 铁、铜**

分析：维生素C原料药存在微量的铜和铁时，可加速其氧化变色，因此，《中国药典》（2020年版）规定，用原子吸收分光光度法来检查维生素C原料药中铜和铁的限量。

操作：依照质量标准"铁、铜"检查项下制备供试液和对照液，按照《中国药典》（2020年版）四部"0406原子吸收分光光度法"项下操作，与质量标准规定进行比较，以判断该项检查是否符合规定。

**5. 重金属**

操作：重金属检测方法按照项目4"药物的杂质检查"之任务5"药物中重金属的检查"项下第一法操作。

## 五、含量测定

### 1. 原理

《中国药典》（2020 年版）采用碘量法测定维生素 C 原料药及制剂的含量。本品具有强还原性，在酸性水溶液中与碘发生氧化还原反应，生成去氢维生素 C 和碘化氢，终点时微过量的碘遇淀粉指示液变蓝色，根据消耗碘滴定液的体积，即可计算维生素 C 的含量。

$$\text{(维生素C)} + I_2 \xrightarrow{H^+} \text{(去氢维生素C)} + 2HI$$

### 2. 操作

取本品约 0.2g，精密称定，加新沸过的冷水 100mL 与稀醋酸 10mL 使溶解，加淀粉指示液 1mL，立即用碘滴定液（0.05mol/L）滴定至溶液显蓝色并在 30 秒内不褪，记录消耗的碘滴定液的体积。

**（1）取样量**　《中国药典》（2020 年版）凡例规定：取用量为"约"若干时，系指取用量不得超过规定量的 ±10%。故取样范围为：

$$\text{药典规定量} \times (1 \pm 10\%) = 0.2 \times (1 \pm 10\%)$$
$$= 0.18 \sim 0.22\text{g}$$

**（2）加稀醋酸的目的**　由于维生素 C 的还原性很强，在空气中极易被氧化，尤其是在碱性介质中，测定时加入稀醋酸使溶液呈弱酸性，减少维生素 C 的副反应。

**（3）用新沸过放冷的水溶解药品的作用**　是为了减少溶解氧的影响。

### 3. 含量计算

$$含量(\%) = \frac{\text{实际测得量(g)}}{\text{供试品重(g)}} \times 100\% = \frac{FTV}{W} \times 100\%$$

### 4. 注意事项

① 碘滴定液呈深棕色，在滴定管中较难分辨凹液面，但液面最高点较清楚，所以读数时视线与液面最高点在同一水平线上。

② 维生素 C 容易被空气中的 $O_2$ 氧化，实验要快速进行。

③ 反应物容易被空气中的 $O_2$ 氧化，所以滴定过程中用碘量瓶而不用锥形瓶，且避免剧烈振摇。

## 六、记录检验原始数据

记录检验原始数据见表 7-1。

表 7-1　×××制药厂原料检验原始记录

检验编号：×××　　　　　　　　　　　　　　　　　　　　　　　　　　　　　页码：×/×

| 品名 | 维生素 C | 规格 | 25kg/袋 | 有效期至 | ××年××月 |
|---|---|---|---|---|---|
| 批号 | 220922A20 | 生产单位 | ××制药厂 | 收样日期 | ××年××月××日 |
| 批量 | 500kg | 检验项目 | 全检 | 报告日期 | ××年××月××日 |
| 检验依据 | 《中国药典》（2020 年版）二部 | | | | |
| | 实验过程记录 | | | | |

【性状】
(1)外观:本品为白色结晶或结晶性粉末;无臭,味酸。
结论:符合规定。

(2)熔点:第一法中的电热块空气加热法(通则0612)。

设备名称:德国 KRUESS 熔点仪;设备编号:01;是☑ 否□ 在校准有效期内

样品处理:供试品105℃干燥2h。

升温速率:调节升温速率为每分钟上升 1.0～1.5℃。

| 测定值 | 1 | 2 | 3 | 平均值/℃ |
|---|---|---|---|---|
| 熔点/℃ | 190.4 | 190.5 | 190.6 | 190.5 |

结论:符合规定。

(3)比旋度:室温;25℃;设备名称:WZZ-2B 自动旋光仪;设备编号:02;是☑ 否□ 在校准有效期内

测定管长度:2dm;$a_0$:0;取样量:5.0213g

| 测定次数 | 1 | 2 | 3 | 平均值/℃ | 比旋度/° |
|---|---|---|---|---|---|
| 旋光度/° | 4.23 | 4.22 | 4.21 | 4.22 | 21.0 |

结论:符合规定。

【鉴别】

取本品 0.2g,加水 10mL 溶解后,照下述方法试验。

(1)取溶液 5mL,加硝酸银试液 0.5mL,即生成黑色沉淀。

结论:呈正反应。

(2)取溶液 5mL,加二氯靛酚钠试液 1～2 滴,试液的颜色消失。

结论:呈正反应。

(3)红外鉴别

设备名称:Nicolet IR200;设备编号:03;是☑ 否□ 在校准有效期内

温度:25℃;相对湿度:65%;扫描次数:16 次;试样制备方法:压片法

结论:符合规定。

【检查】

(1)溶液的澄清度与颜色

设备名称:UV-1800PC-DS2 紫外可见分光光度计;设备编号:04;是☑ 否□ 在校准有效期内

检测波长:420nm;检测结果:0.01

结论:符合规定。

(2)草酸

供试品溶液:取本品 0.25g,加水 4.5mL,振摇使维生素 C 溶解,加氢氧化钠试液 0.5mL、稀醋酸 1mL 与氯化钙试液 0.5mL,摇匀,放置 1 小时,作为供试品溶液。

对照品溶液:另精密称取草酸 75mg,置 500mL 量瓶中,加水溶解并稀释至刻度,摇匀,精密量取 5mL,加稀醋酸 1mL 与氯化钙试液 0.5mL,摇匀,放置 1 小时,作为对照溶液。

结论:符合规定。

(3)炽灼残渣

设备名称:SX2.5-10 马弗炉;设备编号:05;是☑ 否□ 在校准有效期内

设备名称:FA1104 天平;设备编号:06;是☑ 否□ 在校准有效期内

炽灼温度:750℃;样品称重:1.0101g

| 平行次数 | 第一次坩埚炽灼 $m_0$/g | 第二次坩埚炽灼 $m_1$/g | 炽灼前(供试品＋坩埚)重 $m_2$/g | 第一次炽灼后(供试品＋坩埚)重 $m_3$/g | 第二次炽灼后(供试品＋坩埚)重 $m_4$/g |
|---|---|---|---|---|---|
| 1 | 35.4308 | 35.4307 | 36.4362 | 35.4314 | 35.4313 |
| 2 | 34.6578 | 34.6576 | 35.6589 | 35.6586 | 35.6583 |

炽灼残渣平均为 0.06%。

结论:符合规定。

（4）铁

设备名称：<u>TAS-990 原子吸收分光光度计</u>；设备编号：<u>07</u>；是☑ 否□ 在校准有效期内

仪器条件：<u>空气与乙炔火焰</u>；波长：<u>248.3nm</u>；灯电流：<u>2mA</u>；狭缝宽度：<u>0.2nm</u>

对照溶液（A）的吸光度为 <u>0.7240</u>；供试品溶液（B）的吸光度为 <u>0.2276</u>

结论：<u>符合规定</u>。

（5）铜

设备名称：<u>TAS-990 原子吸收分光光度计</u>；设备编号：<u>07</u>；是☑ 否□ 在校准有效期内

仪器条件：<u>空气与乙炔火焰</u>；波长：<u>321.8nm</u>；灯电流：<u>2mA</u>；狭缝宽度：<u>0.2nm</u>

对照溶液（A）的吸光度为 <u>0.7785</u>；供试品溶液（B）的吸光度为 <u>0.3576</u>

结论：<u>符合规定</u>。

（6）重金属（第一法）

设备名称：<u>FA1104 天平</u>；设备编号：<u>06</u>；是☑ 否□ 在校准有效期内

25mL 纳氏比色管 3 支；刻度吸管 <u>1mL</u>、<u>2mL</u>

结论：<u>符合规定</u>。

【含量测定】

设备名称：<u>FA1104 天平</u>；设备编号：<u>06</u>；是☑ 否□ 在校准有效期内

25mL 棕色酸式滴定管：<u>2</u> 个；碘滴定液浓度：<u>0.05030mol/L</u>

| 项目 | 1 | 2 |
|---|---|---|
| 滴定管校正值 | 0.01 | 0.01 |
| 供试品质量 $m$/g | 0.2015 | 0.2011 |
| 滴定用 $V(I_2)$/mL | 22.72 | 22.66 |
| 空白用 $V(I_2)$/mL | 0.01 | 0.01 |
| 含量/% | 99.80 | 99.73 |
| 平均含量/% | 99.8 | |

计算公式

含量（%）$=\dfrac{\text{实际测得量(g)}}{\text{供试品重(g)}}\times100\%=\dfrac{FTV}{W}\times100\%$

结论：符合规定。

结论：本品按《中国药典》（2020 年版）二部检验，结果符合规定。

| 检验人：李×× | 日期：××年××月××日 | 复核人：张×× | 日期：××年××月××日 |
|---|---|---|---|

# 七、开具检验报告单

检验报告单见表 7-2。

表 7-2 ×××制药厂检验报告书

报告单编号：_____ 　　　　　　　　　　　　　　　　　　　　　　　　页码：×/×

| 品名 | 维生素 C | 规格 | 25kg/袋 | 有效期至 | ××年××月 |
|---|---|---|---|---|---|
| 批号 | 220922A20 | 批量 | 5000kg | 收样日期 | ××年××月××日 |
| 检验项目 | 全检 | 生产单位 | ××制药厂 | 报告日期 | ××年××月××日 |
| 检验依据 | 《中国药典》（2020 年版）二部 | | | | |

| 检验项目 | 标准规定 | 检验结果 |
|---|---|---|
| 【性状】 | | |
| 外观 | 应为白色结晶或结晶性粉末 | 为白色结晶 |
| 熔点 | 应为 190～192℃,熔融同时分解 | 190.5℃,熔融同时分解 |
| 比旋度 | 应为＋20.5°至＋21.5° | 21.0° |
| 【鉴别】 | | |
| (1) | 应呈正反应 | 呈正反应 |
| (2) | 本品的红外光吸收图谱应与对照的图谱一致 | 与对照图谱一致 |
| 【检查】 | | |
| 溶液的澄清度与颜色 | 应符合规定 | 符合规定 |
| 草酸 | 应符合规定 | 符合规定 |
| 炽灼残渣 | 不得过 0.1% | 0.06% |
| 铁 | 应符合规定 | 符合规定 |
| 铜 | 应符合规定 | 符合规定 |
| 重金属 | 不得过百万分之十 | 符合规定 |
| 【含量测定】 | 含 $C_6H_8O_6$ 不得少于 99.0% | 100.16 |

| 结论 | 本品按《中国药典》(2020 年版)二部检验,结果符合规定 |
|---|---|

| 检验人: | 复核人: | 负责人: |
|---|---|---|

## 【任务评价】

根据原料药质量检测评价表（见表 7-3），对学生完成任务情况评分。

表 7-3　原料药质量检测评价表

| 序号 | 评价标准 | 赋分/分 | 得分/分 |
|---|---|---|---|
| 1 | 遵守实训室规则,着装规范 | 6 | |
| 2 | 严格遵守药典,查阅标准正确 | 10 | |
| 3 | 鉴别操作规范 | 10 | |
| 4 | 正确进行杂质检查 | 12 | |
| 5 | 含量测定操作规范 | 12 | |
| 6 | 计算过程正确,诚信书写原始记录 | 10 | |
| 7 | 检验报告单书写正确 | 8 | |
| 8 | 正确判定结果并对异常情况进行分析 | 12 | |
| 9 | 操作结束后清场合格 | 8 | |
| 10 | 及时解决操作中的突发事件 | 12 | |
| 合计 | | 100 | |

课件：原料药的质量检测

## 【练习思考】

### 一、判断题

1.（　　）维生素 C 可将蓝色的二氯靛酚试液还原成无色溶液。

2.（　　）维生素 C 随着贮存时间的延长其颜色逐渐变深。

3.（　　）原料药的鉴别试验是根据原料药的化学结构、理化性质，一般采用化学鉴别和仪器鉴别相结合来确定原料药的真伪。

### 二、单项选择题

1. 维生素 C 分子结构中有二烯醇基，因此具有（　　）。

A. 强还原性　　　　　B. 强氧化性　　　　　C. 弱还原性　　　　　D. 弱氧化性

2. 维生素 C 能发生的反应是（　　）。

A. 氧化显色反应　　　B. 还原硝酸银　　　　C. 丙二酰脲反应　　　D. 硫色素反应

3. 药典规定维生素 C 含 $C_6H_8O_6$ 不得少于 99.0%，则其含量范围为（　　）。

A. 99.0%～100%　　B. 99.0%～100.0%　　C. 99.0%～101%　　D. 99.0%～101.0%

4. 原料药的含量和制剂的含量分别表示为（　　）。

A. 标示百分含量，百分含量　　　　　　　B. 百分含量，标示百分含量

C. 百分含量，百分含量　　　　　　　　　D. 标示百分含量，标示百分含量

5. 原料药的物理常数的测定结果不仅对药品具有鉴别意义，也能反映该药品的（　　）。

A. 纯净程度　　　　　B. 杂质限量　　　　　C. 杂质含量　　　　　D. 含量高低

### 三、综合题

称取维生素 C 供试品 0.2063g，按《中国药典》（2020 年版）规定用滴定液（0.1023mol/L）滴定至终点时用去 22.95mL。按每 1mL 碘滴定液（0.1ml/L）相当于 8.806mg 的 $C_6H_8O_6$ 计算维生素 C 的百分含量。

# 任务 2　片剂的质量检测

片剂系指原料药与适宜的辅料混合均匀后，压制而成的圆片状或异形片状的固体制剂，《中国药典》（2020 年版）收载的片剂以口服普通片为主，另有含片、舌下片、口腔贴片、咀嚼片、分散片、可溶片、泡腾片、阴道片、阴道泡腾片、缓释片、控释片、肠溶片与口崩片等。片剂可供内服、外用，是目前临床应用最广泛的剂型之一。片剂出厂前必须严格进行质量控制，以保证患者的生命安全与身体健康。

## 【任务目标】

❖ 知识目标：

1. 了解片剂的概念。
2. 熟悉片剂的组成及片剂的质量检测步骤。
3. 掌握片剂检验项目要求及片剂中常见附加剂的干扰及排除方法。

❖ 能力目标：

能正确阅读、理解片剂的质量标准，并能根据药品质量标准的规定独立完成片剂的质量检测工作，准确记录、处理分析数据，评价药品质量。

❖ 素质目标：

1. 具有遵章守法、规范操作及环保意识。
2. 具有质量至上的良好职业道德，勤奋进取、精益求精的工作作风和较强的敬业精神。

## 【任务导入】

车间送来维生素 C 片请验单（见图 7-7），要求检查其质量是否合格，应如何开展工作？

## 【知识学习】

### 一、查阅质量标准

查阅《中国药典》（2020 年版）二部维生素 C 片质量标准，见图 7-8。

| 请验单 | |
| --- | --- |
| 品　　名： | 维生素C片 |
| 批　　号： | ******** |
| 数　　量： | ******** |
| 规　　格： | 0.1g/片 |
| 检验项目： | 全检 |
| 请验单位： | ******** |
| 请 验 人： | ******** |
| 请验日期： | ******** |

图 7-7　维生素 C 片请验单

### 二、解读质量标准

#### （一）片剂的组成

片剂由两类物质构成：一类是发挥治疗作用的药物（即主药），另一类是没有生理活性的一些物质。它们所起的作用主要包括：填充作用、黏合作用、崩解作用和润滑作用，有时还起到着色作用、矫味作用以及美观作用等。

#### （二）片剂质量检测步骤

片剂分析时，一般按照图 7-9 所示的操作步骤进行。

维生素 C 片

本品含维生素 C（$C_6H_8O_6$）应为标示量的 93.0%～107.0%。

**【性状】** 本品为白色至略带淡黄色片。

**【鉴别】** （1）取本品细粉适量，加水 10mL，振摇使维生素 C 溶解，滤过，滤液照维生素 C 鉴别（1）项试验，显相同的反应。

（2）照薄层色谱法（通则 0502）试验。

**【检查】** 溶液的颜色 取本品细粉适量（相当于维生素 C 1.0g），加水 20mL，振摇使维生素 C 溶解，滤过，滤液照紫外-可见分光光度法（通则 0401），在 440nm 的波长处测定吸光度，不得过 0.07。

其他 应符合片剂项下有关的各项规定（通则 0101）。

**【含量测定】** 取本品 20 片，精密称定，研细，精密称取适量（约相当于维生素 C 0.2g），置 100mL 量瓶中，加新沸过的冷水 100mL 与稀醋酸 10mL 的混合液适量，振摇使维生素 C 溶解并稀释至刻度，摇匀，迅速滤过，精密量取续滤液 50mL，加淀粉指示液 1mL，立即用碘滴定液（0.05mol/L）滴定至溶液显蓝色并持续 30 秒不褪。每 1mL 碘滴定液（0.05mol/L）相当于 8.806mg 的 $C_6H_8O_6$。

**【规格】** （1）25mg；（2）50mg；（3）100mg；（4）250mg。

图 7-8 维生素 C 片质量标准

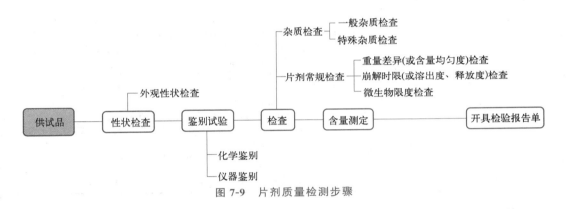

图 7-9 片剂质量检测步骤

## （三）片剂检验项目要求

由于片剂在生产过程中加入了一定的附加成分，如淀粉、糊精、蔗糖、硬脂酸镁、滑石粉等赋形剂、稀释剂、稳定剂等，附加剂的存在会对主药的分析产生一定的影响，因而片剂的分析与原料药的分析具有不同的特点。

**（1）鉴别** 一般原料药常用的红外鉴别由于片剂的纯度较低难以提纯，因而很少使用。其他鉴别大都同原料药。

**（2）杂质检查** 一般不需要重复原料药做过的检查项目，只需针对在片剂的生产和贮藏过程中新引入的杂质即可，但对于原料药中已检查过的杂质，如果在片剂的生产过程中会继续引入，则还需再进行检查，且杂质限度要比原料药的宽。

**（3）增加了常规检查项目** 除另有规定外，片剂的常规检查项目包括重量差异（或含量均匀度）检查、崩解时限（或溶出度、释放度）检查、发泡量检查、分散均匀性检查及微生物限度检查。

**（4）含量测定结果的表示方法不同** 原料药的含量测定结果一般以百分含量来表示，其结果表示的是药物的纯杂程度。而片剂由于人为加入大量辅料或者共存成分（复方制剂），用百分含量表示药物的纯杂程度已经失去意义，因而片剂的含量测定结果一般用标示百分含量来表示，即每片的实测含量占标示量的百分率。标示量是指每片药物所含有效成分（主成分）的重量，用 g 或 mg 表示，通常也叫规格。

$$片剂的标示量(\%) = \frac{每片实测药物量}{标示量} \times 100\% = \frac{供试品中测得量 \times 平均片重}{供试品取样量 \times 标示量} \times 100\%$$

### （四）片剂中常见附加剂的干扰及排除方法

片剂中含有附加剂，有可能会干扰分析，所以片剂分析时要根据附加剂干扰情况，选择合适的方法消除附加成分的干扰，当考虑附加剂对片剂含量测定的干扰与排除时，应考虑如下几个因素。

**（1）附加剂的理化性质**  应根据附加剂的性质和特点，采取相应的措施消除其干扰。

**（2）附加剂与主药含量的配比**  主药量大，附加剂量小时，干扰影响较小，甚至可忽略不计；如果主药量小，附加剂量大，则干扰影响就大。

**（3）测定主药方法的选择**  测定方法的专属性强，附加剂的干扰就小；主药量很小时，可选用灵敏度高的测定方法，如比色法、分光光度法及色谱法等。片剂中常用附加剂的干扰及其排除方法具体内容见表7-4。

表 7-4  片剂中常用附加剂的干扰及其排除方法

| 附加剂的种类 | 排除方法 |
| --- | --- |
| 糖类（淀粉、糊精、蔗糖、乳糖等） | 糖类水解产物均含葡萄糖，测主药含量时可先提取主药后测定或选取不干扰测定的方法 |
| 硬脂酸镁 | 对配位滴定法和非水溶液滴定法产生干扰。当采用非水溶液滴定法测定主药含量时，若主药含量大、硬脂酸镁含量少，则对测定的影响不大，可直接测定；而在主药含量少、硬脂酸镁含量较大时，可采取以下措施。<br>① 用缓冲盐溶液调节酸碱度，选择适当的 pH 条件；<br>② 若主药为脂溶性，可用有机溶剂提取主药，然后将提取液蒸干或蒸去部分溶剂后，再采用非水溶液滴定法进行测定；<br>③ 加入无水草酸或酒石酸的乙酸酐溶液，使之掩蔽，再进行测定；<br>④ 若片剂中含主药量很少时，可采用溶解过滤后，用紫外-可见分光光度法测定含量 |
| 钙盐 | 一般可加入掩蔽剂或分离除去或采用其他方法进行测定 |
| 滑石粉 | 可利用辅料不溶于水及有机溶剂的特性，将之过滤除去，再进行测定 |

⟲ **课堂互动**  维生素 C 片如何进行质量检测？

## 【任务准备】

**1. 仪器和用具**

电子天平、紫外分光光度计、滴定管、升降式崩解仪、烧杯、温度计等。

**2. 试药和试剂**

维生素 C 片、硝酸银、二氯靛酚钠、醋酸、乙酸乙酯、乙醇、碘、碘化钾、淀粉等。

## 【任务实施】

# 一、性状

取本品适量，置白色纸上，目视仔细观察其颜色。

# 二、鉴别

### 1. 化学鉴别

分析：测定时，应采取适当的方法如振摇、超声等物理手段，使待测成分溶解完全。供试品溶液需过滤，因为初滤液含有少量来自滤纸及容器壁的杂质，故应弃去，取续滤液测定。

操作：加水使维生素 C 溶解，滤过，滤液鉴别同维生素 C 原料药。

**2. 色谱法鉴别**

分析：《中国药典》（2020 年版）中，维生素 C 片剂的鉴别还采用了薄层色谱法，要求供试品溶液所显主斑点的颜色和位置应与对照品溶液的主斑点相同。

操作：取本品细粉适量（约相当于维生素 C 10mg），加水 10mL，振摇使维生素 C 溶解，滤过，取滤液，制成供试品溶液。取维生素 C 对照品适量，加水溶解并稀释制成每 1mL 中约含 1mg 的溶液，制成对照品溶液，吸取供试品溶液与对照品溶液各 2μL，分别点于同一硅胶 GF254 薄层板上，以乙酸乙酯-乙醇-水（5：4：1）为展开剂展开，取出，晾干，立即（1 小时内）置紫外光灯（254nm）下检视主斑点的位置和颜色。

## 三、检查

**1. 溶液的颜色**

操作：同维生素 C 原料药。

**2. 重量差异**

分析：在片剂生产中，由于颗粒的均匀度和流动性，以及工艺、设备和管理等原因，都会引起片剂重量差异，进而导致各片间主药含量的差异，《中国药典》规定片剂需检查重量差异，以保证用药剂量的准确。

操作：重量差异检测方法按照项目 5 "药物制剂的常规检查"之任务 1 "重量差异检查"。

**3. 崩解时限**

分析：片剂口服后，需经崩散、溶解，才能被机体吸收而达到治疗目的，为控制产品质量，保证疗效，《中国药典》规定了崩解时限项目。

操作：崩解时限检测方法按照项目 5 "药物制剂的常规检查"之任务 4 "崩解时限检查"。

**4. 微生物限度**

分析：微生物限度检查的范围主要针对非规定灭菌药物。非规定灭菌药物包括常用口服制剂与一般外用制剂及其原辅料。对这一部分制剂一般不要求绝对无菌，允许一定限量的微生物存在，但同时规定不得有可疑致病的细菌存在。

操作：微生物限度检测方法按照项目 5 "药物制剂的常规检查"之任务 8 "微生物限度检查"。

## 四、含量测定

**（1）取样范围**

$$取样量 = (1 \pm 10\%) \times 主药规定量 \times \frac{平均片重}{每片标示量}$$

**（2）片剂溶解后过滤的目的** 消除辅料的干扰。

**（3）操作** 取本品 20 片，精密称定，计算出平均片重，研细，精密称取适量（约相当于维生素 C0.2g），置 100mL 量瓶中，加新沸过的冷水 100mL 与稀醋酸 10mL 的混合液适量，振摇使维生素 C 溶解并稀释至刻度，摇匀，迅速滤过，精密量取续滤液 50mL，加淀粉指示液 1mL，立即用碘滴定液（0.05mol/L）滴定至溶液显蓝色并持续 30 秒不褪。

**（4）结果计算**

$$标示量(\%) = \frac{FTV \times \overline{W}}{w \times S} \times 100\%$$

## 五、记录检验原始数据

检验原始数据的记录见表 7-5。

表 7-5 ×××制药厂成品检验原始记录

| 品名 | 维生素 C 片 | 规格 | 100mg×100 片 | 有效期至 | ××年××月 |
|------|------------|------|--------------|----------|------------|
| 批号 | 220922C20 | 生产单位 | 105 车间 | 收样日期 | ××年××月××日 |
| 批量 | 10000 片 | 检验项目 | 全检 | 报告日期 | ××年××月××日 |
| 检验依据 | 《中国药典》(2020 年版)二部 | | | | |

实验过程记录

【性状】

本品为白色片。

结论：符合规定。

【鉴别】(1)取本品细粉 0.2010g,加水 10mL,振摇使维生素 C 溶解,滤过。

① 取滤液 5mL,加硝酸银试液 0.5mL,即生成黑色沉淀。

结论：呈正反应。

② 取滤液 5mL,加二氯靛酚钠试液 1～2 滴,试液的颜色消失。

结论：呈正反应。

(2)照薄层色谱法(通则 0502)试验。

设备名称：三用紫外分析仪;设备编号：08;是☑　否□　在校准有效期内

温度：25℃;相对湿度：65%;

展开剂：乙酸乙酯-乙醇-水(5：4：1);薄层板：硅胶 GF254

结论：符合规定。

【检查】

(1)溶液的颜色

设备名称：TU1810 紫外-可见分光光度计;设备编号：04;是☑　否□　在校准有效期内

检测波长：420nm;检测结果：0.01

结论：符合规定。

(2)重量差异

20 片总重：2.0178g;平均片重：0.101g

①0.1051 ②0.1053 ③0.0989 ④0.1051 ⑤0.1000 ⑥0.0995 ⑦0.0999 ⑧0.1000 ⑨0.1000 ⑩0.1008 ⑪0.1006 ⑫0.1006 ⑬0.1018 ⑭0.1000 ⑮0.1058 ⑯0.1068 ⑰0.0906 ⑱0.1008 ⑲0.0993 ⑳0.0950

计算公式：

$$重量差异/\% = \frac{每片质量(g)-平均片重(g)}{平均片重(g)} \times 100\%$$

结论：符合规定。

(3)崩解时限

设备名称：升降式崩解仪;设备编号：09;是☑　否□　在校准有效期内

介质名称：纯化水;温度 37℃±1℃

| 编号 | 1 | 2 | 3 | 4 | 5 | 6 |
|------|---|---|---|---|---|---|
| 实验现象 | 通过筛网 | 通过筛网 | 通过筛网 | 通过筛网 | 通过筛网 | 通过筛网 |
| 崩解时限/min | 7 | 7 | 7.5 | 8 | 8 | 7.5 |

6 片均在 15min 内全部崩解

结论：符合规定。

(4)微生物限度

| 检验结果 | 需氧菌总数<br>(胰酪大豆胨琼脂培养基,30～35℃<br>培养 3～5 天) | | | | 霉菌和酵母菌总数<br>(沙氏葡萄糖琼脂培养基,20～25℃<br>培养 5～7 天) | | | |
|---------|-------|--------|---------|--------|-------|--------|---------|--------|
| | 1：10 | 1：100 | 1：1000 | 阴性对照 | 1：10 | 1：100 | 1：1000 | 阴性对照 |
| 1 | 0 | 0 | — | 0 | 1 | 0 | — | 0 |

| 检验结果 | 需氧菌总数<br>（胰酪大豆胨琼脂培养基,30～35℃<br>培养 3～5 天） | | | | 霉菌和酵母菌总数<br>（沙氏葡萄糖琼脂培养基,20～25℃<br>培养 5～7 天） | | | |
|---|---|---|---|---|---|---|---|---|
| | 1：10 | 1：100 | 1：1000 | 阴性对照 | 1：10 | 1：100 | 1：1000 | 阴性对照 |
| 2 | 2 | 0 | — | 0 | 3 | 0 | — | 0 |
| 平均值 | 1 | 0 | — | 0 | 2 | 0 | — | 0 |
| 菌落总数 | 10cfu/g | | | | 20cfu/g | | | |

| 大肠埃希菌检查 | | | |
|---|---|---|---|
| | 1 | 2 | 3 |
| 检查方式 | 增菌培养 | 选择培养 | 分离培养 |
| 培养基 | 胰酪大豆胨液体培养基 | 麦康凯液体培养基 | 麦康凯琼脂培养基 |
| 培养温度和时间 | 30～35℃,18～24h | 42～44℃,24～48h | 30～35℃,18～72h |
| 结果 | 未检出控制菌 | 未检出控制菌 | 未检出控制菌 |

需氧菌总数为 10cfu/g,霉菌和酵母菌总数为 20cfu/g,未检出控制菌

结论:符合规定。

【含量测定】

设备名称:FA1104 天平;设备编号:06;是☑　否□　在校准有效期内

25mL 棕色酸式滴定管:2 个;碘滴定液浓度:0.0485;

20 片重量:3.1281g

| 项　目 | 1 | 2 |
|---|---|---|
| 滴定管校正值 | 0.01 | 0.01 |
| 称样量 $W$/g | 0.3216 | 0.3355 |
| 滴定用 $V(I_2)$/mL | 22.76 | 24.12 |
| 空白用 $V(I_2)$/mL | 0.10 | 0.10 |
| 含量/% | 94.09 | 95.61 |
| 平均含量/% | 94.85 | |

结论:符合规定。

结论:本品按《中国药典》(2020 年版)二部检验,结果符合规定。

| 检验人:李×× | 日期:××年××月××日 | 复核人:张×× | 日期:××年××月××日 |
|---|---|---|---|

# 六、开具检验报告单

检验报告单见表 7-6。

表 7-6　×××制药厂检验报告书

报告单编号:＿＿＿＿＿＿＿＿＿　　　　　　　　　　　　　　　　　　　　　　页码:×/×

| 品名 | 维生素 C 片 | 规格 | 100mg×100 片 | 有效期至 | ××年××月 |
|---|---|---|---|---|---|
| 批号 | 220922C20 | 检验项目 | 全检 | 收样日期 | ××年××月××日 |
| 批量 | 10000 片 | 生产单位 | 105 车间 | 报告日期 | ××年××月××日 |

| 检验依据 | 《中国药典》(2020年版)二部 | |
|---|---|---|
| 检验项目 | 标准规定 | 检验结果 |
| 【性状】 | 为白色至略带淡黄色片 | 为白色片 |
| 【鉴别】 | | |
| (1) | 应呈正反应 | 呈正反应 |
| (2) | 供试品溶液主斑点的位置和颜色应与对照品溶液的主斑点相同 | 与对照品溶液的主斑点相同 |
| 【检查】 | | |
| 溶液的颜色 | 应符合规定 | 符合规定 |
| 重量差异 | 应符合规定 | 符合规定 |
| 崩解时限 | 应符合规定· | 符合规定 |
| 微生物限度 | 应符合规定 | 符合规定 |
| 【含量测定】 | 含维生素 C($C_6H_8O_6$)应为标示量的 93.0%～107.0% | 94.8% |
| 结论 | 本品按《中国药典》(2020年版)二部检验,结果符合规定 | |
| 检验人: | 复核人: | 负责人: |

## 【任务评价】

根据片剂质量检测评价表（见表7-7），对学生完成任务情况评分。

表7-7 片剂质量检测评价表

| 序号 | 评价标准 | 赋分/分 | 得分/分 |
|---|---|---|---|
| 1 | 遵守实训室规则,着装规范 | 6 | |
| 2 | 严格遵守药典,查阅标准正确 | 10 | |
| 3 | 鉴别操作规范 | 10 | |
| 4 | 正确进行杂质检查和制剂常规检查 | 12 | |
| 5 | 含量测定操作规范 | 12 | |
| 6 | 计算过程正确,诚信书写原始记录 | 10 | |
| 7 | 检验报告单书写正确 | 8 | |
| 8 | 正确判定结果并对异常情况进行分析 | 12 | |
| 9 | 操作结束后清场合格 | 8 | |
| 10 | 及时解决操作中的突发事件 | 12 | |
| 合计 | | 100 | |

课件：片剂的质量检测

## 【练习思考】

**一、判断题**

1. （　　）对于原料药中已检查过的杂质，如果在片剂的生产过程中会继续引入，则还需再进行检查。

2. （　　）片剂由主药和附加剂组成，附加剂的存在不会对主药的分析产生影响。

**二、多选题**

1. 片剂分析的步骤一般包括（　　）。

A. 外观检查      B. 鉴别试验      C. 常规检查

D. 杂质检查      E. 含量测定

2. 常被用作药物制剂的赋形剂或矫味剂的物质有（　　）。

A. 葡萄糖      B. 硬脂酸镁      C. 蔗糖

D. 乳糖      E. 淀粉

3. 制剂检查中片剂按规定检查包括（　　）。

A. 性状检验      B. 鉴别实验      C. 含量测定

D. 片剂通则规定的检查项目      E. 热原检查

4. 针对抗氧剂对测定方法干扰的排除方法有（　　）。

A. 加入掩蔽剂      B. 加酸分解      C. 加入还原剂

D. 加入弱氧化剂      E. 加碱分解

5. 检查微生物限度的制剂有（　　）。

A. 片剂      B. 胶囊剂      C. 颗粒剂

D. 散剂      E. 注射剂

**三、综合题**

1. 维生素 C 片的溶液的颜色检查。

溶液的颜色　取本品的细粉适量（相当于维生素 C 1.0g）加水 20mL，振摇使维生素 C 溶解，滤过，滤液照紫外-可见分光光度法（通则 0401）在 440nm 波长处测定吸光度，不得过 0.07。

请完成下列问题：

（1）溶液颜色产生的原因是什么？

（2）维生素 C 在 440nm 处有无吸收？

（3）为什么供试品溶液需过滤后检查？

2. 取维生素 C 片（100mg/片）10 片，称出总质量为 1.5640g，研细，称出 0.3216g，按药典方法，用碘滴定液（0.0970mol/L）滴定至蓝色并持续 30s 不褪即为终点，消耗体积为 22.75mL。每 1mL 碘滴定液（0.1mol/L）相当于 8.806mg 的维生素 C（$C_6H_8O_6$）。《中国药典》（2020 年版）二部规定本品含维生素 C（$C_6H_8O_6$）应为标示量的 90.0%～110.0%。计算本品的含量是否符合规定的含量限度。

# 任务 3  注射剂的质量检测

注射剂系指原料药物或与适宜的辅料制成的供注入体内的无菌制剂。注射剂可分为注射液、注射用无菌粉末与注射用浓溶液等。注射液系指原料药物或与适宜的辅料制成的供注入体内的无菌液体制剂，包括溶液型、乳状液型和混悬型等注射液；注射用无菌粉末系指原料药物或与适宜辅料制成的供临用前用无菌溶液配制成注射液的无菌粉末或无菌块状物；注射用浓溶液系指原料药物与适宜辅料制成的供临用前稀释后注射的无菌浓溶液。注射剂的研制和生产过程复杂，安全性及机体适应性差，在药品监督管理中，注射剂属于高风险品种，需要严格控制其质量，以保证产品质量，保障公众用药安全。

## 【任务目标】

❖ 知识目标：

  1. 了解注射剂的概念及分类。
  2. 熟悉注射剂的组成及注射剂的质量检测步骤。
  3. 掌握注射剂检验项目要求及注射剂中常见附加剂的干扰及排除方法。

❖ 能力目标：

  能正确阅读、理解注射剂的质量标准，并能根据药品质量标准的规定独立完成注射剂的检测工作，准确记录、处理分析数据，评价药品质量。

❖ 素质目标：

  1. 具有质量标准意识、规范操作意识及环保意识。
  2. 树立强烈的全面药品质量观，形成良好的精细操作的职业素养。

## 【任务导入】

车间送来维生素 C 注射液请验单（见图 7-10），要求检查其质量是否合格，应如何开展工作？

## 【知识学习】

## 一、查阅质量标准

查阅《中国药典》（2020 年版）二部维生素 C 注射液质量标准，见图 7-11。

## 二、解读质量标准

### （一）注射剂的组成

除注射用无菌粉末外，注射剂是由原料药溶解于溶剂中，配成一定的浓度，经过滤、灌封、灭菌而制成。其组成主要包含两部分：一是主药；二是溶剂，有时还有一些附加剂。溶剂和附加剂必须安全无害，并不得影响疗效和质量。

---

请验单

品　　名：维生素C注射液

批　　号：*********

数　　量：*********

规　　格：2mL∶0.5g

检验项目：全检

请验单位：*********

请 验 人：*********

请验日期：*********

图 7-10　维生素 C 注射液请验单

## 维生素 C 注射液

本品为维生素 C 的灭菌水溶液。含维生素 C（$C_6H_8O_6$）应为标示量的 93.0%～107.0%。

**【性状】** 本品为无色至微黄色的澄明液体。

**【鉴别】** （1）取本品，用水稀释制成 1mL 中含维生素 C 10mg 的溶液，取 4mL，加 0.1mol/L 盐酸溶液 4mL，混匀，加 0.05% 亚甲蓝乙醇溶液 4 滴，置 40℃ 水浴中加热，3 分钟内溶液应由深蓝色变为浅蓝色或完全褪色。

（2）照薄层色谱法（通则 0502）试验。供试品溶液所显主斑点的位置和颜色应与对照品溶液的主斑点相同。

**【检查】** pH 值 应为 5.0～7.0（通则 0631）。

颜色 吸光度不得过 0.06。

草酸 供试品溶液产生的浑浊不得浓于对照溶液（0.3%）。

细菌内毒素 取本品，依法检查（通则 1143）。

其他 应符合注射剂项下有关的各项规定（通则 0102）。

**【含量测定】** 精密量取本品适量（约相当于维生素 C 0.2g），加水 15mL 与丙酮 2mL，摇匀，放置 5 分钟，加稀醋酸 4mL 与淀粉指示液 1mL，用碘滴定液（0.05mol/L）滴定至溶液显蓝色并持续 30 秒不褪。每 1mL 碘滴定液（0.05mol/L）相当于 8.806mg 的 $C_6H_8O_6$。

**【类别】** 同维生素 C。

图 7-11　维生素 C 注射液质量标准

### （二）注射剂质量检测步骤

注射剂分析时，一般按照图 7-12 所示的操作步骤进行。

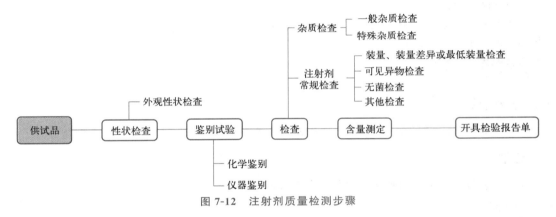

图 7-12　注射剂质量检测步骤

### （三）注射剂检验项目要求

注射剂检验中鉴别与杂质检查同片剂，常规检查项目与含量测定结果表示方法如下。

**1. 常规检查项目**

除另有规定外，注射剂的常规检查项目包括注射液及注射用浓溶液的装量检查、注射用无菌粉末的装量差异检查、静脉输液及椎管注射用注射液应检查渗透压摩尔浓度、溶液型静脉用注射液和注射用粉末及注射用浓溶液应检查不溶性微粒、静脉用注射剂应检查细菌内毒素或热原、可见异物检查、无菌检查。

**2. 含量测定结果的表示方法**

$$注射剂的标示量（\%）=\frac{实测药物量}{标示量}\times100\%=\frac{供试品测得量\times每支装量}{供试品取样体积\times标示量}\times100\%$$

### （四）注射剂中常见附加剂的干扰及排除方法

注射剂中的附加剂种类较多，其主要作用是保证药液稳定，减少对人体组织刺激。常用的附加剂有抗氧剂、等渗溶液、稀释剂、稳定剂、抑菌剂等附加成分，因而在分析方法的选择上应考虑消除附加成分的干扰，附加剂的干扰和排除方法见表 7-8。

表 7-8　注射剂中常见附加剂的干扰及其排除方法

| 附加剂的种类 | 排除方法 |
|---|---|
| 抗氧剂(如亚硫酸钠、亚硫酸氢钠、焦亚硫酸钠) | 加入掩蔽剂、加酸加热使抗氧剂分解、加弱氧化剂氧化或选择适当测定波长用分光光度法测定 |
| 等渗溶液(如氯化钠) | 根据不同的情况采用适宜的方法(如离子交换法)予以排除 |
| 助溶剂(氢氧化钙) | 制备过程中控制钙盐的用量 |
| 溶剂(水) | 先采用适宜的方法(加热或提取后)除水再测定 |
| 溶剂(油) | 用有机溶剂稀释法或提取后再测定 |

**课堂互动**　维生素 C 注射液如何进行质量检测？

## 【任务准备】

### 1. 仪器和用具

电子天平、紫外分光光度计、水浴锅、滴定管、澄明度检测仪、不溶性微粒检测仪、双人双面净化台、酸度计、石英比色皿等。

### 2. 试药和试剂

维生素 C 注射液（规格为 5mL：0.5mg）、亚甲蓝、乙醇、乙酸乙酯、丙酮、醋酸、盐酸、氯化钙、碘、碘化钾、淀粉等。

## 【任务实施】

## 一、溶液配制

0.05％亚甲蓝乙醇溶液：取 0.05g 亚甲蓝，加乙醇稀释至 100mL，即得。

## 二、性状

取本品适量，目视仔细观察其颜色及存在状态（固体、液体等）。

## 三、鉴别

### 1. 化学鉴别

分析：维生素 C 具强还原性，酸性条件下与深蓝色的亚甲蓝乙醇溶液反应，使其还原成无色。

操作：取维生素 C，用水稀释制成 1mL 中含维生素 C10mg 的溶液，取 4mL，加 0.1mol/L 盐酸溶液 4mL，混匀，加 0.05％亚甲蓝乙醇溶液 4 滴，置 40℃水浴中加热，3 分钟内溶液由深蓝色变为浅蓝色或完全褪色。

### 2. 色谱法鉴别

分析：《中国药典》（2020 年版）中，维生素 C 注射液的鉴别采用了薄层色谱法，要求供试品溶液所显主斑点的颜色和位置应与对照品溶液的主斑点相同。

操作：同维生素 C 片色谱法鉴别。

## 四、检查

### 1. pH 值

分析：由于维生素 C 具有二烯醇结构，使水溶液显强酸性（4％溶液 pH 值为 2.4），肌内注射时产生较大的刺激性，故处方中加入碳酸氢钠或碳酸钠，控制 pH 为 5.0～7.0，使部分维生素 C 中和成维生素 C 钠，以减轻注射时给患者带来的疼痛。

操作：pH 值检测方法按照项目 2 "药物的物理常数测定"之任务 7 "pH 值测定"。

**2. 颜色**

操作：同维生素 C 原料药。

**3. 草酸**

操作：同维生素 C 原料药。

**4. 装量**

分析：按照项目 5 "药物制剂的常规检查"之任务 2 "装量差异检查"操作。

**5. 可见异物**

分析：按照项目 5 "药物制剂的常规检查"之任务 6 "可见异物检查"操作。

**6. 不溶性微粒**

分析：本法用以检查静脉用注射剂（溶液型注射液、注射用无菌粉末、注射用浓溶液）及供静脉注射用无菌原料药中不溶性微粒的大小及数量。包括光阻法和显微计数法。当光阻法测定结果不符合规定或供试品不适于用光阻法测定时，应采用显微计数法进行测定，并以显微计数法的测定结果作为判定依据。

操作：标示装量为 25mL 以下的静脉用注射液或注射用浓溶液除另有规定外，取供试品至少 4 个，分别按下法测定：用水将容器外壁洗净，小心翻转 20 次，使溶液混合均匀，静置 2 分钟或适当时间脱气泡，小心开启容器，直接将供试品容器置于取样器上，开启搅拌或以手缓缓转动，使溶液混匀（避免产生气泡），由仪器直接抽取适量溶液（以不吸入气泡为限），测定并记录数据，弃第一次测定数据，取后续测定数据的平均值作为测定结果。

结果判定如下。

① 标示装量为 100mL 或 100mL 以上的静脉用注射液除另有规定外，每 1mL 中含 $10\mu m$ 及 $10\mu m$ 以上的微粒数不得过 25 粒，含 $25\mu m$ 及 $25\mu m$ 以上的微粒数不得过 3 粒。

② 标示装量为 100mL 以下的静脉用注射液、静脉注射用无菌粉末、注射用浓溶液及供注射用无菌原料药除另有规定外，每个供试品容器（份）中含 $10\mu m$ 及 $10\mu m$ 以上的微粒数不得过 6000 粒，含 $25\mu m$ 及 $25\mu m$ 以上的微粒数不得过 600 粒。

## 五、含量测定

**（1）取样范围**

$$取样量(mL) = \frac{主药规定量}{标示量} = \frac{0.2}{0.5/2} = 0.8mL$$

**（2）操作**　精密量取维生素 C 注射液 0.8mL，加水 15mL 与丙酮 2mL，摇匀，放置 5 分钟，加稀醋酸 4mL 与淀粉指示液 1mL，用碘滴定液（0.05mol/L）滴定至溶液显蓝色并持续 30 秒不褪。

加丙酮的作用：由于处方中加入稳定剂焦亚硫酸钠，而焦亚硫酸钠易水解生成亚硫酸氢钠，消耗一定量的碘液，对测定结果有影响，故在滴定前加入丙酮消除这种干扰。

**（3）结果计算**　采用滴定法测定含量。

$$标示量(\%) = \frac{FTV}{V_s C_{标}} \times 100\%$$

## 六、记录检验原始数据

检验原始数据的记录见表 7-9。

表 7-9　×××制药厂成品检验原始记录

| 品名 | 维生素 C 注射液 | 规格 | 2mL：0.5g | 有效期至 | ××年××月 |
| --- | --- | --- | --- | --- | --- |
| 批号 | 220922B20 | 生产单位 | 103 车间 | 收样日期 | ××年××月××日 |
| 批量 | 2000 支 | 检验项目 | 全检 | 报告日期 | ××年××月××日 |
| 检验依据 | 《中国药典》(2020 年版)二部 | | | | |

实验过程记录

【性状】

本品为无色的澄明液体。

结论：符合规定。

【鉴别】(1)取本品，用水稀释制成 1mL 中含维生素 C 10mg 的溶液，取 4mL，加 0.1mol/L 盐酸溶液 4mL，混匀，加 0.05%亚甲蓝乙醇溶液 4 滴，置 40℃水浴中加热，3 分钟内溶液完全褪色。

结论：符合规定。

(2)设备名称：三用紫外分析仪；设备编号：08；是☑　否□　在校准有效期内

展开剂：乙酸乙酯-乙醇-水(5：4：1)；薄层板：硅胶 GF$_{254}$

结论：符合规定。

【检查】

(1)pH 值

设备名称：酸度计；设备编号：09；是☑　否□　在校准有效期内

温度：25℃；相对湿度：65%

仪器校正：测定前酸度计用氢氧化钙标准缓冲液□　硼砂标准缓冲液☑　混合磷酸盐标准缓冲液☑　邻苯二甲酸氢钾标准缓冲液☑　草酸盐标准缓冲液□校正

| 检查项目 | pH$_1$ | pH$_2$ | pH$_3$ | pH 平均值 |
| --- | --- | --- | --- | --- |
| 数值 | 5.5 | 5.6 | 5.7 | 5.6 |

结论：符合规定。

(2)颜色

设备名称：TU1810 紫外可见分光光度计；设备编号：04；是☑　否□　在校准有效期内

检测波长：420nm；检测结果：0.01

结论：符合规定。

(3)草酸

供试品溶液：取本品，用水稀释制成每 1mL 中约含维生素 C 50mg 的溶液，精密量取 5mL，加稀醋酸 1mL 与氯化钙试液 0.5mL，摇匀，放置 1 小时，作为供试品溶液。

对照品溶液：精密称取草酸 75mg，置 500mL 量瓶中，加水溶解并稀释至刻度，摇匀，精密量取 5mL，加稀醋酸 1mL 与氯化钙试液 0.5mL，摇匀，放置 1 小时，作为对照液。

结论：符合规定。

(4)装量

| 序号 | 1 | 2 | 3 | 4 | 5 | 平均装量 |
| --- | --- | --- | --- | --- | --- | --- |
| 装量/mL | 2.0 | 2.1 | 2.1 | 2.0 | 2.1 | 2.1 |

结论：符合规定。

(5)可见异物

设备名称：YB-Ⅱ型澄明度检测仪；设备编号：10；是☑　否□　在校准有效期内

检查的总支(瓶)数：20；光照度：1000~1500lx

| 编号 | 1 | 2 | 3 | 4 | 5 | 6 | 7 | 8 | 9 | 10 |
| --- | --- | --- | --- | --- | --- | --- | --- | --- | --- | --- |
| 异物存在情况 | 无 | 无 | 无 | 无 | 无 | 无 | 无 | 无 | 无 | 无 |
| 编号 | 11 | 12 | 13 | 14 | 15 | 16 | 17 | 18 | 19 | 20 |
| 异物存在情况 | 无 | 无 | 无 | 无 | 无 | 无 | 无 | 无 | 无 | 无 |

检验结果：未检出可见异物

结论:符合规定。

(6)不溶性微粒

设备名称:ZWJ-30 不溶性微粒检测仪;设备编号:11;是☑　否□　在校准有效期内

洁净工作台型号:SW-CJ-2E 双人双面净化台;设备编号:12;是☑　否□　在校准有效期内

按照不溶性微粒检查法操作。

结论:符合规定。

(7)无菌

温度:25℃;相对湿度:65%

| 培养天数/d | | 1 | 2 | 3 | 4 | 5 | 6 | 7 | 8 | 9 | 10 | 11 | 12 | 13 | 14 |
|---|---|---|---|---|---|---|---|---|---|---|---|---|---|---|---|
| 硫乙醇酸盐流体培养基 30~35℃ | 供试品 | 澄清 | 澄清 | 澄清 | 澄清 | 澄清 | 澄清 | 澄清 | 澄清 | 澄清 | 澄清 | 澄清 | 澄清 | 澄清 | 澄清 |
| | 阴性对照 | 澄清 | 澄清 | 澄清 | 澄清 | 澄清 | 澄清 | 澄清 | 澄清 | 澄清 | 澄清 | 澄清 | 澄清 | 澄清 | 澄清 |
| | 阳性对照 | 浑浊 | 浑浊 | 浑浊 | 浑浊 | 浑浊 | | | | | | | | | |
| 胰酪大豆胨液体培养基 20~25℃ | 供试品 | 澄清 | 澄清 | 澄清 | 澄清 | 澄清 | 澄清 | 澄清 | 澄清 | 澄清 | 澄清 | 澄清 | 澄清 | 澄清 | 澄清 |
| | 阴性对照 | 澄清 | 澄清 | 澄清 | 澄清 | 澄清 | 澄清 | 澄清 | 澄清 | 澄清 | 澄清 | 澄清 | 澄清 | 澄清 | 澄清 |
| | 阳性对照 | 浑浊 | 浑浊 | 浑浊 | 浑浊 | 浑浊 | | | | | | | | | |
| 检验结果:阳性对照管浑浊明显,阴性对照管均澄清,供试品在 14 天培养期间均未出现浑浊 | | | | | | | | | | | | | | | |

结论:符合规定。

(8)细菌内毒素

按照细菌内毒素检查法操作。

结论:符合规定。

【含量测定】

设备名称:FA1104 天平;设备编号:06;是☑　否□　在校准有效期内

25mL 棕色酸式滴定管:2 个;碘滴定液浓度:0.05053mol/L

| 项目 | 1 | 2 |
|---|---|---|
| 滴定管校正值 | 0.01 | 0.01 |
| 称样量 $W/g$ | 0.80 | 0.80 |
| 滴定用 $V(I_2)/mL$ | 22.33 | 22.35 |
| 空白用 $V(I_2)/mL$ | 0.02 | 0.02 |
| 含量/% | 99.23 | 99.32 |
| 平均含量/% | 99.3 | |

结论:符合规定。

结论:本品按《中国药典》(2020 年版)二部检验,结果符合规定。

| 检验人:李×× | 日期:××年××月××日 | 复核人:张×× | 日期:××年××月××日 |
|---|---|---|---|

# 七、开具检验报告单

检验报告单见表 7-10。

表 7-10　×××制药厂检验报告书

| 品名 | 维生素 C 注射液 | 规格 | 2mL:0.5g | 有效期至 | ××年××月 |
|---|---|---|---|---|---|
| 批号 | 220922B20 | 检验项目 | 全检 | 收样日期 | ××年××月××日 |
| 批量 | 2000 支 | 生产单位 | 103 车间 | 报告日期 | ××年××月××日 |
| 检验依据 | 《中国药典》(2020 年版)二部 | | | | |

| 检验项目 | 标准规定 | 检验结果 |
|---|---|---|
| 【性状】 | 为无色至微黄色的澄明液体 | 为无色澄明液体 |
| 【鉴别】 | | |
| (1) | 应呈正反应 | 呈正反应 |
| (2) | 供试品溶液所显主斑点的位置和颜色应与对照品溶液的主斑点相同 | 与对照品溶液的主斑点相同 |
| 【检查】 | | |
| pH 值 | 应为 5.0～7.0 | 5.6 |
| 颜色 | 应符合规定 | 符合规定 |
| 草酸 | 应符合规定 | 符合规定 |
| 装量 | 应符合规定 | 符合规定 |
| 可见异物 | 应符合规定 | 符合规定 |
| 不溶性微粒 | 每个供试品容器(份)中含 $10\mu m$ 及 $10\mu m$ 以上的微粒数不得过 6000 粒,含 $25\mu m$ 及 $25\mu m$ 以上的微粒数不得过 600 粒 | 200 粒 5 粒 |
| 无菌 | 应符合规定 | 符合规定 |
| 细菌内毒素 | 应小于 0.020EU | 符合规定 |
| 【含量测定】 | 含 $C_6H_8O_6$ 不得少于 99.0% | 99.3% |

| 结论 | 本品按《中国药典》(2020 年版)二部检验,结果符合规定 |
|---|---|
| 检验人： | 复核人：　　　　　　　　　　　负责人： |

## 【任务评价】

根据注射剂质量检测评价表（见表 7-11），对学生完成任务情况评分。

表 7-11　注射剂质量检测评价表

| 序号 | 评价标准 | 赋分/分 | 得分/分 |
|---|---|---|---|
| 1 | 遵守实训室规则,着装规范 | 6 | |
| 2 | 严格遵守药典,查阅标准正确 | 10 | |
| 3 | 鉴别操作规范 | 10 | |
| 4 | 正确进行杂质检查和制剂常规检查 | 12 | |
| 5 | 含量测定操作规范 | 12 | |
| 6 | 计算过程正确,诚信书写原始记录 | 10 | |
| 7 | 检验报告单书写正确 | 8 | |
| 8 | 正确判定结果并对异常情况进行分析 | 12 | |
| 9 | 操作结束后清场合格 | 8 | |
| 10 | 及时解决操作中的突发事件 | 12 | |
| | 合计 | 100 | |

课件：注射剂的质量检测

 精于药技

"淮安工匠"王崇益：做药，马虎不得！

## 【练习思考】

**一、判断题**

1.（　　）除注射用无菌粉末外，注射剂是由原料药溶解于溶剂中，配成一定的浓度，经过滤、灌封、灭菌而制成。其组成主要包含两部分：一是主药；二是溶剂，有时还有一些附加剂。

2.（　　）注射剂在生产过程中加入了抗氧剂、稀释剂、稳定剂、抑菌剂等附加成分因而在分析方法的选择上应考虑消除附加成分的干扰。

3.（　　）在药品监督管理中，注射剂属高风险品种，需要严格控制其质量，以保证产品质量，保障公众用药安全。

4.（　　）可见异物属于注射剂常规检查项目。

**二、多选题**

1. 维生素 C 注射液检查项下的"其他"内容是指检查（　　）。

A. 装量　　　　　　　　　　B. 可见异物　　　　　　　　　C. 细菌内毒素

D. 不溶性微粒　　　　　　　E. 无菌

2. 当注射剂中含有亚硫酸氢钠或焦亚硫酸钠抗氧剂干扰测定时，可以用（　　）解除干扰。

A. 加入丙酮作掩蔽剂　　　　B. 加入甲酸作掩蔽剂　　　　　C. 加入甲醛作掩蔽剂

D. 加盐酸酸化、加热使分解　E. 加入氢氧化钠，加热使分解

3. 注射剂质量检测的步骤包括（　　）。

A. 性状　　　　　　　　　　B. 检查　　　　　　　　　　　C. 鉴别

D. 含量测定　　　　　　　　E. 开具检验报告单

**三、综合题**

1. 试述维生素 C、维生素 C 片、维生素 C 注射液检验方法异同。

2. 精密量取维生素 C 注射液（规格为 5mL∶0.5mg）2mL，加水 15mL 与丙酮 2mL，摇匀，放置 5min，加稀乙酸 4mL 与淀粉指示液 1mL，用碘滴定液（0.1mo/L）滴定至蓝色并持续 30s 不褪即为终点，消耗体积为 20.76mL。每 1mL 碘滴定液（0.1mol/L）相当 8.806mg 的维生素 C（$C_6H_8O_6$）。《中国药典》（2020 年版）二部规定本品含维生素 C（$C_6H_8O_6$）应为标示量的 90.0%～110.0%。计算本品的含量是否符合规定的含量限度。

# 参考答案

## 项目1 药品检验员岗前培训

### 任务1 药品检验岗位职责认知

**一、判断题**

1.√ 2.√ 3.× 4.√ 5.√

**二、填空题**

1. 化学、物理化学、生物化学 2. 合理、有效、安全 3. 实事求是、客观公正

**三、单项选择题**

1. C 2. B 3. B

**四、简答题**

药品质量直接影响药品的安全性和有效性。各药品生产厂家的生产工艺、技术水平及设备条件均有所不同，贮运及保存情况也存在着一定的差异，都将影响药品的质量。为了加强对药品质量的控制及行政管理，必须有一个统一的药品质量标准。

### 任务2 药品检验工作程序认知

**一、判断题**

1.√ 2.√ 3.√

**二、填空题**

1. 1次 2. 原始性、科学性、真实性、完整性 3. 鉴别

**三、单项选择题**

1. C 2. D

**四、多项选择题**

1. ABCD 2. ABCD 3. ABCD

### 任务3 药品质量标准认知

**一、判断题**

1.√ 2.√ 3.√ 4.× 5.√ 6.×

**二、单项选择题**

1. C 2. D 3. C 4. C 5. B 6. B

**三、多项选择题**

1. ABC 2. BCD

### 任务4 药品检验原始记录与检验报告书写

**一、判断题**

1.× 2.× 3.× 4.× 5.× 6.√

二、单项选择题
1.D   2.D   3.D

三、多项选择题
ABCD

# 项目2　药物的物理常数测定

## 任务1　相对密度测定

### 一、判断题
1.×   2.√   3.×   4.×   5.√   6.×

### 二、填空题
1. 除去水中少量的空气
2. 相对密度
3. 5mL、10mL、25mL、50mL
4. 瓶颈、瓶肚
5. 纯杂程度

### 三、多项选择题
1.ABC   2.AB   3.AB   4.ABD   5.ABCD

## 任务2　馏程测定

### 一、判断题
1.×   2.√   3.√   4.√   5.√   6.√

### 二、填空题
1. 温度计、汞球的上端、支管下壁
2. 水浴
3. 空气冷凝管
4. 5、3～4mL
5. 液体药品、一定的气压、纯杂程度

### 三、简答题
略。

## 任务3　熔点测定

### 一、判断题
1.×   2.√   3.×   4.×   5.√

### 二、填空题
1. 液滴、熔融
2. 完全澄清
3. 3、3、0.5℃
4. 0.5℃、1℃
5. 第三法

1. D　2. C　3. B　4. C

## 任务 4　凝点测定

**一、判断题**

1. ×　2. √　3. √　4. √

**二、填空题**

1. 5～10℃、熔融　2. 10mm　3. 5～10　4. 过少、过快过慢

**三、多项选择题**

1. ABCD　2. ABCD　3. ABCD

## 任务 5　旋光度测定

**一、判断题**

1. √　2. √　3. ×　4. √　5. ×

**二、填空题**

1. 旋光计　2. 旋光度　3. 比旋光度　4. 水溶液

**三、单项选择题**

1. B　2. D　3. D　4. C

## 任务 6　折光率测定

**一、判断题**

1. ×　2. √　3. ×　4. √　5. ×

**二、填空题**

1. 阿贝折光计　2. 折光率　3. 随加随读　4. 1.3330

**三、多项选择题**

1. ABCD　2. ABCD　3. ABCD　4. ABCD

## 任务 7　pH 值测定

**一、判断题**

1. ×　2. ×　3. √　4. ×

**二、填空题**

1. 两、3 个单位、两者之间　　2. 2～3、不能　3. 电极、滤纸

**三、单项选择题**

1. D　2. A　3. A　4. A

# 项目 3　药物的鉴别检查

## 任务 1　化学法鉴别药物

**一、判断题**

1. √　2. ×　3. √　4. ×

**二、填空题**

1. 真伪　2. 三氯化铁、芳香第一胺　3. 碱性 β-萘酚　4. 一般、专属

**三、多项选择题**

1. BCD　2. AD　3. ABCDE　4. ABCDE

## 任务 2　光谱法鉴别药物

**一、判断题**

1. √　2. √　3. ×　4. √　5. √　6. ×

**二、填空题**

1. 特征区、指纹区　2. 吸收　3. $200 \sim 760$　4. 振动-转动　5. 近红外区、$2.5 \sim 50 \mu m$、$50 \sim 1000 \mu m$　6. 玻璃、石英

**三、多项选择题**

1. ABCDE　2. ABCD　3. ABCE　4. ABCDE　5. ABCDE

## 任务 3　色谱法鉴别药物

**一、判断题**

1. ×　2. ×　3. ×　4. √

**二、填空题**

1. 比移值　2. 保留时间　3. $0.2 \sim 0.8$　4. 预饱和　5. 高压输液泵、色谱柱、检测器

**三、多项选择题**

1. ABCD　2. ACD　3. ABCDE　4. ABCDE

# 项目 4　药物的杂质检查

## 任务 1　药物杂质相关知识的学习

**一、判断题**

1. ×　2. √

**二、填空题**

1. 一般杂质、特殊杂质　2. 信号杂质、有害杂质
3. 无机杂质、有机杂质　4. 在药物生产中引入的、从药物的储存中引入

**三、单项选择题**

1. A　2. B　3. A　4. C　5. D

**四、多项选择题**

1. BD　2. ABCD　3. AD

## 任务 2　药物中氯化物与硫酸盐的检查

**一、判断题**

1. ×　2. √　3. √

**二、填空题**

1. 10mL　2. 2mL、1

1. A  2. A  3. C  4. C  5. A  6. D

## 任务3  药物中铁盐的检查

**一、判断题**

1. √  2. . √

**二、填空题**

1. 比浊  2. 比色  3. 硫酸  4. 硫氰酸根离子、硫氰酸铵

**三、单项选择题**

1. A  2. A  3. C  4. D

## 任务4  药物的炽灼残渣检查

**一、判断题**

1. ×  2. √  3. √  4. √  5. ×

**二、填空题**

1. 炽灼残渣、硫酸盐残渣　　2. 有机物、无机金属杂质

3. 碱金属、氟元素、铂坩埚　　4. 非挥发性无机杂质

**三、单项选择题**

1. D  2. C  3. A

## 任务5  药物中重金属的检查

**一、判断题**

1. ×  2. √  3. ×  4. √  5. √

**二、填空题**

1. $0.01\sim0.02mg$  2. 硫代乙酰胺法  3. 2mL  4. 硫代乙酰胺试液  5. 碱性

**三、单项选择题**

1. B  2. B  3. B  4. C  5. C

**四、多项选择题**

1. ABC  2. AC  3. ABC

## 任务6  药物中砷盐的检查

**一、判断题**

1. ×  2. √  3. ×

**二、填空题**

1. 古蔡氏法、二乙基二硫代氨基甲酸银法（或 Ag-DDC 法）

2. 将五价砷还原为三价砷

3. 每 1mL 相当于 1μg 的 As、2mL

4. 砷化氢发生瓶、中空磨口塞、导气管、具孔有机玻璃旋塞、具孔有机玻璃旋塞盖

**三、单项选择题**

1. D  2. D  3. D  4. B  5. C  6. A  7. D  8. B

**四、多项选择题**

1. ABC  2. ABCD  3. BD

## 任务 7　药物的干燥失重检查

**一、判断题**

1. √　2. √　3. ×

**二、填空题**

1. 温度计　2. 五氧化二磷　3. 干燥器、室温

**三、单项选择题**

1. D　2. A

**四、多项选择题**

1. AC　2. ABC

## 任务 8　药物中水分测定

**一、判断题**

1. √　2. ×　3. √　4. ×

**二、填空题**

1. 加热回流　2. 挥发性

**三、单项选择题**

1. B　2. A

**四、多项选择题**

1. ABC　2. ABD

## 任务 9　药物中易炭化物检查

**一、判断题**

1. ×　2. √　3. ×

**二、填空题**

1. 硫呈色物、有机药品、有机杂质　　2. 硫酸浓度、温度、放置时间

3. 硫酸、比色管

**三、单项选择题**

1. B　2. A　3. C

## 任务 10　药物中残留溶剂测定

**一、判断题**

1. √　2. ×　3. √

**二、填空题**

1. $N,N$-二甲基甲酰胺、二甲基亚砜

2. 40℃、8、8、120、10

3. 外标法、乙醇、丙酮、三氯甲烷、吡啶

**三、单项选择题**

1. B　2. A　3. A

## 任务 11　药物中特殊杂质检查

**一、判断题**

1. √　2. √　3. ×

二、填空题

1. 溶解行为　2. 供试品溶液颜色　3. 分光光度法

三、单项选择题

1. B　2. A　3. D　4. B

# 项目5　药物制剂的常规检查

## 任务1　重量差异检查

### 一、单项选择题

1. A　2. D　3. B　4. A　5. D　6. D

### 二、计算题

符合规定。

## 任务2　装量差异检查

### 一、判断题

1. √　2. ×　3. ×　4. √

### 二、单项选择题

1. B　2. C　3. D

### 三、问答题

1. 见表5-8。　2. 符合规定。　3. 符合规定。

## 任务3　含量均匀度检查

### 一、判断题

1. ×　2. ×　3. √　4. √

### 二、单项选择题

1. C　2. B　3. A　4. A　5. A　6. A　7. B

### 三、计算题

平均含量为100.97，标准差 $S=1.22$，标示量与均值之差的绝对值 $A=0.966$，$A+2.20S=3.66<15$，判为符合规定。

## 任务4　崩解时限检查

### 一、填空题

1. 口服固体制剂　2. 崩解时限　3. 15min、30min、1h　4. 25mm、15mm

### 二、单项选择题

1. A　2. B　3. D　4. A　5. A

### 三、问答题

可以。

## 任务5　溶出度测定

### 一、填空题

1. 崩解时限　　2. 6　　3. 6

## 二、单项选择题

1．A 2．D 3．A 4．A 5．C 6．A

## 三、问答题

1．《中国药典》（2020年版）四部通则收载了七种溶出度测定方法，第一法为篮法，第二法为桨法，第三法为小杯法，第四法为桨碟法，第五法为转筒法，第六法为流池法，第七法为往复筒法。

第一法篮法操作步骤：取供试品6片（粒、袋），分别投入6个干燥的转篮内，将转篮降入溶出杯中，立即按各品种项下规定的转速启动仪器，计时；至规定的取样时间，吸取溶出液适量，立即用适当的微孔滤膜滤过，自取样至滤过应在30秒内完成，取澄清滤液，照该品种项下规定的方法测定，计算每片（粒、袋）的溶出量。

2．符合规定。

3．6片的溶出量分别为80.09％、76.89％、83.72％、82.41％、78.05％、84.74％，平均溶出量为80.98％，其溶出度符合规定。

## 任务6 可见异物检查

### 一、填空题

1．灯检法、光散射法 2．25cm 3．1000～1500lx、2000～3000lx、4000lx

### 二、单项选择题

1．D 2．D

### 三、问答题

1．见表5-20非生物制品注射液、滴眼剂结果判定。

2．见【任务实施】部分。

## 任务7 无菌检查

### 一、单项选择题

1．D 2．C 3．D 4．B 5．B 6．C 7．B

### 二、多项选择题

1．AB 2．AB 3．ABCDE

### 三、问答题

1．阳性对照是来说明供试品的检验量在该检验条件下不会影响阳性菌的检出，同时也可排除检测用的培养基是能长出菌来的；阴性对照是排除培养基或培养过程中环境因素对试验结果的影响。

2．见【知识拓展】。

3．见【任务实施】。

## 任务8 微生物限度检查

### 一、单项选择题

1．A 2．B 3．C 4．D 5．C 6．A 7．C 8．A 9．A 10．B 11．D 12．D 13．B 14．A 15．C 16．A

### 二、问答题

1．微生物限度检查法系检查非无菌制剂及其原、辅料受微生物污染程度的一种检查方法。检查项目包括微生物计数检查（需氧菌总数、霉菌和酵母菌总数）及控制菌检查（耐胆盐革兰阴性菌、大肠埃希菌、沙门菌、铜绿假单胞菌、金黄色葡萄球菌、梭菌、白色念珠菌检查），中药饮片还包括耐热菌总数检查。

2．培养基的适用性检查是检查培养基是否无菌；培养基能否保证微生物的生长。

计数方法的适用性试验检查的目的是确认所采用方法适合产品微生物计数。

3. 平皿法包括倾注法和涂布法。

(1) 倾注法：取适宜的连续 2～3 个稀释级的供试液各 1mL，置直径 90mm 的无菌平皿中，分别注入 15～20mL 温度不超过 45℃熔化的胰酪大豆胨琼脂培养基或沙氏葡萄糖琼脂培养基，混匀，凝固，倒置培养。同时以稀释液 1mL 代替供试液按上述操作进行阴性对照试验，阴性对照试验应无菌生长。如果阴性对照有菌生长，应进行偏差调查。每稀释级每种培养基至少制备 2 个平皿。

(2) 涂布法：取适量（通常为 15～20mL）温度不超过 45℃的胰酪大豆琼脂或沙氏葡萄糖琼脂培养基，注入直径 90mm 的无菌平皿，凝固，制成平板，采用适宜的方法使培养基表面干燥。若使用直径较大的平皿，培养基用量也应相应增加。每一平皿表面接种不少于 0.1mL 的供试液。按与"倾注法"相同条件培养、计数。同法以稀释液代替供试液进行阴性对照试验。

4. 供试品的控制菌检查一般流程为：供试液制备和增菌培养→选择和分离培养→生化试验→结果判断。

三、实例分析题

1. 需氧菌总数、霉菌和酵母菌总数、控制菌大肠埃希菌检查；微生物总数检查采用平皿法，大肠埃希菌检查按控制菌检查一般流程。

2. 3  2  0  30cfu/g 符合规定

# 项目 6  药物的含量测定

## 任务 1  容量分析法测定药物含量

### 一、单项选择题

1. B  2. E  3. B

### 二、综合题

1. 100.0%  2. 101.9%

## 任务 2  紫外-可见分光光度法测定药物含量

### 一、判断题

1. √  2. ×  3. ×  4. √

### 二、填空题

1. 非水溶液滴定法、紫外分光光度法  2. 空白、测样品相同、空白值  3. 紫外分光光度法

### 三、单项选择题

1. E  2. C  3. B

## 任务 3  高效液相色谱法测定药物含量

### 一、判断题

1. ×  2. ×  3. √

### 二、填空题

1. 挥发油类  2. 抽滤装置  3. 有机相  4. 待测样品

### 三、单项选择题

1. A  2. C  3. D  4. D  5. C

# 项目7 药品全检

## 任务1 原料药的质量检测

**一、判断题**

1. √  2. ×  3. √

**二、单项选择题**

1. A  2. B  3. D  4. B  5. A

**三、综合题**

100.22%

## 任务2 片剂的质量检测

**一、判断题**

1. √  2. ×

**二、多项选择题**

1. ABCDE  2. ACDE  3. ABCD  4. ABD  5. ABCD

**三、综合题**

1.（1）维生素C具有很强的还原性，在贮存期间由于发生内酯环水解、脱羧、聚合等反应而呈色，其颜色随贮存时间的延长而逐渐加深。

（2）无吸收。

（3）消除辅料的干扰。

2. 略。

## 任务3 注射剂的质量检测

**一、判断题**

1. √  2. √  3. √  4. √

**二、多项选择题**

1. ABCDE  2. AC  3. ABCDE

**三、综合题**

1. 维生素C、维生素C片、维生素C注射液检验方法异同如下：

| 项目 | 维生素C | 维生素C片 | 维生素C注射液 |
|---|---|---|---|
| 重要官能团 | 二烯醇、酸性、共轭结构 | | |
| 性状 | 白色结晶或结晶性粉末；无臭，味酸；久置色渐变微黄；水溶液显酸性反应 | 白色至略带淡黄色片 | 无色至微黄色的澄明液体 |
| 鉴别 | 硝酸银反应、二氯靛酚反应、IR法 | 硝酸银反应、二氯靛酚反应、薄层色谱法 | 亚甲蓝反应、薄层色谱法 |
| 检查 | 溶液的澄清度和颜色、炽灼残渣、铁、铜、重金属、细菌内毒素 | 溶液颜色、崩解时限、重量差异 | pH值、溶液颜色、装量、可见异物、无菌、细菌内毒素 |
| 含量测定 | 碘量法 | 碘量法 | 碘量法 |

2. 91.4%，符合规定。

# 参 考 文 献

[1]　国家药典委员会．中华人民共和国药典：一部（2020 年版）．北京：中国医药科技出版社，2020.

[2]　国家药典委员会．中华人民共和国药典：二部（2020 年版）．北京：中国医药科技出版社，2020.

[3]　国家药典委员会．中华人民共和国药典：四部（2020 年版）．北京：中国医药科技出版社，2020.

[4]　中国药品生物制品检定所，中国药品检验总所．中国药品检验标准操作规范（2019 年版）．北京：中国医药科技出版社，2019.

[5]　赵亚丽．药品质量检测技术．2 版．北京：化学工业出版社，2017.

[6]　梁颖．药物检验技术．2 版．北京：化学工业出版社，2018.

[7]　杨元娟．药品生物检定技术．北京：人民卫生出版社，2018.

[8]　田友清，张钦德．中药制剂检测技术．3 版．人民卫生出版社，2019.

[9]　国家典委员会．药品红外光谱集：第五卷（2015 年版）．北京：中国医药科技出版社，2015.

[10]　孙莹，刘燕．药物分析．3 版．人民卫生出版社，2019.

[11]　李维斌，陈哲洪．分析化学．3 版．人民卫生出版社，2018.

[12]　宋粉云，傅强．药物分析．2 版．科学出版社，2017.

[13]　王艳秋．药物分析技术．2 版．科学出版社，2015.

[14]　张晓丹．药物分析技术．科学出版社，2018.

[15]　曾青兰．药物分析．中国轻工业出版社，2017.